新 脳神経外科手術のための解剖学

編集幹事
松谷雅生
堀　智勝
浅野孝雄

編集
塩川芳昭
斉藤延人
川原信隆
金　彪

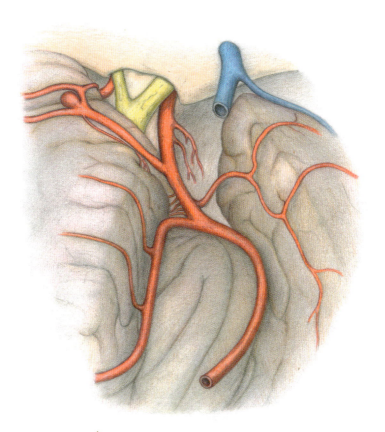

ANATOMY FOR NEUROLOGICAL SURGERY

MEDICAL VIEW

本書では，厳密な指示・副作用・投薬スケジュール等について記載されていますが，これらは変更される可能性があります。本書で言及されている薬品については，製品に添付されている製造者による情報を十分にご参照ください。

Anatomy for Neurological Surgery- Revised Edition
(ISBN978-4-7583-1577-7 C3047)

Editors: Masao Matsutani, Tomokatsu Hori, Takao Asano
　　　　Yoshiaki Shiokawa, Nobuhito Saito, Nobutaka Kawahara, Phyo Kim

2019.2.10　1st ed

©MEDICAL VIEW, 2019
Printed and Bound in Japan

Medical View Co., Ltd.
2-30 Ichigayahonmuracho, Shinjyukuku, Tokyo, 162-0845, Japan
E-mail　ed@medicalview.co.jp

序

　脳神経外科手術に関係する成書が内外を問わず多数刊行されている中で、本邦において一冊で脳神経外科領域の基本手術を網羅し、初学者から熟練者まで多様な読者のニーズに応えうる手術書の決定版として世に迎えられたのが1998年春に出版された本書の前身にあたる『脳神経外科手術のための解剖学』であった。松谷雅生、浅野孝雄、堀 智勝の三博士により編集され、長く脳神経外科手術のバイブルと高く評価されてきたその背景には、当時の序文に記載されている確固とした執筆のコンセプトがあった。すなわち病変周囲の解剖を基本とし、周囲正常組織への負担を最小限にとどめるための実際の手術計画・手順が読者の理解を考慮して写真ではなく図示されることにより、単なるハウツー本ではなく読者に手術イメージを作り上げさせようとする明確な意図が各執筆者にも浸透していたのである。

　今回、約20年を経て『新　脳神経外科手術のための解剖学』として本書が上梓されたが、まず注目していただきたいのは書名が「改訂版」ではないことである。目次を見ると章立てには共通な部分も多く、ページをめくると一見目に馴染んだ懐かしい感覚を覚える読者も少なくないのではなかろうか。しかしながら20年前の版は、CT、MRIの普及とそれにより大幅に進歩した外科解剖の理解に裏付けられて、当時の顕微鏡手術30年の経験をエキスパートが集大成しさらに手術不能な部位への挑戦を鼓舞するような、言わば右肩上がりの時代背景を反映した内容であったと回顧的に言うことができるかもしれない。これに対して「新」は、執筆者全員が新たな顔ぶれであることは勿論のこと、本文や本書の特色である図についてもその後の外科解剖の進歩を反映してすべて書き下ろされた最新の内容であることに、読み進めていくとすぐに気が付くのである。細かな手技の工夫やピットホール、往時は大論争を巻き起こした論点などが整理され冷静に記載されており、以前の編集コンセプトが継承されつつもその後の脳神経外科手術20年の足跡が反映されている点を、読者諸兄姉にはぜひ読み取っていただければ、「新」として生まれ変わった本書の存在価値は以前のものに匹敵・凌駕するのではないか、と編者として思いたい次第である。

　終わりに、本書「第Ⅲ章」の編集を担当し執筆もされた前横浜市立大学教授の川原信隆先生は、本書完成を見ることなく2016年に夭折された。頭蓋底手術に懸けていた彼の熱い思いが本書を通じて次の世代に伝えられれば彼の遺志が活きることで編者として望外の喜びとしたい。

2019年1月

編者を代表して
塩川芳昭

執筆者一覧

■編集幹事

松谷雅生	埼玉医科大学 名誉教授，五反田リハビリテーション病院 院長
堀　智勝	東京脳神経センター病院 院長
浅野孝雄	埼玉医科大学 名誉教授，南古谷病院脳神経外科 顧問

■編　集

塩川芳昭	杏林大学医学部脳神経外科 教授
斉藤延人	東京大学大学院医学系研究科脳神経外科 教授
川原信隆	前 横浜市立大学大学院医学研究科脳神経外科 教授
金　彪	獨協医科大学脳神経外科 主任教授

■執　筆（掲載順）

清水立矢	群馬大学大学院医学系研究科脳神経外科 講師
好本裕平	群馬大学大学院医学系研究科脳神経外科 教授
木村俊運	日本赤十字社医療センター脳神経外科 副部長
森田明夫	日本医科大学大学院脳神経外科学 大学院教授
丸山隆志	東京女子医科大学脳神経外科 講師
村垣善浩	東京女子医科大学先端生命医科学研究所 教授
黒住和彦	岡山大学大学院医歯薬学総合研究科脳神経外科 准教授
伊達　勲	岡山大学大学院医歯薬学総合研究科脳神経外科 教授
鈴木智成	埼玉医科大学国際医療センター脳脊髄腫瘍科 准教授
西川　亮	埼玉医科大学国際医療センター脳脊髄腫瘍科 教授
河野道宏	東京医科大学脳神経外科 主任教授
斉藤延人	東京大学大学院医学系研究科脳神経外科 教授
齋藤　清	福島県立医科大学医学部脳神経外科 主任教授
野口明男	杏林大学医学部脳神経外科 講師
塩川芳昭	杏林大学医学部脳神経外科 教授
佐伯直勝	千葉大学 名誉教授，国際医療福祉大学市川病院 病院長
堀口　崇	慶應義塾大学医学部脳神経外科 専任講師
吉田一成	慶應義塾大学医学部脳神経外科 教授
後藤剛夫	大阪市立大学大学院医学研究科脳神経外科 講師
大畑建治	大阪市立大学大学院医学研究科脳神経外科 教授
川原信隆	前 横浜市立大学大学院医学研究科脳神経外科 教授
飛騨一利	札幌麻生脳神経外科病院 院長
金　彪	獨協医科大学脳神経外科 主任教授
黒川　龍	獨協医科大学脳神経外科 准教授
谷口　真	東京都立神経病院脳神経外科 部長
髙井敬介	東京都立神経病院脳神経外科 医長
飯原弘二	九州大学大学院医学研究院脳神経外科 教授
黒田　敏	富山大学大学院医学薬学研究部脳神経外科 教授

目 次

I テント上病変

Pterional approach と Subtemporal approach　　清水立矢, 好本裕平　2

- アプローチの概要　2
- アプローチに必要な正常解剖　4
- 適応　4

[Pterional approach]
- 体位, 頭位　4
- 皮膚切開, 開頭　5
- アプローチの実際と解剖のポイント　7
- 閉創の注意点　10
- 合併症予防のコツ　10

[Subtemporal approach]
- 体位, 頭位　10
- 皮膚切開, 開頭　10
- アプローチの実際と解剖のポイント　10
- 合併症予防のコツ　13

Interhemispheric approach　　木村俊運, 森田明夫　14

- アプローチの概要　14
- アプローチに必要な正常解剖　14
- 適応　17

[前頭蓋底周囲へのアプローチ(BIH, AIH)]
- 体位　17
- 皮膚切開　17
- アプローチの実際と解剖のポイント　19
- 閉創の注意点　20

[脳梁以後に対するアプローチ(DIH)：i)脳梁膝部から体部へのアプローチ]
- 体位　21
- 皮膚切開　21
- アプローチの実際と解剖のポイント　21

[脳梁以後に対するアプローチ(DIH)：ii)脳梁膨大部周囲へのアプローチ]
- 体位　22
- 皮膚切開　22
- アプローチの実際と解剖のポイント　22

[合併症予防のための留意点]　23

Transcortical approach　　　丸山隆志，村垣善浩　24

　　アプローチに必要な正常解剖・・・・・・・・・・・・・・・・・・・・・・・・・・・・・24
　　適応：経皮質アプローチを選択する腫瘍・・・・・・・・・・・・・・・・・・・26

［前頭葉腫瘍に対する経皮質アプローチ］
　　体位，頭位・・・26
　　皮膚切開，開頭・・・・・・・・・・・・・・・・・・・・・・・・・・・・・・・・・・・・・・27
　　アプローチの実際と摘出のポイント・・・・・・・・・・・・・・・・・・・・・・・28
　　脳回切除・・28

［側頭葉前半部腫瘍に対する経皮質アプローチ］
　　術式の選択・・28
　　側頭葉前半部腫瘍へのアプローチの概要・・・・・・・・・・・・・・・・・29
　　体位と固定・・29
　　皮膚切開，開頭・・・・・・・・・・・・・・・・・・・・・・・・・・・・・・・・・・・・・・29
　　上側頭回を温存した側頭葉外側部分切除・・・・・・・・・・・・・・・・31
　　上側頭回を含む側頭葉腫瘍の摘出・・・・・・・・・・・・・・・・・・・・・・33

［側脳室三角部へのアプローチ］
　　三角部腫瘍へのアプローチの概要・・・・・・・・・・・・・・・・・・・・・・・35
　　側脳室三角の解剖・・・・・・・・・・・・・・・・・・・・・・・・・・・・・・・・・・・35
　　三角部への手術アプローチ・・・・・・・・・・・・・・・・・・・・・・・・・・・・35
　　アプローチの実際：経頭頂葉アプローチ・・・・・・・・・・・・・・・・・・36
　　アプローチの実際：経側頭葉アプローチ・・・・・・・・・・・・・・・・・・38
　　アプローチの実際：経後頭葉アプローチ・・・・・・・・・・・・・・・・・・39

［島回腫瘍への経皮質アプローチ］
　　体位，頭位・・42
　　皮膚切開，開頭・・・・・・・・・・・・・・・・・・・・・・・・・・・・・・・・・・・・・・42
　　島回に限局する腫瘍の摘出・・・・・・・・・・・・・・・・・・・・・・・・・・・・42
　　島回を越えて前頭または側頭に進展する腫瘍に対するアプローチ・・・・・・・43

脳室内病変に対する神経内視鏡手術　　　黒住和彦，伊達　勲　46

［内視鏡的第三脳室底開窓術］
　　アプローチの概要・・・・・・・・・・・・・・・・・・・・・・・・・・・・・・・・・・・・46
　　アプローチに必要な正常解剖・・・・・・・・・・・・・・・・・・・・・・・・・・46
　　適応・・46
　　体位，頭位・・46
　　アプローチの実際と解剖のポイント・・・・・・・・・・・・・・・・・・・・・46
　　閉創の注意点・・・・・・・・・・・・・・・・・・・・・・・・・・・・・・・・・・・・・・・50
　　中隔穿孔術・・・50
　　合併症予防のコツ・・・・・・・・・・・・・・・・・・・・・・・・・・・・・・・・・・・50

[中脳水道形成術]

アプローチの概要 ... 52
アプローチに必要な正常解剖 ... 52
アプローチの実際と解剖のポイント ... 52

[脳室内病変の生検術]

アプローチの概要 ... 53
皮膚切開，開頭 ... 53
アプローチの実際と解剖のポイント ... 53

[脳室内病変の摘出術]

アプローチの概要 ... 54
アプローチの実際と解剖のポイント ... 55

II テント下病変

松果体と第三脳室後半部病変　　鈴木智成，西川　亮　58

アプローチの概要 ... 58
アプローチに必要な正常解剖 ... 58
適応 ... 60

[Occipital transtentorial approach(OTA)]

体位，頭位 ... 61
皮膚切開，開頭 ... 61
アプローチの実際と解剖のポイント ... 62
閉創の注意点 ... 64
合併症予防のコツ ... 64

[Infratentorial supracerebellar approach(ITSC)]

体位，頭位 ... 65
皮膚切開，開頭 ... 66
アプローチの実際と解剖のポイント ... 66
閉創の注意点および合併症予防のコツ ... 66
まとめ ... 67

Lateral suboccipital approach　　河野道宏　68

アプローチの概要 ... 68
アプローチに必要な正常解剖 ... 68
適応 ... 68
体位，頭位 ... 68

皮膚切開，開頭･････････････････････････････････････ 70
　　アプローチの実際と解剖のポイント･････････････････ 72
　　閉創の注意点･････････････････････････････････････ 72
　　合併症予防のコツ･････････････････････････････････ 74
　　ジャネッタ手術･･･････････････････････････････････ 75

第四脳室・脳幹へのmidline approach　　　　斉藤延人　76

　　アプローチの概要･････････････････････････････････ 76
　　アプローチに必要な正常解剖･･･････････････････････ 76
　　適応･･･ 79
　　体位，頭位･･･････････････････････････････････････ 79
　　皮膚切開，開頭･･･････････････････････････････････ 80
　　アプローチの実際と解剖のポイント･････････････････ 82
　　閉創の注意点･････････････････････････････････････ 84
　　合併症予防のコツ･････････････････････････････････ 84

III　頭蓋底病変

Transbasal approach　　　　齋藤　清　88

　　アプローチの概要･････････････････････････････････ 88
　　アプローチに必要な正常解剖･･･････････････････････ 88
　　適応･･･ 88
　　体位，頭位･･･････････････････････････････････････ 89
　　皮膚切開，開頭･･･････････････････････････････････ 90
　　アプローチの実際と解剖のポイント･････････････････ 92
　　閉創の注意点･････････････････････････････････････ 96
　　合併症予防のコツ･････････････････････････････････ 99

Orbitozygomatic approach　　　　野口明男，塩川芳昭　100

　　アプローチの概要･････････････････････････････････ 100
　　術前準備･･･ 100
　　体位･･･ 100
　　皮膚および側頭筋切開･････････････････････････････ 100
　　アプローチの実際と解剖のポイント･････････････････ 103
　　閉頭･･･ 106
　　術前シミュレーション･････････････････････････････ 106
　　応用･･･ 106

Transsphenoidal approach：内視鏡下経鼻手術のための外科解剖　　　佐伯直勝　108

- アプローチの概要 ･･ 108
- 鼻腔構造（nasal cavity） ･････････････････････････････････････ 108
- 蝶形骨洞 ･･ 112
- あとがき ･･ 115

Anterior transpetrosal approach　　　堀口　崇，吉田一成　116

- アプローチの概要 ･･ 116
- アプローチに必要な正常解剖 ･･････････････････････････････････ 116
- 適応 ･･ 120
- 体位，頭位 ･･ 121
- 皮膚切開，開頭 ･･ 121
- アプローチの実際と解剖のポイント ････････････････････････････ 121
- 閉頭の注意点 ･･ 126
- 合併症予防のコツ ･･ 126

Posterior transpetrosal approach　　　後藤剛夫，大畑建治　128

- アプローチの概要 ･･ 128
- アプローチに必要な正常解剖 ･･････････････････････････････････ 128
- 適応 ･･ 128
- 体位，頭位 ･･ 129
- 皮膚切開および筋膜骨膜弁採取 ････････････････････････････････ 129
- 開頭 ･･ 129
- アプローチの実際と解剖のポイント ････････････････････････････ 129
- 合併症予防のコツ ･･ 139

Far lateral approachとその拡大　　　川原信隆　140

- アプローチの概要 ･･ 140
- アプローチに必要な正常解剖 ･･････････････････････････････････ 140
- 適応 ･･ 141
- 体位，頭位，モニタリング電極の設置 ････････････････････････････ 144
- 皮膚切開，開頭 ･･ 144
- アプローチの実際と解剖のポイント ････････････････････････････ 144
- 閉創の注意点 ･･ 149
- 合併症予防のコツ ･･ 150
- Extreme lateral approachの拡大・変法 ････････････････････････ 151
- 最後に ･･ 151

IV 脊椎・脊髄病変

頸椎前方手術の解剖学　　　　　　　　　　　　　　　　飛騨一利　154

- はじめに　154
- 術前診断・手術適応と選択　154
- 手術手技と留意点～前方固定術　155
- 考察　160
- まとめ　161

頸椎後方手術の解剖学　　　　　　　　　　　　　　　　　金　彪　162

- アプローチの概要　162
- 筋肉，筋膜の解剖学的考察と筋層構築的手術の概念　163
- 神経と脊髄機能的分節の解剖学的な位置（高位診断）　168
- 脊髄分節性障害と伝導路障害の診断　168
- 筋層構築的な手術アプローチの実際：中位頸椎の場合　168
- 姿勢維持の重要性と減圧＋筋層構築の意義　174

腰椎手術の解剖学　　　　　　　　　　　　　　黒川　龍，金　彪　176

- はじめに　176
- 骨・関節　176
- 靱帯　177
- 脊柱管内の解剖　178
- 筋肉　181
- 後腹膜腔の解剖　182

脊髄髄内腫瘍手術に必要な機能解剖学　　　　　　　　　　谷口　真　184

- はじめに　184
- 皮質脊髄路の進化と機能の変化　185
- 髄節障害と索路障害　186
- おわりに　186

脊髄血管病変の解剖学　　　　　　　　　　　　　　　　髙井敬介　188

- アプローチの概要　188
- アプローチに必要な正常解剖　188
- 適応　189
- 体位，頭位　189
- 皮膚切開，椎弓切除　189
- アプローチの実際と解剖のポイント　192
- 閉創の注意点　193

V 血管病変

頚部頚動脈疾患：CEA　　　　　　　　　　　　　　　　　　　　　飯原弘二　198

- アプローチの概要 ・・・・・・・・・・・・・・・・・・・・・・・・・・・・・・・・・・・・・・・ 198
- アプローチに必要な正常解剖 ・・・・・・・・・・・・・・・・・・・・・・・・・・・ 198
- 適応 ・・ 198
- 体位，頭位 ・・ 198
- 皮膚切開 ・・・ 199
- アプローチの実際と解剖のポイント ・・・・・・・・・・・・・・・・・・・・・ 201
- 閉創の注意点 ・・・・・・・・・・・・・・・・・・・・・・・・・・・・・・・・・・・・・・ 204
- 合併症予防のコツ ・・・・・・・・・・・・・・・・・・・・・・・・・・・・・・・・・・ 205

STA-MCAバイパス手術　　　　　　　　　　　　　　　　　　　　　　黒田　敏　208

- アプローチの概要 ・・・・・・・・・・・・・・・・・・・・・・・・・・・・・・・・・・・ 208
- アプローチに必要な正常解剖 ・・・・・・・・・・・・・・・・・・・・・・・・・・ 208
- 適応 ・・ 208
- 術前処置 ・・ 208
- 体位，頭位 ・・・・・・・・・・・・・・・・・・・・・・・・・・・・・・・・・・・・・・・ 208
- 皮膚切開，STAの剥離，開頭 ・・・・・・・・・・・・・・・・・・・・・・・・・ 208
- STA-MCAバイパス術 ・・・・・・・・・・・・・・・・・・・・・・・・・・・・・ 213
- 閉創の注意点 ・・・・・・・・・・・・・・・・・・・・・・・・・・・・・・・・・・・・・ 214
- 附記）もやもや病に対するバイパス術 ・・・・・・・・・・・・・・・・・・・ 215

文献 ・・ 220

索引 ・・ 226

I

テント上病変

I テント上病変

Pterional approach と Subtemporal approach

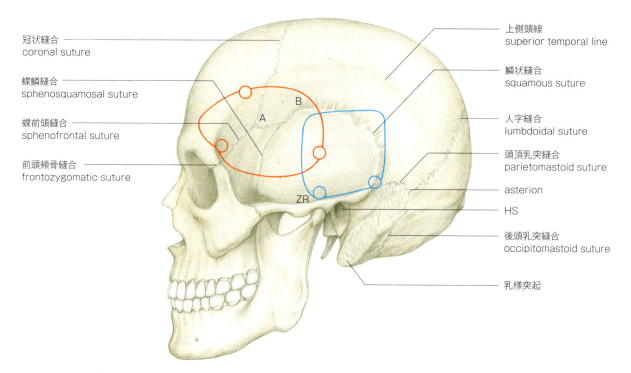

1 頭蓋骨におけるランドマークと開頭範囲

頭蓋骨側面におけるpterional approachの開頭（赤線）とsubtemporal approachの開頭（青線）。
Pterionとは蝶形骨，頭頂骨，前頭骨，側頭骨の接合部を指す。通常一点では交わらず，A－Bの線状の部位をpterionとよぶ。
Asterionは後頭骨，頭頂骨，側頭骨の接合部で，横静脈洞（transverse sinus）とS状静脈洞（sigmoid sinus）の移行点より数ミリ後方にあたる。
ZR：頬骨弓根（root of zygomatic arch）
HS：ヘンレ棘（spine of Henle）。外耳道後上壁の小棘。約15mm深部に外側半規管が存在。

アプローチの概要

　Pterional approachは前方循環の脳動脈瘤やトルコ鞍周辺の病変に到達する方法で，脳神経外科領域で最も頻繁に行われるアプローチである。Pterionは蝶形骨，頭頂骨，前頭骨，側頭骨の接合部を指すが，4つの骨が1点で接合することはまれで通常は線状に接合する（**1**）。このpterionを中心に前頭側頭開頭を行ったうえで，トルコ鞍の方向へ蝶形骨縁を削除し，術野を展開してゆく（**2**）。
　開頭後，顕微鏡操作でシルビウス裂を開放してゆくが，この際の進入方向によりいくつかのバリエーションがある（**3**）。主に前頭葉を拳上することにより前頭蓋底に沿った視野を展開するsubfrontal approach（proximal approach：**3**①）では内頸動脈－後交通動脈瘤をはじめとする内頸動脈周囲の病変に広く行われる。しかし脳萎縮の少ない若年者などでは前頭葉への圧排が強くなる傾向がある。多くの中大脳動脈瘤などでは，より遠位のシルビウス裂を開放するdistal transsylvian approach（distal approach：**3**②）が有用である。前交通動脈瘤は，前方循環の動脈瘤では最深部に位置し，前頭葉の圧迫を最小限にするため，両者を組み合わせて行われる（**3**③）。脳底動脈遠位部動脈瘤などでは内頸動脈後方のスペースを利用するため，側頭葉を後方に圧排するanterior temporal approach（**3**④）が行われる。
　一方subtemporal approachは，側頭葉内側の頭蓋底病変や脳底動脈先端部動脈瘤，後大脳動脈瘤などに対する

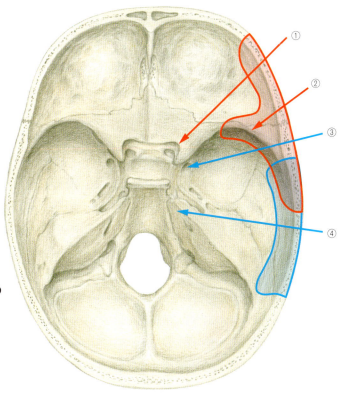

2 頭蓋底を上方から見た各アプローチの骨削除範囲と進入経路

赤：pterional approach
　①subfrontal approach
　②transsylvian approach
青：subtemporal approach
　③temporopolar approach
　④subtemporal approach

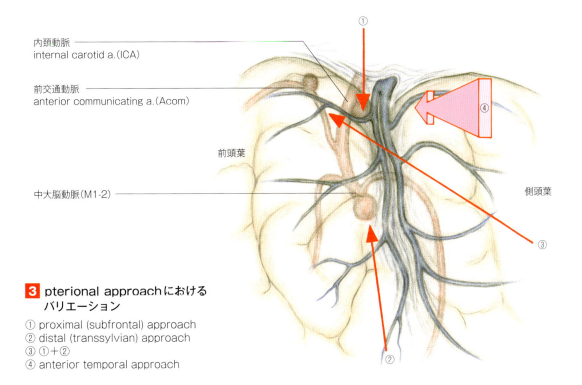

3 pterional approachにおけるバリエーション

① proximal (subfrontal) approach
② distal (transsylvian) approach
③ ①+②
④ anterior temporal approach

到達法で，側頭葉を挙上してより側方から進入する（**2**）。側頭葉は前方では中頭蓋窩に深く陥入しており硬膜下からのアプローチだけでは側頭葉の圧排による脳挫傷やLabbé静脈（vein of Labbé）などの架橋静脈（bridging vein）の損傷の危険性があり，頬骨弓を切除してより下方から近接するなどの工夫がなされてきた。また，硬膜外から側頭葉を後方に圧排するextradural temporopolar approachや錐体骨を削除するanterior transpetrosal approachなども広義のsubtemporal approachといえるが別項で述べられる。

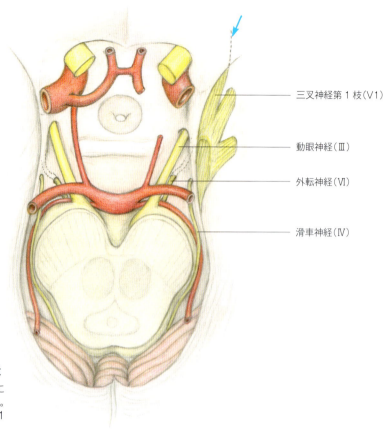

4 前床突起を中心としたトルコ鞍周囲の構造
左側は血管系を，右側は神経系の走行を模式的に示している。矢印は上眼窩裂の位置を示している。ここを動眼神経(Ⅲ)，滑車神経(Ⅳ)，三叉神経第1枝(V1)，外転神経(Ⅵ)が通過する。

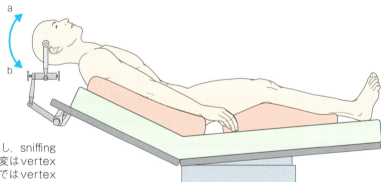

5 体位
Supine positionで上体を約30°挙上し，sniffing positionで対側へ回旋する。低位病変はvertex upして見下げる視野(a)，高位病変ではvertex down(b)。

アプローチに必要な正常解剖

前頭蓋底，中頭蓋窩の骨構造や硬膜構造，静脈還流路，シルビウス裂やトルコ鞍周辺の神経と血管の解剖知識が必要となる(**4**)。本法を拡大応用する際には前床突起や上眼窩裂の知識も必要となる〔「Orbitozygomatic approach」(p.100)を参照〕。

適応

Pterional approachで到達可能な部位はシルビウス裂底部から傍鞍部，下垂体，視交差周辺部，Willis輪，海綿静脈洞などの病変である。対象となる疾患も，脳動脈瘤，脳腫瘍（髄膜腫，下垂体腫瘍，頭蓋咽頭腫），脳動静脈奇形，脳内血腫など多岐にわたる。一方，subtemporal approachでは脳底動脈遠位部動脈瘤や側頭葉病変が適応となる。

以後，若手の脳神経外科医が治療することの多いと思われる前方循環の脳動脈瘤に対するpterional approachを中心として述べる。

Pterional approach

体位，頭位

Supine positonで静脈灌流圧を低下させるため，上体を約30°挙上し，いわゆるsniffing positionとする。この際体

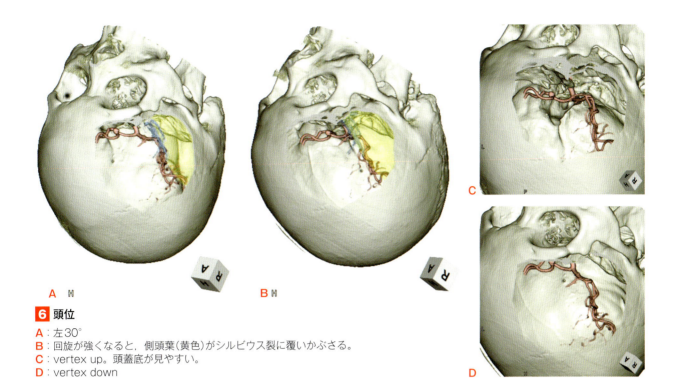

6 頭位

A：左30°
B：回旋が強くなると，側頭葉(黄色)がシルビウス裂に覆いかぶさる。
C：vertex up。頭蓋底が見やすい。
D：vertex down

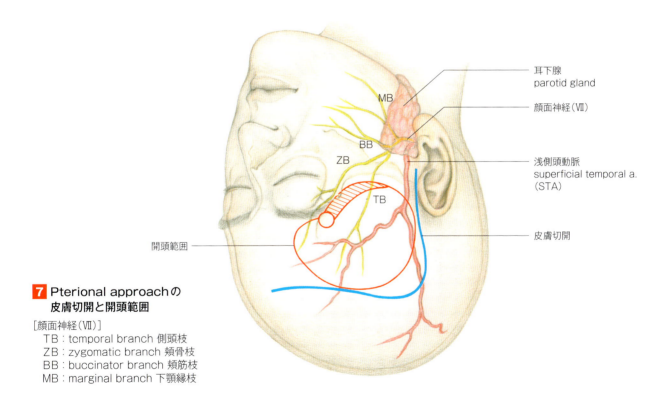

7 Pterional approachの皮膚切開と開頭範囲

［顔面神経(Ⅶ)］
TB：temporal branch 側頭枝
ZB：zygomatic branch 頬骨枝
BB：buccinator branch 頬筋枝
MB：marginal branch 下顎縁枝

幹全体がずり落ちるのを防ぐため下肢を軽度挙げた状態で骨盤部が最深部となるようにする（5）。頭部は30〜60°対側に回旋させてピン固定する。回旋が強くなるほど側頭葉がシルビウス裂に覆いかぶさる形になるが深部の前交通動脈瘤は見えやすい位置にくる（6）。頭蓋底などの低位病変ではvertex upして見下げる視野が必要で，逆に高位病変ではvertex downして見上げる視野が必要となることを理解しておく必要がある。

皮膚切開，開頭

耳介前方頬骨弓基部から，前頭部正中へ至る皮切が一般的であるが（7），この際以下の構造物を理解しておく必要がある。①浅側頭動脈（superficial temporal artery：

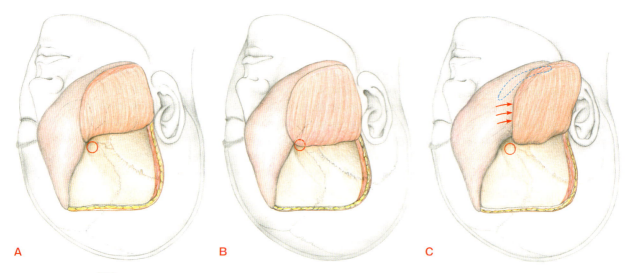

8 皮弁と側頭筋の剥離

A：One-flap法。Key hole（○）の部位が十分に露出されていることが重要。
B：若年男性などで側頭筋の厚い症例ではkey hole（○）の部位の露出が不十分となりやすい。
C：Two-flap法。皮弁とは別に側頭筋を剥離し後方へ牽引することでkey hole（○）の部位の露出を得る。One-flap法の後，筋膜付着部（青）を切離し側頭筋のみを後方に牽引する変法も有用である。

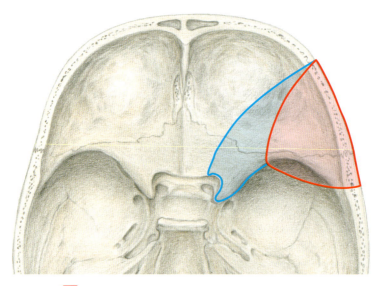

9 蝶形骨縁の骨削除の目安

■：通常の動脈瘤手術で蝶形骨縁削除範囲の目安。
■：前床突起を硬膜外から削除する場合のドリル範囲。

STA）は多くの場合，耳介前上方で前頭枝と頭頂枝に分岐し帽状腱膜より浅い層を走行する。②顔面神経の側頭枝，頬骨枝も帽状腱膜より浅い層にあり，耳介の前方で頬骨弓の上を走行する。③側頭筋は上側頭線を起始とし下顎骨の筋突起に終わり，顎動脈の枝である深側頭動脈（deep temporal artery）により下方から栄養される。④側頭筋膜は浅層と深層がありその間に脂肪層（fat pad）および頬骨弓が存在する。

以上から，浅側頭動脈を温存し顔面神経損傷をきたさない皮切のためには耳介前方の皮切をできるだけ後方にしたほうが安全である。側頭筋の剥離方法は，皮切直下でそのまま切開し皮弁とともに翻転するone flap法と皮弁と筋肉弁を分離して翻転するtwo flap法がある（**8**）。多くの場合前者で十分な骨の露出が得られ，術後長期的にみた場合の側頭筋の萎縮も最小限にとどめられる。後者は側頭筋の厚い症例や別項で述べられる頬骨弓をはずすorbito-zygomatic approachで用いられ，顔面神経の温存のため側頭筋膜浅層を皮弁につけて翻転されることが多い。One

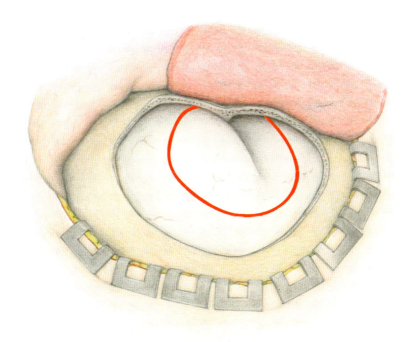

10 硬膜切開
側頭葉側は頬骨弓側に垂直に切り落とすより前方に向けて切開したほうがマイクロ操作の際，シルビウス静脈の剥離温存の視野を確保しやすい。

flap法で翻転した後でも，側頭筋膜を皮弁につけたまま側頭筋のみをはがし，後側方へ引く方法もある。

いずれの方法にせよfrontozygomatic sutureの眼窩外側縁が十分露出されていることが大切で，この縫合線の上方で上側頭線の下方がいわゆるkey holeとよばれ，前頭蓋底の高さや蝶形骨縁の位置が確認できる。開頭の範囲は前述のどの視野を中心とするかにより異なるが，動脈瘤手術では思わぬトラブルに見舞われる可能性があり，ある程度広い角度からクリップ鉗子などの道具が挿入できる開頭にしておくのが望ましいと考えている。Subfrontal approachの視野を中心に使用する際にはkey holeから眼窩上縁をできるだけ前頭蓋底に沿って開頭する。Distal approachの際には側頭葉側も十分に開頭することが望ましい。この際，前頭側では前頭洞，側頭側では乳突蜂巣が開放される可能性があり，術前のCTなどで発達具合を確認しておく必要がある。開頭後，蝶形骨縁をリュエルもしくはドリルで平坦化する。**9**は骨除去の目安である。前床突起を硬膜外から除去する際は，さらに内側に骨削除を追加することになる。

硬膜切開は蝶形骨縁を中心として半円状に行う。側頭葉側は頬骨弓側に垂直に切り落とすより前方(側頭葉極)に向けて切開したほうがマイクロ操作の際，シルビウス静脈の剥離，温存のための視野を確保しやすい(**10**)。ときにシルビウス静脈が表層から硬膜に流入する場合があり，損傷しないように注意が必要である。くも膜下出血急性期などで脳が張っている場合には，適宜脳室ドレナージなどを行い脳圧を下げることが重要である。

アプローチの実際と解剖のポイント

● Proximal (subfrontal) approach

中大脳動脈瘤のうち，short M1や，大型瘤，動脈瘤が上向きのタイプなどで有効なアプローチである(**3**①)。脳表を綿片(ベンシーツ®)などでカバーし髄液を吸引しつつ脳ヘラで前頭葉を拳上する。アプローチと同側の視神経を確認し，chiasmatic cisternとcarotid cisternを開放し内頚動脈を確保する。十分に髄液を吸引し脳を退縮させた後，内頚動脈終末部からM1起始部までたどる。次にシルビウス裂を近位部からM1に沿って剥離する。この際M1の穿通枝を損傷しないように気を付ける。また，front-basal bridging veinにより十分な術野展開が得られないことがある。この場合には静脈の周囲のarachnoidをはがしたり，前頭葉からできるだけ剥離をすることで静脈が伸びることができるようにする。しかしこれでも不十分な場合には後述のdistal approachと併用することにより，静脈の本幹を前頭葉寄りに移動させフリーにしてより広い術野展開が可能になる。

● Distal (transsylvian) approach

多くの中大脳動脈瘤はこのアプローチのみで対応可能で(**3**②)，内頚動脈瘤や前交通動脈瘤はdistal approachからproximal approachを併用して行われる(**3**③)。アプローチの開始部位は，temporal tipから約5cm程度の部分からシルビウス裂に入るのが良い。これはシルビウス裂の頭蓋底寄りはlateral orbitofrontal gyrusがtemporal

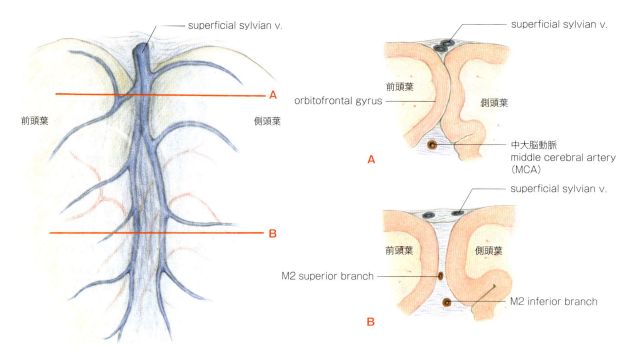

11 Sylvian fissureの構造

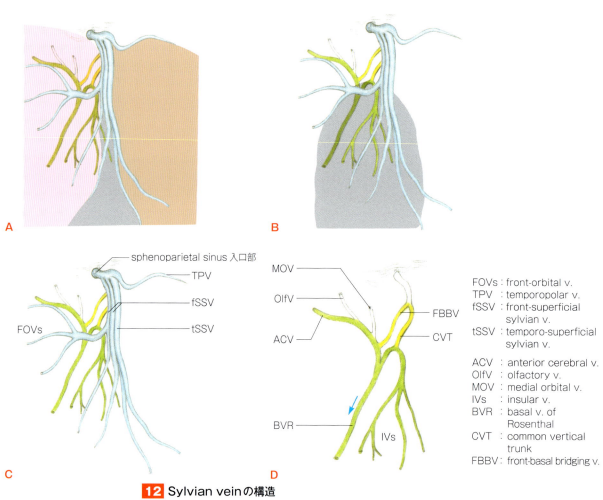

12 Sylvian veinの構造
A：前頭葉（ピンク）と側頭葉（茶）との関係。
B：insular cortex（灰）との関係。
C：superficial sylvian v.（SSV）system（青）。
D：deep middle cerebral v. system（緑）とSSV systemの吻合（黄）。

8　I．テント上病変

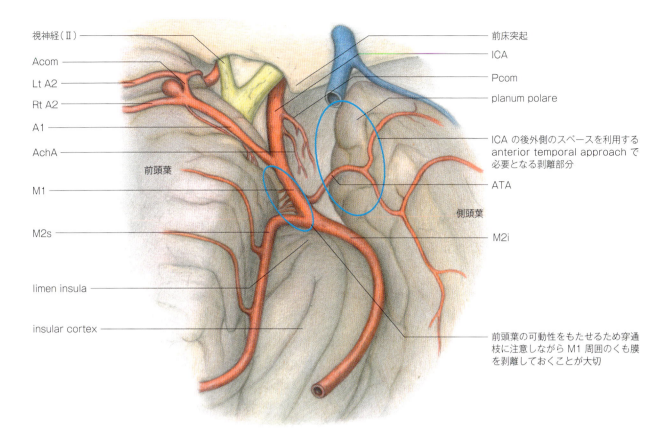

13 Sylvian fissureの剥離と動脈の展開
ICA：internal carotid a. 内頚動脈
Acom：anterior communicating a. 前交通動脈
Pcom：posterior communicating a. 後交通動脈
AchA：anterior choroidal a. 前脈絡叢動脈
ATA：anteiror temporal a. 前側頭動脈
M2s：M2 superior trunk
M2i ：M2 inferior trunk

operculumに陥入しており癒着が強いためである（**11**）。静脈の前頭葉側，側頭葉側，その間のいずれかからくも膜切開を開始するかは，静脈系の解剖を理解したうえで，個々の症例でのバリエーションをよく観察し決定する。典型的な静脈還流パターンを**12**に示す。多くの症例で前頭葉からの架橋静脈（front-orbital veins）が存在するため，シルビウス裂の長い開放のためにはfront-superficial sylvian vein（fSSV）とtemporo-superficial sylvian vein（tSSV）の間もしくはtSSVと側頭葉の間からの剥離となることが多い。

　表層の静脈は浅層，深層2枚のくも膜で挟まれて存在しており，これらを切って深部に進入することで初めて広いinsular cisternにあるM2に到達する。多くの場合superior branchが先にみつかる（**11**）。動脈は必ず前頭葉か側頭葉のいずれかに帰属するため血管の遠位（術野手前）でどちらかを見極め，それぞれに戻すように鋭的に剥離してゆく。深部から表面に向かって剥離を展開する作業を繰り返し中枢側へ逆行性に進み，M1に到達する。通常の中大脳動脈瘤ではここまでの術野展開でクリッピングが可能な場合もあるが，十分な術野展開のためには前述の最も癒着の強いfrontal operculum（lateral orbitofrontal gyrus）とtemporal operculumを剥離しきることが望ましい。特に内頚動脈後外側のスペースを利用して脳底動脈先端部動脈瘤などへ到達するanterior temporal approachでは側頭葉先端内側面（planum polare）で軟膜から動静脈を剥離することで，これらを温存したまま側頭葉を後方へretractionが可能となる（**13**）。

　前交通動脈ではここまでの作業は前頭葉と側頭葉に可動性をもたせるための作業であり，引き続きM1をたどりICAおよびbifurcation部を露出，A1をたどりAcom complexに到達する必要がある（**13**）。この際のポイントは，①前頭葉の可動性をもたせるためM1周囲のくも膜をレンズ核線条体動脈（lenticulostriate artery）には注意しながら十分剥離しておくこと，②レトラクタを前頭葉を持ち上げるようにかけ，術者が徐々に側頭葉側に回り込み，下からのぞき上げる視野を取ること，③この際側頭葉が手前の視野を妨げる場合レトラクタをかけてもよい，④半球間

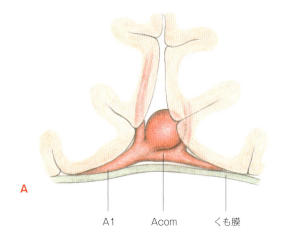
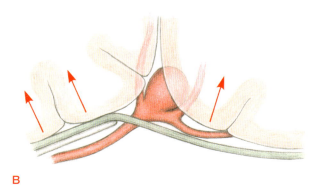
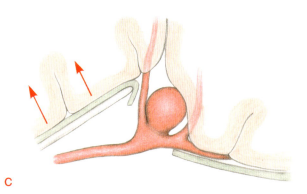

14 前交通動脈瘤手術での大脳半球間裂の剥離展開のイメージ

A：冠状断での前交通動脈瘤の位置。
B：前頭葉をretractしても，対側の前頭葉も一緒に持ち上がり，動脈瘤の露出は不十分である。
C：くも膜の切離と半球間裂の剥離により，両側の前頭葉に段差がつく形となり，動脈瘤やA2の視野が良好となる。
好本裕平．脳外速報．2007；17(6)：688-93．[2]より引用

裂のくも膜を剥離することで手前の前頭葉がより牽引可能となり瘤やA2の視野が良好となる（ 14 ）。

閉創の注意点

　術後起こりうる硬膜下水腫の予防にはarachnoid plastyがある程度有効ではないかと考えている。つまみ上げられるくも膜断端を寄せるようにし，薄く切ったゼルフォーム®のシートにフィブリン糊A液（フィブリノーゲン）を浸み込ませたものをのせてB液を少量たらす。硬膜縫合は密に連続縫合し髄液漏に注意する。骨弁固定には術後の陥凹防止のためチタンプレートを使用し美容面にも配慮する。側頭筋は長期的に萎縮をきたさないよう側頭線の方向に張力をかけて縫合する。吸収糸で縫合するが筋自体を縫合するというより深層の骨膜と表層の筋膜をそれぞれ縫合する。

合併症予防のコツ

　Pterional approachは脳神経外科手術のエッセンスが凝縮されたアプローチであり十分な習熟が必要である。一方でバリエーションも多いため手術の目的に合わせた選択が大切である。動脈瘤手術においては瘤周囲の十分な術野展開が確実なクリッピングを容易にし穿通枝障害などの合併症予防につながる。

Subtemporal approach

体位，頭位

　仰臥位でいわゆるsupine lateral positionとする。頭位は側頭葉が自重で沈下するようvertex downとする。あらかじめ腰椎ドレナージを置いて術中髄液排出を行い脳をslackにしておくことも有効である。

皮膚切開，開頭

　15 のように，耳介をまたいだ逆U字型の皮切が一般的である。さらにpterional approachを併用する場合には 15 破線のように皮切を追加することがある。側頭葉の圧排をできるだけ軽減するため，開頭はできる限り下方をしっかり開ける。この際，頬骨弓基部，ヘンレ棘，asterionなどのメルクマールを理解しておくことが大切である（ 1 ）。硬膜外から側頭骨や錐体骨を削除することによりtranspetrosal approachとして本法の拡大が可能であるが別項で述べられる。

アプローチの実際と解剖のポイント

　側頭葉を牽引し脳幹方向にアプローチしてゆくが，合併症予防のためには側頭葉の静脈還流に配慮する必要がある（ 16 ）。

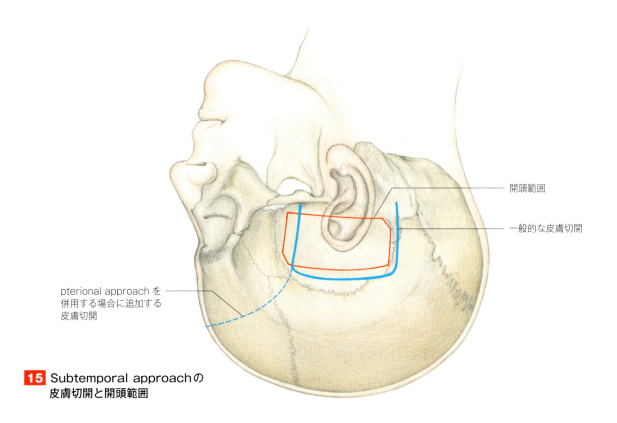

15 Subtemporal approach の皮膚切開と開頭範囲

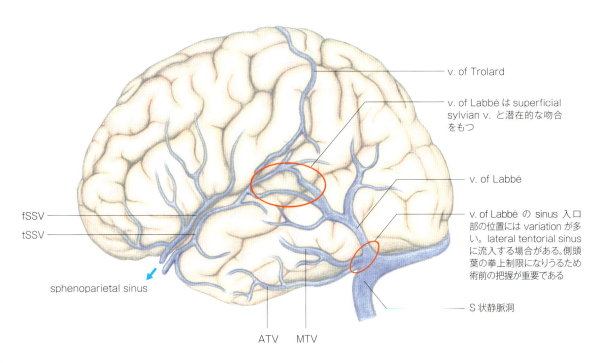

16 側頭葉の静脈

fSSV：front-superficial sylvian v.　　ATV：anterior temporal v.
tSSV：temporo-superficial sylvian v.　MTV：middle temporal v.

　Labbé静脈は側頭葉外側面を前上方から後下方に走行し横静脈洞に流入する。Superficial sylvian vein（SSV）と潜在的な吻合をもちながら側頭葉の灌流を担う。静脈洞との流入部には個人差が多く，横・S状静脈洞移行部に流入する場合や外側テント静脈洞（lateral tentorial sinus）に流入する場合があり，側頭葉の拳上の際の制限となるため術前

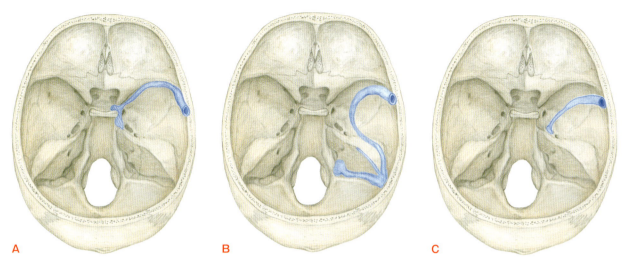

17 Sylvian veinの灌流のバリエーション

B, Cは側頭葉挙上の制限となる。
A：通常のパターン。Sphenoparietal sinusからcavernous sinusへ。
B：Sphenopetrosal v.による灌流パターン。
C：Sphenobasal v.による灌流パターン（emissary type）。

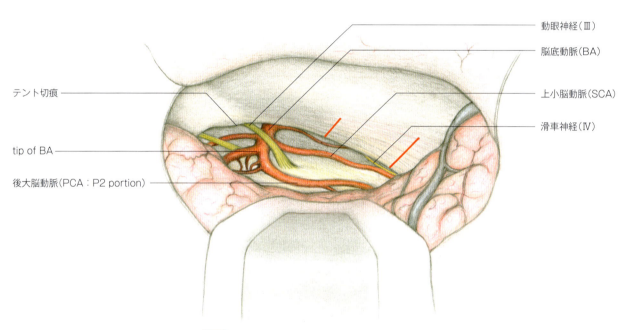

18 Subtemporal approachの術野（右側）

の把握が大切である。

SSVは通常は蝶形頭頂静脈洞（sphenoparietal sinus）に流入した後，蝶形骨縁の下方に沿って海綿静脈洞部前部に流入する。このvariationとして次の2つのパターンが重要である（**17**）。

● Sphenopetrosal vein（sinus）による灌流パターン

SSVがsphenoparietal sinusから海綿静脈洞に向かわずsphenopetrosal vein（sinus）となり，卵円孔の外側で中頭蓋底を後方に走り，横静脈洞（lateral tentorial sinusを介することもある）や上錐体静脈洞に注ぐ。側頭葉の牽引の際に術野を横切って存在しこれを温存することが重要である。

● Sphenobasal veinによる灌流パターン（emissary type）

SSVが下方で蝶形骨大翼部を横断した中頭蓋窩の導出静脈を介して翼突筋静脈洞に導出する。SSVが硬膜内に入る部位にもよるが側頭葉挙上の制限となる。また，epiduralからのアプローチでも制限となるため重要である。これら

の静脈の灌流路の術前把握には三次元的な情報が重要で，CT angiographyや，血管撮影では静脈相に合わせた三次元撮影が有用である。

中頭蓋窩は後方で浅く側頭葉の容積も小さいため，後方から進入するほうが側頭葉の圧排を軽減できる。Labbé静脈などの静脈の損傷に注意しながらテント切痕に達し迂回槽を開放し髄液を吸引し脳圧を軽減する。この際テント切痕に並走する滑車神経を確認する。低位病変に対する手術でテント下の視野が必要な際にはテントの切開が必要となるが，前方では滑車神経がテント切痕の下面を切痕縁にきわめて接近して走行しているため損傷に注意が必要である。脳幹前方には脳底動脈および上小脳動脈，後大脳動脈が走行し，後二者の間を動眼神経が前方の海綿静脈洞の方向に走行する(18)。

合併症予防のコツ

Subtemporal approach単独の視野は比較的限られており，病変部の高位，テント切痕の立ち上がり具合などを十分に術前に検討しておくことが側頭葉へのダメージを避けることにつながる。

（清水立矢，好本裕平）

I テント上病変

Interhemispheric approach

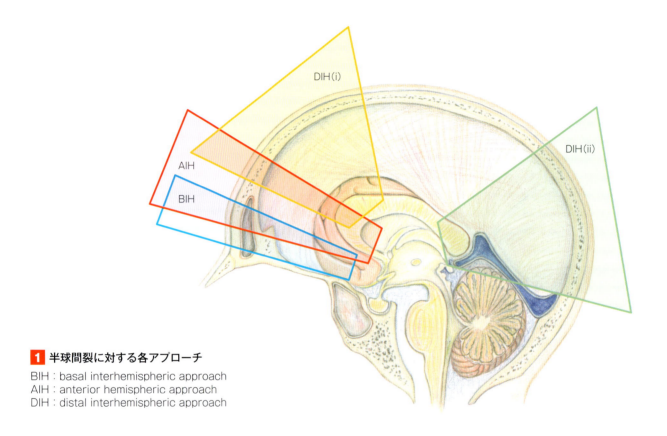

1 半球間裂に対する各アプローチ
BIH：basal interhemispheric approach
AIH：anterior hemispheric approach
DIH：distal interhemispheric approach

アプローチの概要

　Interhemispheric approachは左右大脳半球間裂を開放することで，正中およびその近傍に位置する病変へ到達するアプローチである。半球間裂へのアプローチであるため，テント上で前頭蓋底から頭頂葉・後頭葉内側，テントを切開することで，松果体，四丘体槽・小脳上面の病変へのアプローチも可能であるが，松果体周囲と後頭蓋窩に関しては別項で述べる。ここでは前頭蓋底下縁で視交差・前交通動脈周囲へアプローチするbasal interhemispheric approach（BIH），この部分から終板（lamina terminalis）まで上下に広い術野を得，さらに終板を開放して第三脳室にもアクセスできるanterior hemispheric approach（AIH），および前大脳動脈遠位部動脈瘤や，A3-A3バイパス，脳梁離断術などで用いられるdistal interhemispheric approach（DIH）について述べ，その後で，脳梁膨大部周囲へのアクセスについて述べる（**1**）。なおbregmaから頭頂部に開頭を設けることにより脳梁体部・膨大部などへのアクセスを得，さらに脳梁に切開を置くことで側脳室体部・視床などを観察することも可能になる。

アプローチに必要な正常解剖

● 架橋静脈

　Interhemispheric approachでは，いずれの部位においても上矢状静脈洞（superior sagittal sinus：SSS）へと灌流する架橋静脈の存在を考慮する必要がある。この架橋静脈は症例によってはSSS合流部近傍でvenous lakeとよばれるような広がりをもっていることもあり，また原則としては切断しないに越したことはないため，アプローチ側の決定に際して，十分注意する必要がある。BIHは，SSSの最先端部へのアプローチになるため，最も下方に位置する架橋静脈の先方で大脳鎌を切開することが可能になるが，AIHでも術中所見によるが，下方まで開頭することで大脳鎌を切断することが通常可能である。
　架橋静脈はSSS近傍では細かい分枝がないことが多いた

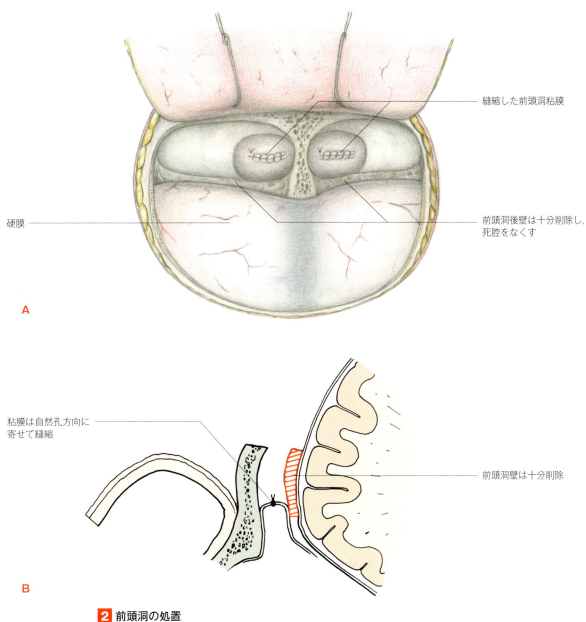

2 前頭洞の処置
A：開頭時，前頭洞粘膜が破綻しなければ，前頭洞壁から粘膜を剝離し，自然孔に向かって凝固縫縮することが可能である。粘膜が破綻した場合，自然孔周囲に粘膜を集め，その部分で縫縮するか，鼻前頭管まで粘膜を除去し，骨膜などで完全に覆う必要がある。
B：前頭洞後壁は十分に削除し，骨膜を敷き込んだ際に死腔ができないようにする。

め，この周囲のくも膜を十分切離することで，静脈の灌流を維持しつつ，大脳を牽引することが可能である。

● 前頭洞

BIH，AIHにおいては，原則前頭洞が開放されることから，術後の髄液漏，硬膜外膿瘍，mucoceleを予防するための処置が必要になる。まず前頭洞後壁を十分に削除し（cranialization：2A），前頭洞粘膜を自然孔方向に落とし込んで縫縮する（2B）。症例によっては前頭洞が眼窩上壁まで伸びていることがあるが，この場合も死腔ができないように前頭洞は完全に開放する。開放された前頭洞を閉鎖する際に，感染予防の面からは血流を保った有茎の組織を用いることが望ましく，皮弁と骨膜を別々に翻転して，骨膜弁を開放された前頭洞に敷き込むようにしている。

● 大脳鎌

大脳鎌によって左右大脳半球は境界されているが，その下縁には下矢状静脈洞（infrior sagittal sinus：ISS）が存在する。半球間裂内の静脈がISSへ流入することがある。大脳鎌直下で左右大脳半球のくも膜が折り返るが，このくも膜の奥側に半球間裂が続く形となる。

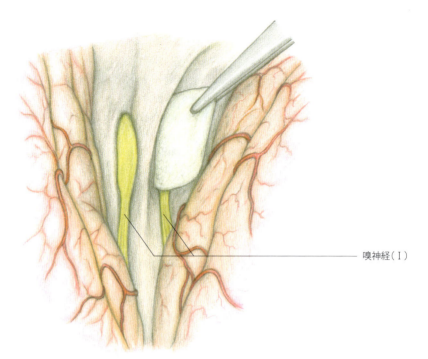

3 フィブリン糊による嗅神経の補強

嗅糸は脆弱で，髄液の排液とともに前頭葉が下がると引き抜けて嗅覚脱失をきたすため，これを補強するためフィブリン糊を浸したコラーゲンスポンジを用いて嗅球を補強する。

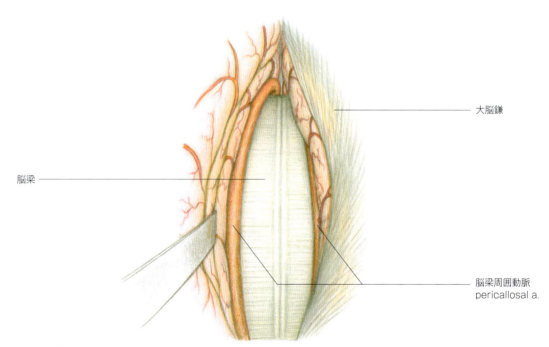

4 半球間裂の開放

半球間をまず奥まで分けると，底の部分に明らかに脳皮質と異なる白色で光沢のある組織＝脳梁が露出され，左右に脳梁周囲動脈(pericallosal artery)が確認できる。脳梁周囲の空間から左右の脳を持ち上げるようにして，ペーパーナイフで切り上がるように，近位に向かって切離を進める。

● 嗅神経

嗅神経は前頭蓋底内側部で嗅球をつくり，この部分から嗅糸が篩板を貫通して鼻腔へとつながっている。この部分は非常に脆弱であり，髄液の排出に伴って前頭葉が沈み込むと容易に離断されるため，補強が必要となる(**3**)。

● 脳梁

半球間裂を開放すると，最奥部に皮質とは明らかに異な

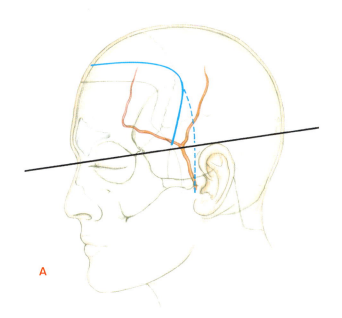
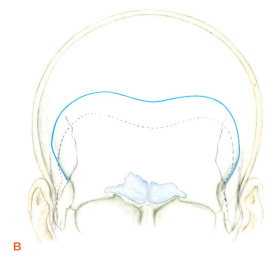
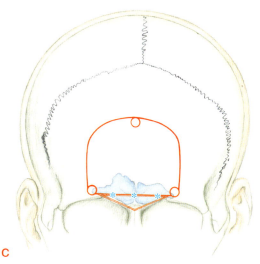

5 皮膚切開，開頭
皮膚切開は毛髪線の内側，可能であれば浅側頭動脈前頭枝を温存する。
A：皮膚切開（側面）。
B：皮膚切開（正面）。
C：開頭。最底部を別々に切り出す方法もあるが（＊），この部分の骨が吸収されて醜形をきたすことがあるため，原則1 pieceで開頭する。

る，白い組織というかたちで脳梁が現れる（ 4 ）。膝部より後方では通常，前交通動脈（pericallosal artery）がその表面で確認できる。

前方は終板（lamina terminalis）に移行するが，終板には神経線維がないため，これを切開することによって，第三脳室へ入ることが可能になる。

適応

Interhemispheric approachの適応は正中および，その近傍に位置する病変（前頭蓋底内側部，前大脳動脈A1遠位部以降の血管性病変，トルコ鞍周囲，視交差周囲，第三脳室，脳梁，側脳室，後方ではテント切開も加えると松果体，四丘体槽，小脳上面など多岐にわたるが，後方・テント下に関しては別項を参照）。得られる術野は大脳鎌，左右大脳半球に規定されるため，原則前後に長い術野となる。

以下は主に前頭蓋底周囲（鞍結節，視交差，終板周囲）へ至るBIH，AIHに関して詳述し，後半で脳梁以後に対するDIHについて述べる。

前頭蓋底周囲へのアプローチ（BIH, AIH）

体位

BIH，AIHでは体位は，まず静脈灌流をよくするため，背板を上げることで上体を15°程度挙上し，頭部はneutralで3点固定する。

皮膚切開

AIH，BIHでは，特にBIHでは眼窩ぎりぎりまで皮弁を翻転し，nasion周囲まで骨を露出する必要があるため，bicoronal incisionをデザインする。この際に皮切の外側が後方に位置するほど，折り返す皮弁の基部が厚くなるが，おそらくこの厚くなった皮弁による圧迫で失明をきたすという報告がみられる。そのため，皮切の外側縁を眼窩縁の高さで，毛髪線を越えないよう可及的に前方に伸ばすのが，翻転の容易さという面からも勧められる（ 5 ）。この際に

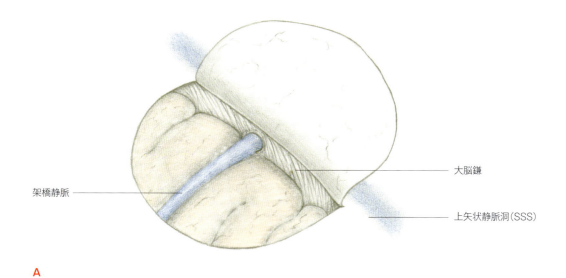

A

架橋静脈

大脳鎌

上矢状静脈洞（SSS）

①

B

②

6 硬膜切開
静脈が早期に硬膜に流れ込む場合は，静脈の流れを第一に考える。
A：硬膜翻転時の架橋動脈。大脳鎌のラインまで翻転可能。
B：venous lakeが存在，もしくは静脈が硬膜に流入。静脈周囲に硬膜をつけて周囲を切開（①），もしくは静脈の前後で硬膜弁を形成（②）。

は浅側頭動脈前頭枝が温存できるか，切断するのであれば，どこで切るかということも検討してデザインする。

開頭は間口がどの程度下方（前頭蓋底側）まで必要かにもよるが，supraorbital notchの下壁をノミなどで開放して，眼窩上神経を皮弁側に落とすと，前頭蓋底の高さまでの開頭が可能になる。前頭洞の処理方法によって変わるところもあるが，正中下縁で前頭洞前壁に1 burr holeを穿ち，ここから粘膜を自然孔方向に落として後壁をドリルで削除する。デザインした開頭野上縁正中に1 burr holeを穿ちこれらをつなげる。前頭洞の発達具合により通常のcraniotomeの刃では届かないことがあるため，工夫が必要である。また低位正中は鶏冠（crista galli）となっているため，正中では上方に向かって切り取り，骨弁を外してから削除するほうが簡便である。

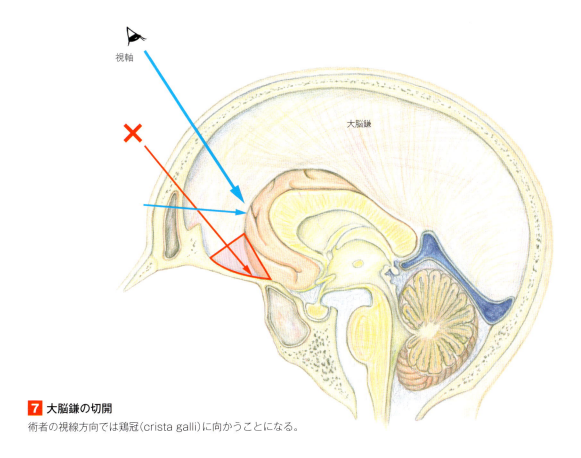

7 大脳鎌の切開
術者の視線方向では鶏冠(crista galli)に向かうことになる。

アプローチの実際と解剖のポイント

硬膜は主に操作を行う側で内側に開くU字型の硬膜切開を行う。くも膜下出血などで，subfrontalにくも膜下血腫を除去する場合などは，外側への視野の邪魔にならないように切開する。上述のように，架橋静脈が途中から硬膜に入る形でSSSに流入することがあるが，この場合は顕微鏡下に可及的に静脈を硬膜から剥離した後，venous lakeの淵に沿って硬膜を切開する（**6**）。つまり静脈側に硬膜を残した形で切開を置く。架橋静脈周囲のくも膜を切離して，前頭葉の動きが静脈の牽引につながらないようにするのは上述の通りである。

大脳鎌を切開する場合は対側の前頭蓋底側にも硬膜切開を置き，最も前側に位置する架橋静脈の前方でSSSを結紮して離断する。このとき通常の視野では奥に向かって大脳鎌を切開しようとすると，鶏冠に沿う方向になり離断できない。そのため術野における術者の腹側（患者のvertex方向）が大脳鎌の縁であることに留意する必要がある（**7**）。

大脳鎌を離断しないほうが，アプローチの反対側の嗅神経にかかる負担が軽減され，結果的に嗅覚の温存につながるという意見があるが，大脳鎌を切断して両側の前頭葉を牽引するほうが，後述するarachnoid trabeculaの視認性がよく，ワーキングスペースも左右に広くなり操作がしやすくなる。

AIHにおける半球間裂の鋭的開放に関しては，Itoらによってほぼ確立されているといってよい。つまり，まず背板を下げて遠因側で折れ返りのくも膜を切開し，動脈に沿って半球間に入ることで，脳梁膝部付近で脳梁に至る。このpericallosal cisternでA3を確保し，この深さから両側前頭葉を引き上げることで，奥側から牽引するくも膜を観察することが可能になり，これをペーパーナイフで切り上がるように順次切離していく（**8 9**）。

次に背板を最初よりも上げて，前頭蓋底側を観察し，嗅神経を前頭葉から鋭的に剥離して，嗅球とともにフィブリン糊に浸したコラーゲンスポンジ（ゼルフォーム®など）で前頭蓋底側に接着し，補強する。もしくは，前頭葉を前頭蓋底に接着して，沈み込まないようにする方法もある。前頭蓋底側でrectal gyrusの間を切離する。この際，frontopolar arteryの分枝など動脈の周囲には癒着が軽微な部分が必ず存在するため，これをきっかけとして分けていくと目処が立ちやすい（**9**）。

最後に背板を元に戻して直回（rectal gyrus）の間を分けると前頭蓋底から視交差，前交通動脈，終板，前大脳動脈A2部を観察することが可能になる。必要な場合には終板を切開し，第三脳室に入るが，この際，前交通動脈が視野の妨げとなることがある。前交通動脈をウェッククリップや糸で縫合して離断できることもあるが，通常は前交通動脈自体が短い，窓形成，視床下部動脈（hypothalamic artery）の存在によって切断できないことが多いと思われる。術前検査でもこの部分の詳細までは分からないことが

Interhemispheric approach

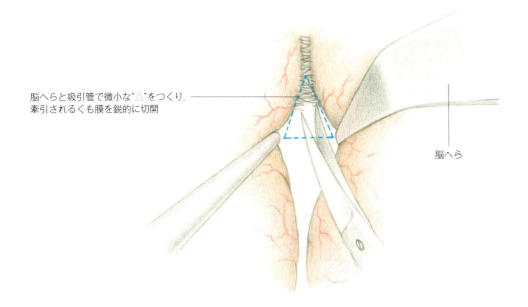

脳へらと吸引管で微小な"△"をつくり，牽引されるくも膜を鋭的に切開

脳へら

8 半球間裂の鋭的開放

半球間は左右が密に接しているが，元来異なる組織であるため，適切な圧かつ適切な方向にretractすることで，癒着しているtrabeculaを可視化することができる。その際，切るべきtrabeculaを底辺とし，左右の軟膜を斜辺とする二等辺三角形をつくるように意識する。

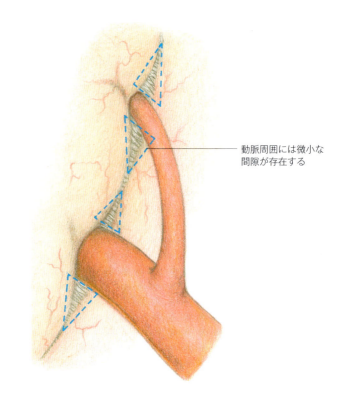

動脈周囲には微小な間隙が存在する

9 動脈周囲の微小な間隙

Pericallosal a.などの主幹動脈だけでなく，その分枝動脈の周囲にも軟膜の癒着が軽い部分があるので，この部分を剝離の手がかりにすることができる。

多く，前交通動脈を切断することを前提とした手術プランは望ましくない。

BIHでは鶏冠(crista galli)，大脳鎌が最も奥まっているところで，半球間裂を分け始めることになるため，前交通動脈(Acom)，視交差への距離は短いが，この部分は直回が最も強く癒着している部分であり，術野もAIHに比べると縦方向に狭くなることに注意する必要がある。

閉創の注意点

フィブリン糊に浸したコラーゲンスポンジなどにより，くも膜を形成する場合には，この部位のくも膜が，大脳鎌下縁で折れ返る構造になっていることに留意し，左右大脳半球の大脳鎌面をつなげるように形成する必要がある。

前頭洞が開放されていない場合の閉創は他の部位と異な

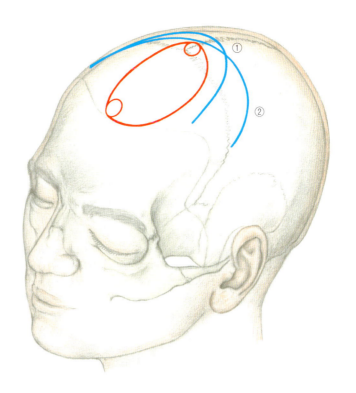

10 DIHの皮膚切開と開頭
DIHではSSSのアプローチ側に3cm幅程度の開頭が必要であるが，毛髪線の位置などによりbicoronalもしくはU字の皮膚切開を置く。

る点はほとんどないが，前頭洞が開放された場合には，髄液漏と感染対策が重要になる。このため，硬膜をまず可及的に水密に縫合するが，架橋静脈周囲に硬膜を残しつつ切開した場合などは骨膜や側頭筋膜をpatchに用いるなどして，注意深く縫合する必要がある。

前頭洞粘膜はすべて取り除き，骨の張り出した部分で死腔ができないように削除する。この部分の骨からの出血は，術後硬膜外出血を作ることもあり，骨ろうを用いて丁寧に止血する。開頭時に作成した骨膜弁を用いて前頭洞開放部を覆い，隙間ができるだけできないように硬膜に縫合する。

骨弁を戻す際，骨膜弁が内部に入る部分は欠損になってしまうが，特に正中部は眉間に位置することになるため，凹みができないようにこの部分にチタンプレートを用いるなどの工夫が必要である。またBIHで骨弁を2 pieceで作成した場合などは，眉間の骨が吸収されることもあり，美容的な問題を生ずることがあるため，骨の吸収を前提とした頭蓋形成を行うほうがよいかもしれない。

Bicoronal incisionでは露出される創面が大きいため，原則皮下もしくは硬膜外にドレーンを留置して，術後血腫の貯留を回避する。

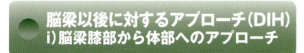

脳梁以後に対するアプローチ (DIH)
i) 脳梁膝部から体部へのアプローチ

体位

前大脳動脈遠位部動脈瘤など脳梁近傍以遠の病変では，最終的に必要な視軸によって，vertexの方向を含めて，背板の角度などを調整する必要がある。

皮膚切開

この部位病変の場合は，前述のごとく，最終的な視軸の方向と，前後に必要な操作空間を元に開頭範囲を決定し，これを元に皮膚切開をデザインする（**10**）。前方の病変の場合は開頭側に開くような緩やかな弧状の切開，さらに遠位の場合にはlinearもしくはU字状の切開を置く。

アプローチの実際と解剖のポイント

遠位部へのアプローチでも同様に大脳鎌に沿って中に入り，奥のくも膜の折れ返り部分で脳槽に入る。そして半球間を分けて脳梁に至り，奥側から手前方向に大脳を牽引して，半球間のくも膜をよく見えるようにして切離を進めることが大事である。

脳梁に切開を置いて脳室内に入る場合，視床など外側の構造を観察する際は，手前で牽引される形になるpericallosal arteryに過度な張力がかからないように留意する必要があり，場合によってはこの動脈の外側から，細い分枝を処理して入るほうが安全な場合もある。

最もDIHが使用される頻度が高いと考えられる，前大脳動脈遠位部動脈瘤では，動脈瘤が左右方向に偏位していることが多い。そのため，母血管の近位部を確保するに際して，母血管の内側・外側のどちらから見えるのかを想定してアプローチする必要がある。特にくも膜下出血例では出血点を想定し，そこから遠い部分で母血管を確保しなければならない。

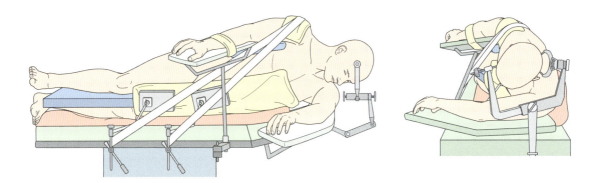

11 3/4 positionの実際

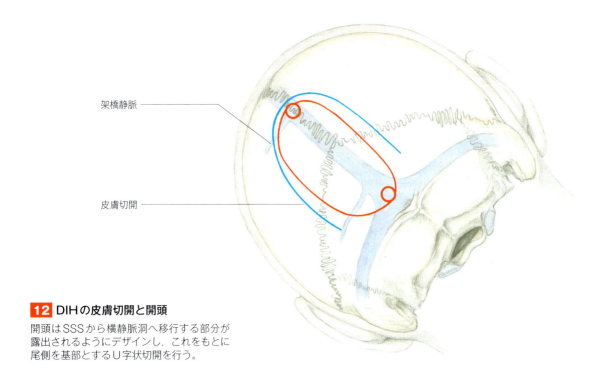

架橋静脈

皮膚切開

12 DIHの皮膚切開と開頭
開頭はSSSから横静脈洞へ移行する部分が露出されるようにデザインし、これをもとに尾側を基部とするU字状切開を行う。

脳梁以後に対するアプローチ（DIH）ii）脳梁膨大部周囲へのアプローチ

体位

　腹臥位も可能であるが、髄液排出後、大脳の自重により半球間裂を開かせることが可能な、3/4 positionが有用である（**11**）。Pericallosal cisternから髄液を排出するまでの脳の圧排を避けるため、腰椎ドレーンをまず留置する。術前検査から架橋静脈の発達具合を検討し、アプローチ側が下になるように側臥位とし、上肢帯ごと前方に向けながら、頸部を回旋して頭部が床方向を見るような形で3点固定する。この部位へのアプローチでは頸部を過度に屈曲する必要はなく、十分静脈灌流が得られるよう留意する。

皮膚切開

　架橋静脈の間から半球間裂に入る形となるため、これを避けるような開頭をデザインする。得られる術野は大脳鎌に沿った前後方向のものとなり、左右への展開はあまり必要ない。SSSをまたぐ開頭をデザインして、尾側に開くU字状の皮膚切開をデザインする（**12**）。

アプローチの実際と解剖のポイント

　頭頂部周辺から後方では半球間裂が固めのくも膜様組織で"蓋"されているようになっており、これを鋭的に切開して大脳鎌を確認すると、周囲の構造の把握が容易になる。術前検討した架橋静脈の間からのアプローチとなるが、上述の他の部位と同様、脳表と架橋静脈の間のくも膜を切

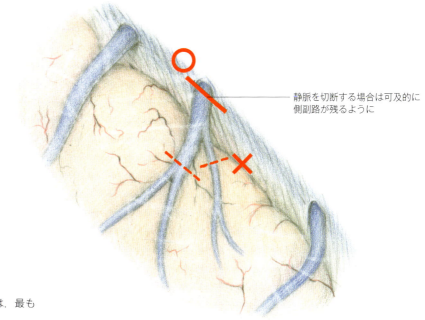

13 合併症予防のための留意点
細い枝が合流する静脈を切断する場合は，最も静脈洞に近い部分で切離する。

静脈を切断する場合は可及的に側副路が残るように

離して，架橋静脈の可動性を増すことで脳表の損傷を回避する。

合併症予防のための留意点

a. 皮膚切開において上述の通り皮弁基部を広くとると，翻転した際にちょうど眼球周囲に厚い部分が被さるようになり，眼窩を圧迫する状態が長時間になると失明の恐れがある。そのため，皮切外側を正中よりにデザインすることと，皮弁の牽引方向を尾側上方45〜60°程度になるように，牽引する枠（Mayo台など）をセッティングする必要がある。

b. 皮弁を翻転する際，眼窩縁周辺ではareolar tissueを剝離していくと，顔面神経前頭枝を損傷する可能性がある。特に皮膚が厚い症例などでは，側頭筋膜深層に入って，筋膜浅層と皮膚を一緒に翻転する方法も有効である。

c. 前頭部下方の硬膜は他の部分と比べて薄く脆弱であるため，前頭洞の開放が確実な場合など，術後の髄液漏を確実に予防したい場合にはburr holeの数を増やすなどして，骨から硬膜を可及的に剝離できるようにすべきである。

d. 架橋静脈は原則として温存すべきであるが，どうしても切断しなければならない場合には，SSSへの流入部にできるだけ近いところで切断して，側副路を使った静脈灌流が維持されるようにすることと（ 13 ），術後も数日間はベッドの背板を高くして頭位を上げて，静脈灌流の良い状態を継続する。ICG videoangiographyで脳表のクリアランスを観察することは有用である可能性がある。

e. 半球間裂内では適切な牽引がなされない場合には，容易に軟膜が剝がれ，出血をきたす。この出血は，軟膜に無理な力が加わった結果，脳から軟膜が剝がれて起こったものであるため，電気凝固やフィブリン糊ではなく，牽引しているくも膜を切離して緊張を取り除いたうえで，綿片などで元の位置に戻すだけで止血が得られることが多い。一方で電気凝固ではこの緊張による出血の対策とはならず，組織が縮むことでさらに出血を助長することさえある。

f. 軟膜の損傷範囲が拡大すると，正しい半球間裂を視覚的に認知することが困難となり，脳も痛んで挫傷をきたすようになる。このような事態になる前に別の細い動脈周囲の微小な空間から入り直すことが望ましいが，それも困難な場合には，脳へのダメージを片側に止めるようにすることが非常に大事である。つまり両側障害をきたさないようにすることを考えて，ダメージをコントロールする。くも膜下出血で発症時にすでに片側rectal gyrusが破壊されているような場合には，その側の半球にダメージが限局するように留意する。

g. 高齢者などで，脳が萎縮している場合には，嗅球を保護していても前頭葉の沈み込みによって，自重により嗅神経自体がちぎれてしまうことがある。嗅覚障害では味覚も障害され，QOLを低下させることがあるため，他のアプローチを含めてよく検討する必要がある。

（木村俊運，森田明夫）

I テント上病変

Transcortical approach

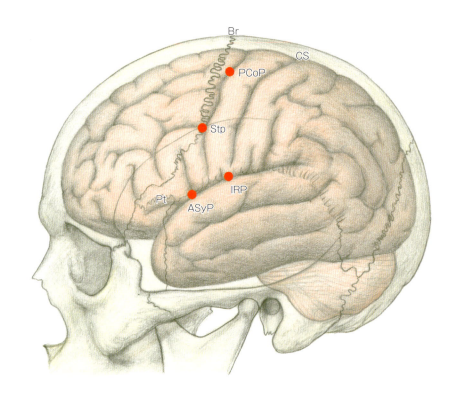

1 前頭葉の基本構造

Pt : pterion
Stp : stephanion(≒IFP/PreCS)
Br : bregma
CS : central sulcus
PCoP : posterior coronal point
IRP : inferior rolandic point
ASyP : anterior sylvian point

　Transcortical approachは経皮質的に病変に到達するためのアプローチである。経皮質での到達を要する手術として，本項では優位半球に主座する腫瘍に対して，前頭葉深部白質に位置する腫瘍に対する経中前頭回アプローチ，頭頂葉深部病変に対するアプローチ，側脳室三角部に対するアプローチ，および経皮質アプローチの応用としての島回腫瘍について解説を行う。

アプローチに必要な正常解剖

　脳実質病変に対して経皮質アプローチを行う場合，機能野を障害せず皮質への損傷を最低限にとどめ，目的の部位に到達するために最適な経路を検討する必要がある。機能野に隣接する腫瘍の場合には，脳機能判定のためのマッピングや，術中のモニタリングを行うことを考慮した大きめの開頭が必要になる場合もある。

● 前頭葉の基本構造（1）

　前頭葉は中心溝より前方に位置する脳葉であり，中心前溝，上・下前頭溝により脳回に区分される。前頭葉に関連するkey structureとして役に立つ目安はposterior coronal point(PCoP)，stephanion(Stp)である。PCoPは冠状縫合と矢状縫合の交点から側方3cm，後方1.5cmに相当し，直下に上前頭溝－中心前溝の交点の目安となる。この交点の後方は中心前回の上方1/3のあたりでinverted-Ωとよばれる上肢の一次運動野の位置に相当する。Stpは側頭線と冠状縫合の交点で，下前頭溝と中心前溝との交点に相当する。後方には顔を中心とした一次運動野が，下方には言語に関与する前頭弁蓋部が位置する。さらにPterionより約一横指後方にanterior sylvian point(ASyP)，そこから後方約2.5cmの扁平縫合上がinferior rolandic point(IRP)とよばれる。ASyPは前頭弁蓋を境するascending ramusとhorizontal ramusの交点が，IRPは中心溝の延長線とシルビウス裂との交点の目安となる。上前頭回は補足運動野ともよばれ，障害により運動の開始遅延を生じる。また上前頭溝の深部で側脳室の外側に相当する皮質には上縦束が走行するため，障害された場合に一時的な運動遅延や失語症状を生じることがある。

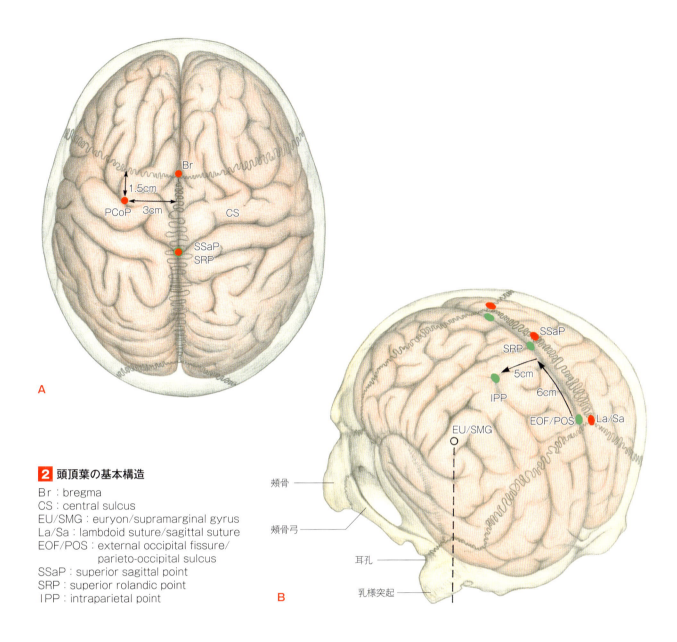

2 頭頂葉の基本構造
Br : bregma
CS : central sulcus
EU/SMG : euryon/supramarginal gyrus
La/Sa : lambdoid suture/sagittal suture
EOF/POS : external occipital fissure/
parieto-occipital sulcus
SSaP : superior sagittal point
SRP : superior rolandic point
IPP : intraparietal point

● 頭頂葉の基本構造

　頭頂葉は前方を中心溝, 後方は頭頂後頭溝で区切られ, 頭頂間溝にて上・下頭頂葉と境される。中心溝はbregmaより後方約5cmに相当する(**2A**)。ラムダ縫合と矢状縫合との交点は頭頂後頭溝の頭頂端付近に位置する。ここから側方5cm, 前方6cmにintraparietal point(IPP)が位置し, 直下に中心後溝−中間頭頂溝交点の指標となる(**2B**)。頭頂葉の前方は体性感覚情報, 上頭頂葉は身体のさまざまな部位からの感覚情報の統合, 下頭頂葉は一次視覚野や一次聴覚野に直結し, 左角回では観念失行やGerstmann症候群, 左縁上回では観念運動失行を生じる部位として知られる。

● 島回の基本構造

　島回は文字通り前頭葉, 頭頂葉, 側頭葉に囲まれた島状を呈している。いずれの脳葉からも弁蓋に表面を覆われ, 周囲は輪状溝(circular sulcus)で囲まれる。輪状溝は前下端で欠けており島限(limen insula)とよばれ腹内側で嗅脳へと続く。島回の深部では基底核外側に相当する前障で境され, 穿通枝動脈が走行する。側頭葉とは側頭幹を介して連結されており, 神経膠腫では多くの場合, この側頭幹を介して側頭葉内側までの進展を呈することが多い。島回の中央に島中心溝とよばれる脳溝が存在し, 前方をshort gyrus, 後方をlong gyrusとよぶ(**3**)。

● 側頭葉の基本構造

　側頭葉の外側面は上・下側頭溝により上・中・下側頭回に分かれる。上側頭回は後方にて角回へと連続する。後頭葉との境界は, 後頭前切痕と頭頂後頭溝とを結んだ線とシルビウス裂後端から垂線を下した交点を目安に区分される。シルビウス裂を開き, 島回を覆っている側頭葉弁蓋を開くと上側頭回の内側面が露出される。前方の内側に張り出している部分に鉤(uncus)が含まれ, 張り出している部分を総称してanterior aspectともよぶ。

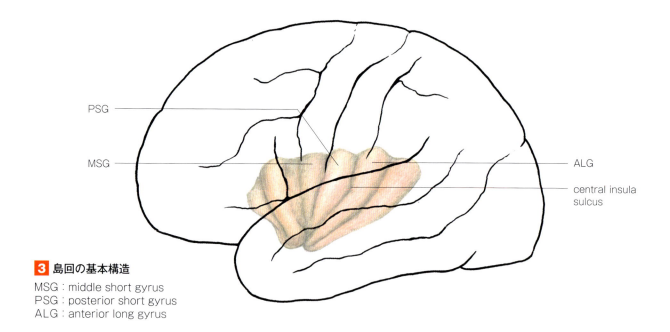

3 島回の基本構造
MSG：middle short gyrus
PSG：posterior short gyrus
ALG：anterior long gyrus

適応：経皮質アプローチを選択する腫瘍

通常脳腫瘍の場合にはびまん性腫瘍を除き腫瘍内に機能野が共存する可能性は低い。Eloquent領域に主座する腫瘍であっても，原則として神経線維は腫瘍の外側に圧排されているため，腫瘍内の操作にとどまるのなら術後の合併症の出現の可能性は低い。ただし，まれに腫瘍内に機能が共存する可能性を含む症例もあるため，できる限り機能評価を行う姿勢が求められる。

前頭葉腫瘍

前頭葉皮質に発生する腫瘍は神経膠腫と転移性脳腫瘍である。非優位半球で悪性神経膠腫が疑われる場合には，積極的に拡大摘出を行いたい。優位半球の場合，腫瘍が脳回内に限局されるのであれば，機能野でないことを確認したうえで脳回切除を行う。下前頭回後方や深部白質の言語関連線維に近接する場合には，覚醒下手術が考慮される。上前頭回の後方は補助運動野が，下前頭回の後半には言語機能野が位置することから，前頭葉深部に位置する腫瘍の場合には必然的に中前頭回を経由することが多くなる。脳室前角周囲や透明中隔に発生する腫瘍としてcentral neurocytomaや髄膜腫の可能性もある。

頭頂葉腫瘍

上頭頂葉または下頭頂葉に主座する腫瘍や，視床，側脳室体部，および側脳室三角部のうち上方に進展する腫瘍に対して，頭頂葉皮質から側脳室体部を経由して病変に到達可能な症例が適応となる。視床から中脳に主座するグリオーマの他に脈絡叢乳頭腫，髄膜腫，central neurocytomaなども対象となる。

側頭葉腫瘍

側頭葉内側部に位置する神経膠腫や，側頭葉三角部に位置する髄膜腫，脈絡叢乳頭腫に対して経側頭葉皮質でのアプローチが選択される。優位半球の場合，側頭葉後方に位置する腫瘍に対するアプローチとしては，後方言語野や視放線の損傷を避けることが前提となる。経シルビウス裂での到達法以外に，経側頭葉皮質での到達法として，中側頭回，下側頭回経由での到達法が用いられる。特に経側頭葉皮質アプローチを選択した場合は到達距離が最も短いことが利点である。

島回腫瘍

島回腫瘍の場合，経シルビウス裂により到達する場合のほかに，前頭弁蓋または側頭弁蓋の皮質を切除することで島回表面に到達する場合がある。主にグリオーマが中心になる。

前頭葉腫瘍に対する経皮質アプローチ

体位，頭位

上体を約30°挙上したsupine positionで静脈還流圧を下げることを目的とした，いわゆるsniffing positionとする。頭部は30～60°対側に回旋させた状態でピン固定を行う。腫瘍が前頭葉底部に進展する場合にはvertex upして病変を見下げる視野が必要であり，高位の病変では逆にvertex downして見上げる視野が必要となる。

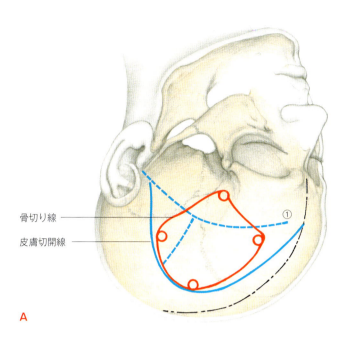
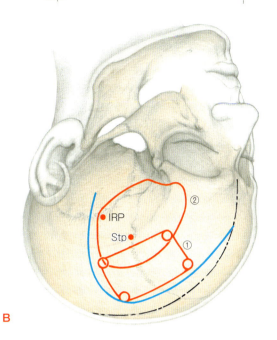
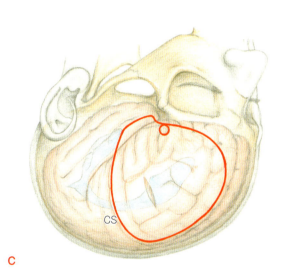

4 皮膚切開，開頭
A：言語機能マッピングを行う場合の開窓。
　①覚醒手術の場合の切開のバリエーション。
B：上または中前頭回のみの開窓の場合は，半弧状の皮膚切開で済む場合が多い。
　①上前頭回を主とした場合の骨窓。
　②中・下前頭回を主体とした場合の骨窓。
　Stp：stephanion
　IRP：inferior rolandic point
C：前頭葉腫瘍拡大摘出の場合の骨窓。
　CS：central sulcus

皮膚切開，開頭

　優位半球の場合，脳室前角に向かう経路として言語機能に関連する下前頭回，運動前野に関連する上前頭回を避け，中前頭回を経由することになる。中前頭回はさらに中間前頭溝とよばれる脳溝が存在する場合が多い。Pterional approachに準じた耳介前方頬骨弓基部から前頭部正中に至る弧状の皮膚切開が一般的である。言語機能マッピングを行うのであれば下前頭回を含む開窓が必要になる（**4A**）。皮膚切開の下限はシルビウス裂を越える必要はないため，事前の計測から下端の位置を調節すればよい。上または中前頭回のみの開窓の場合には上記皮膚切開を応用した半弧状で済む場合も多い（**4B**）。
　開頭に際して以下の点に注意を払いたい。
①浅側頭動脈分岐部および前頭枝，頭頂枝の走行を事前に触知したうえで，帽状腱膜よりも浅い層を走行する浅側頭動脈の本幹を温存し，皮弁の血流を考慮した皮膚切開を設ける。
②側頭筋は皮切直下で一塊として切開し皮弁とともに翻転するone layer法と，帽状腱膜下の疎なconnective tissue layerにて皮弁側と側頭筋・骨膜側とを分離するtwo layer法がある。
③顔面神経の側頭枝，頬骨枝も帽状腱膜より浅い層を走行し，耳介前方で頬骨弓の上を走行する。皮弁と筋肉弁を分離して翻転するtwo layer法の場合には，pterionより2横指の位置で側頭筋膜浅層を皮弁につけたままで翻転する。
④後に放射線照射が予定される場合には，固定に用いるチタンプレートを骨膜で被覆するよう骨膜の切開線を考慮する。

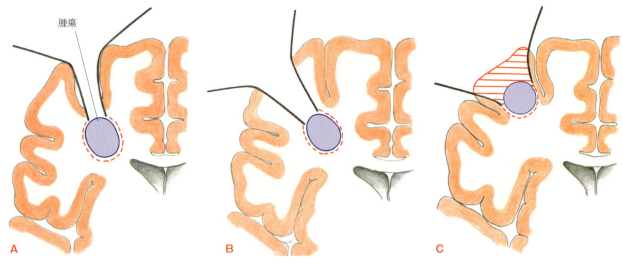

5 脳回切除
A：経上前頭溝，B：経中前頭回皮質，C：中前頭回脳回切除

　言語機能マッピングを行う場合には前頭弁蓋部を露出する必要がある。下端の burr hole はシルビウス裂上に設けるためには，先に述べた ASyP，IRP を参考にするとよい。その他，下前頭溝・中心前溝の交点である stephanion，PCoP を指標として骨上の縫合線を利用した位置関係を把握することが可能である。

アプローチの実際と摘出のポイント

　個人差が多い脳回であり術前の画像を熟読し，経由する皮質を事前に計画する必要がある。脳室周囲の小病変の場合には，脳溝を最深部まで開き皮質切開を設ける。経皮質での摘出を要する腫瘍の場合に多くは側脳室前角まで開放されることになる。術前の画像診断から脳溝の最深部から脳室までの距離を計測しておくと参考になる。

脳回切除

　転移性腫瘍やグリオーマが疑われる場合，脳回内に腫瘍がとどまるのであれば手術では腫瘍を含む脳回ごとの摘出，いわゆる露天掘りを選択するべきであろう。上前頭溝，中間前頭溝，下前頭溝を上手く利用し，脳回部分から深部白質に浸潤する腫瘍を一塊として摘出が行われる。

　脳回切除を行う場合のコツは，脳回を覆う軟膜に切開を加え灰白質を軟膜から剥がすように脳溝の最深部まで展開する subpial dissection（**5C**）と，脳溝を展開する方法（**5A**）との2通りがある。いずれの操作においても，できる限り脳溝内に走行する動静脈の温存に努める。脳溝最深部まで到達すると，腫瘍を含む皮質に切開を加えることで腫瘍を囲みこみ摘出することが可能となる（**5A**）。腫瘍が脳回内にとどまる場合には脳溝深部の切開線を合わせながら一塊として摘出ができる（**5C**）。深部白質まで進展する場合には，脳室まで開放したうえで底面を脳室側から切離を行うことで一塊切除が行うことができる（**5C**）。前頭葉に多い転移性腫瘍の場合，迅速診断のために組織採取を行う以外は，できる限り周囲の脳をつけた形で腫瘍を見ずに摘出を行いたい。

側頭葉前半部腫瘍に対する経皮質アプローチ

術式の選択

　側頭葉前半部分に位置する場合，腫瘍が側脳室の外側に位置し海馬を含む側頭葉内側を残せるタイプか，海馬まで含めた広範囲の側頭葉切除が必要なタイプか，側頭葉内側部分のみに限局するタイプか，でアプローチの選択が異なる。側頭葉内側構造が保たれており，3cmを超える大きなサイズの場合や悪性神経膠腫が疑われる場合には，側頭葉内側を温存した lobectomy に準じた拡大摘出を考慮したい。優位半球か非優位半球かによって側頭葉前方部分の切除範囲は異なるが，一般的には側頭葉先端部からの距離が優位半球では4〜4.5cm，非優位半球では6〜6.5cmまでは切除可能といわれている。

　腫瘍が側頭葉内側部分のみに限局される場合には，シルビウス裂を開き直接側頭葉内側部分の摘出を行う transsylvian approach と，紡錘回経由にて到達する subtemporal または transfusiform gyrus approach が選択される。神経膠腫の場合には，側頭幹を介して前頭葉底面から島回へと進展する傾向がある。側頭葉内側構造に加え側頭幹まで腫瘍が及ぶか術前画像により検討が必要である。

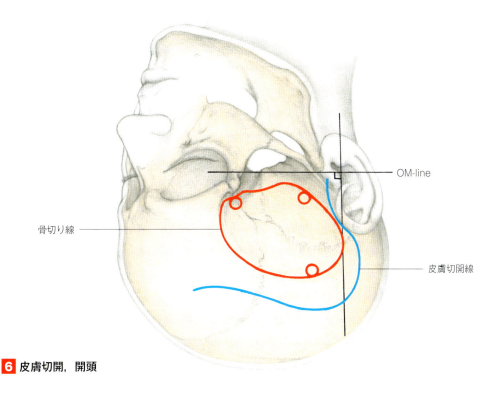

6 皮膚切開，開頭

側頭葉前半部腫瘍へのアプローチの概要

側頭葉前方腫瘍への切除を行う場合，側頭葉の外側部分と内側部分とを分けるtwo-step surgeryを解説する。

● 標準的前側頭葉切除術（standard anterior temporal lobectomy）

側頭葉先端部から言語有意側では4～4.5cm，非優位半球では6～6.5cmの切除を行うのが標準的切除である。腫瘍の主座に応じて上側頭回を残し中・下側頭回を切除する場合と，側頭葉を一塊として摘出する場合がある。側頭葉内側構造を除いた摘出をまずは行い，必要に応じて側頭葉内側部の摘出を追加する。

● 選択的扁桃体海馬切除術（selective amygdalohippocampectomy）

側頭葉外側の切除を少なくして，選択的に側頭葉内側構造を摘出する術式の総称である。

アプローチの部位に応じて以下の中から選択することになる。

①前内側側頭葉切除

選択的切除の中で，側頭葉外側部分の切除範囲が大きく，標準的前側頭葉切除との中間に相当する。外側部分を切除するために内側部分が広く視認することができる。

②経皮質法

側脳室を経由し側頭葉内側部に到達するには上・中・下側頭回や上・下側頭溝いずれの構造を経由してもよい。上側頭溝や上側頭回を経由される場合が多い。

③経シルビウス法

シルビウス裂を十分に開放し，側頭葉内側平面上，側頭幹の部分に2～3cmの皮質切開を設ける。

脳室下角を開放し側頭葉内側部腫瘍へ到達する。優位半球か非優位半球かによって側頭葉前方部分の切除範囲は異なる。

④側頭下法（subtemporal approach）

側頭葉の下面を挙上し紡錘回または海馬傍回から下角にアプローチする。視放線の損傷なく病変への到達が可能である。側頭葉の腫脹がある場合には選択しにくい。側頭葉の静脈還流に関与する上錐体静脈やvein of Labbéの走行を事前に確認する必要がある。

体位と固定

側頭葉前半部を楔形に摘出することを考慮し，かつ中頭蓋窩の前方底部を走行する側頭葉底部静脈を視認することを目的とすると軽い顎の挙上が望ましい。よって体位は上半身を約30°挙上し，頭頸部を右側に60°回旋させたsupine lateral positionで頸部は20°屈曲させる。

皮膚切開，開頭

皮膚切開はfalconer型を用い，側頭葉下部を露出するために耳前部は頬骨弓まで切り下げる。外耳孔を通りOM-lineに直行する線上から腫瘍の後端までの距離が開窓に役に立つ。浅側頭動脈の本幹および前頭枝は損傷することなく皮弁側に残し，皮弁の血流を確保する。側頭筋を切開翻転し前頭側頭開頭を行う（**6**）。

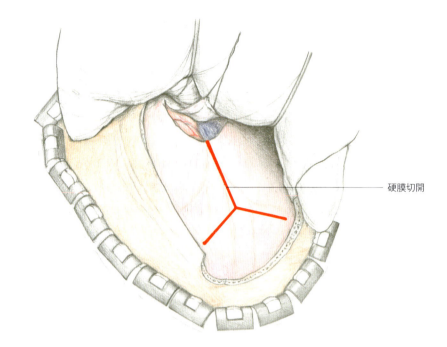

7 硬膜切開

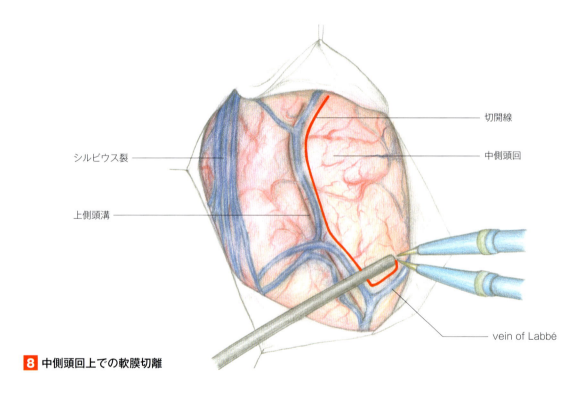

8 中側頭回上での軟膜切離

　Pterional approachに準じてkey holeを設ける。事前の読影からシルビウス裂の走行する位置を予想し，骨窓の長軸を設定する。前頭側の開頭はそれほど必要とはしないため，下前頭溝の高さに相当する側頭線（linea temporalis）を越える必要はない。側頭の腫脹が強い場合には硬膜切開後速やかにIC cisternから髄液を吸引し脳圧を下げる必要がある。この場合には蝶形骨小翼を削除しフラットにしておくと操作が容易になる。硬膜切開後速やかに髄液を吸引して脳圧を下げる必要があるが，一気に硬膜切開を行うのではなく，最初にIC cisternまたは前頭蓋底からの操作を行うべく小さな弧状の切開とする（**7**）。IC cistern, prechiasma cisternのくも膜を切開し十分に髄液を吸引し，前頭葉の可動性をもたせるために視交叉周囲のくも膜を切開する。脳圧が十分に下がってから硬膜切開を行い，脳表の構造を観察する（**7**）。観察のポイントはシルビウス静脈およびvein of Labbéの走行，上側頭溝の位置，前・中側頭動脈の走行である。多くの場合，動脈，静脈は明らかに色調が異なる。上側頭回の表面を走行する動脈を視認することで前側頭動脈と中側頭動脈は判断可能である。

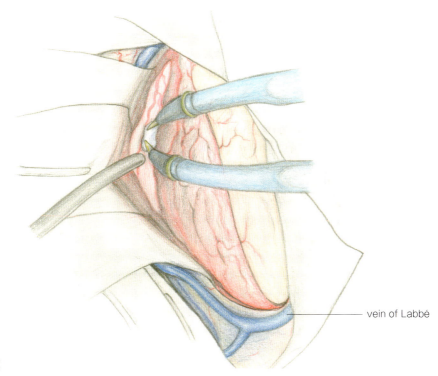

9 脳室の開放

vein of Labbé

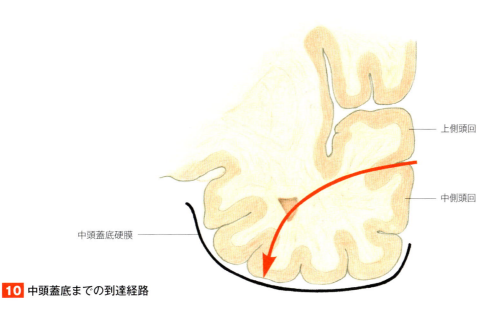

10 中頭蓋底までの到達経路

上側頭回
中側頭回
中頭蓋底硬膜

上側頭回を温存した側頭葉外側部分切除

　中側頭回上で上側頭溝と並行により4〜5mmの位置で軟膜を凝固切離する（**8**）。中側頭回側の軟膜を鑷子または綿片で保持し，灰白質を脳溝最深部まで展開する。上側頭溝と下側頭溝を深部に向かい延長した先の交点を目安に白質切開を進めると脳室に到達できる（**9**）。脳室が開放されたら，脳溝の最深部と脳室の間を前後方向に切開を加え，脳室を長軸にそって下角を開放することができる（**10**）。脳室上衣は青みがかったパール様の色調である。中頭蓋窩の先端まで開く。中頭蓋底に向かう静脈はできる限り温存すべきである。シルビウス静脈の多くは蝶形頭頂洞（sphenoparietal sinus）に流出するが，なかには側頭葉底部静脈を経由して上錐体静脈や横静脈洞に流出する場合がある。摘出早期に静脈還流を止めてしまうと一気に脳の腫脹をきたしてしまう。

　長軸と直交するよう中・下側頭葉上に皮質切開を設け，脳室と挟み込むように中頭蓋窩まで展開する（**11**）。脳室内をよく観察し，側副隆起（collateral eminence）を目安に海馬体部との間の無名溝（innominate sulcus）を中頭蓋窩まで切離する。側頭葉内側部分を保護しつつ，外側部分の切除を完了する（**12 13**）。

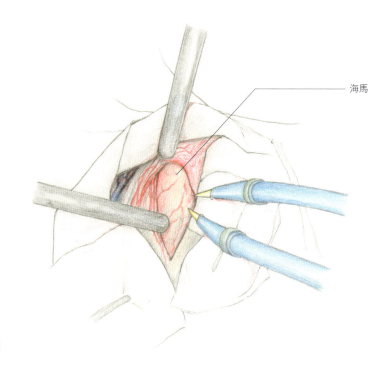

11 開頭

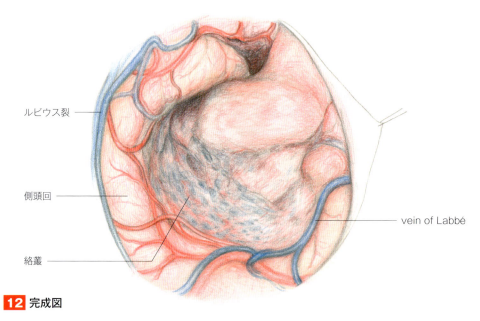

12 完成図

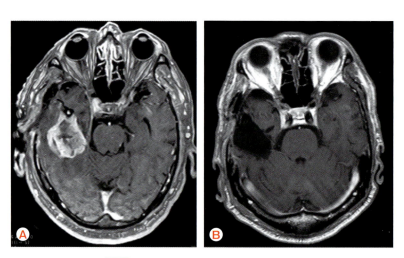

13 ［症例1］側頭葉前半部腫瘍
A：術前MRI水平断，B：術後MRI水平断

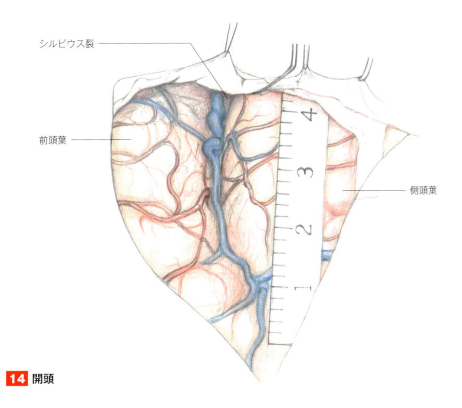

14 開頭

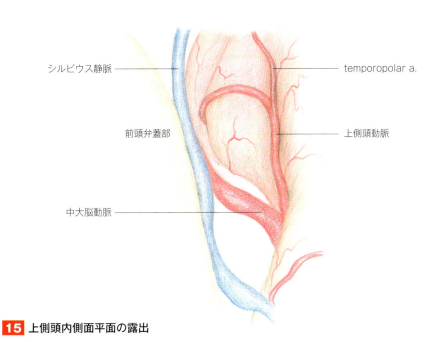

15 上側頭内側面平面の露出

上側頭回を含む側頭葉腫瘍の摘出

　シルビウス裂を開くことができるのであれば上側頭葉内側面を開き島回と側頭葉との境界を（下限 inferior limiting sulcus）最深部まで展開する（**14**）。中大脳動脈の走行を確認すると，inferior trunk, temporopolar artery, anterior temporal artery の分枝を確認できる（**15**）。切除範囲に応じて，凝固・切断する。側頭葉を開くと上側頭回内側平面（planum polare）が露出される。内側平面の中央部には前後に走る陥凹がみられる。このくぼみ（rhinal sulcus）に沿って皮質切開を置くか（**16**），または inferior limiting sulcus まで島回と側頭葉との間を展開した後に，脳溝の最深部に皮質切開を加え，脳室に到達する。後方部分の切開線は，上・中側頭動脈の還流範囲を予測し，中側

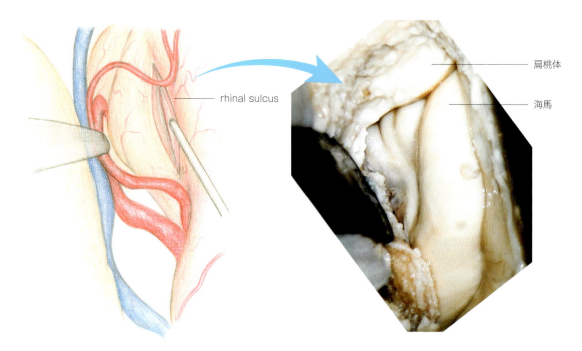

16 側頭葉内側面での皮質切開と展開後の解剖写真
写真提供：熊谷総合病院名誉院長 森野道晴先生
（写真と動画で学ぶ てんかん手術．メジカルビュー社，2013, p.10より）

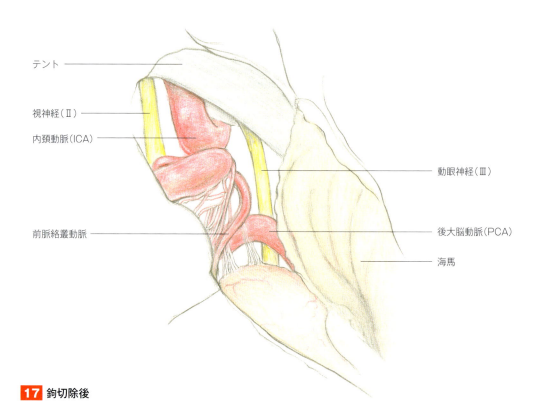

17 鉤切除後

頭動脈よりも前方に切開を設ける．上側頭溝に沿って延長線上に脳室が位置することを目安にするとよい．上側頭回の内側面と後方切開線が合流すると側脳室が広く展開され，オリエンテーションが付きやすくなる．脳室内部では丸みを帯びた青白い海馬のふくらみが底面を形成し，海馬と向かい合うように扁桃体が前上壁を形成している．腫瘍塊を上方に牽引しつつ脳室天井とシルビウス裂とを境する皮質を切開することで，内側構造を術野の深部に視認しつつ外側部分を一塊として摘除する．

次に扁桃体を含む鉤部分の摘出に移行する．前項に従い軟膜をできる限り温存しながら内側表面を走行するシルビウス静脈を剥離し，静脈還流を保つ．テントから脳底槽に張り出した鉤部分の剥離では，軟膜越しに前脈絡叢動脈や動眼神経が視認できる（**17**）．細心の注意を払いながらこ

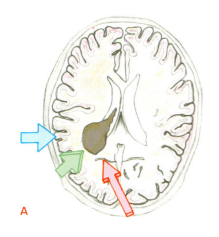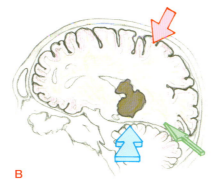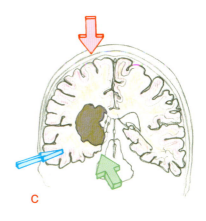

18 三角部への手術アプローチ
A：水平断面，B：矢状断面，C：冠状断面
赤矢印：経頭頂葉アプローチ
青矢印：経側頭葉アプローチ
緑矢印：経後頭葉アプローチ

れら構造に圧迫が加わらないよう軟膜を鑷子や綿片で保持しつつ慎重に軟膜下の剝離を進める．Uncal notchのあたりに前脈絡叢動脈から分枝したuncal arteryが皮質枝として流入するので，本幹に牽引が加わらぬよう凝固・切断する．海馬頭部が正常の場合には頭部の丸みの外側で鉤との境界を離断する．

　脳室内部より脈絡叢を内側にたどると脈絡裂（choroidal fissure）を観察できる．海馬の内側は海馬采となり，海馬裂へと折れ込んでくるくも膜を破らないように鈍的に海馬采を剝離する．このくも膜は海馬と海馬傍回に挟まれており，この間を海馬からの流出静脈である下脳室静脈が走行している．海馬裂を開放しつつ海馬傍回の栄養動脈と導出静脈を凝固切離する．過度な牽引による海馬への栄養動脈の引き抜きが起こらないよう凝固切断する．前脈絡叢動脈の遠位部には脳室への入口部である下脈絡点（inferior choroidal point）が確認できる．

側脳室三角部へのアプローチ

三角部腫瘍へのアプローチの概要

　側脳室三角部に発生し手術を要する疾患として，脳腫瘍では髄膜腫，脈絡乳頭腫，神経膠腫が，血管性病変では動静脈奇形，海綿状血管腫などが挙げられる．経皮質アプローチとしては経頭頂葉，経側頭葉，経後頭葉の三方向からが考えられ，術前の症状や優位半球か否かに加え，病変の発生母地，サイズ，進展方向，血流と血管の走行を考慮した手術計画が必要である．それぞれのアプローチには利点・欠点があり，術前の画像診断からの摘出計画により選択される．本項ではこの領域の腫瘍に対する手術アプローチについて解説を行う．

側脳室三角の解剖

　側脳室三角部とは側脳室体部から下角までの屈曲する部分を指す．三角部を構成する脳室壁は上壁を脳梁，内側壁は脳梁球あるいは後角球，下壁は側副隆起の後端である側副三角（collateral triangle），外壁は前方が尾状核，後方が壁板（tapetum）である．前壁内側は脳弓脚（crus of fornix），外側は視床枕（pulvinar）であり，その間に脈絡ひも（taenia）にて付着する脈絡叢が存在する．三角部腫瘍摘出にて注意を要する視放線は三角部および後角の上外側を通り鳥距溝の上方にある楔部の視覚中枢に到達する．特に網膜の下1/4に相当する線維は下角の前壁を係蹄状に迂回し（Meyer's loop），側脳室の外下方を経由し鳥距溝の下にある舌状回に至る．

三角部への手術アプローチ

　さまざまなアプローチが紹介されているが，本項では代表的で汎用性の高いアプローチを紹介する（**18**）．

● 経頭頂葉アプローチ
- **対象**：三角部より側脳室体部に進展する腫瘍で，比較的サイズの大きい腫瘍に対して広めの手術操作野を確保したい場合．
- **利点**：直視下での摘出が可能であるとともに，視放線の障害を回避できる．
- **欠点**：脈絡叢動脈などの栄養血管は腫瘍底面より流入す

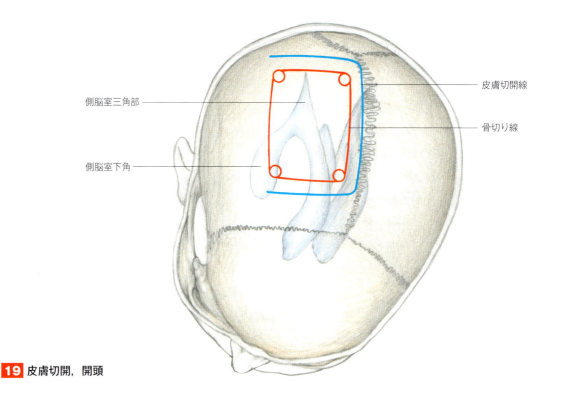

19 皮膚切開，開頭

る場合が多く，血管の処理が手術の後半になってしまう。優位半球を経由する場合，切開線が側方へ偏ると弓状束などの言語連絡線維の障害による言語障害のリスクが生じる。

● 経側頭葉アプローチ
- 対象：三角部から下角方向を占める腫瘍や，側脳室下角外側壁に進展する腫瘍に対して選択される。
- 利点：脳室までの距離が最短である。サイズの小さい腫瘍には最低限の実質損傷で摘出が可能。
- 欠点：優位半球の場合には言語機能野の存在する上・中側頭回への直接損傷を回避する必要がある。視放線の障害の可能性が高い。サイズの大きい腫瘍では選択しにくい。

● 経後頭葉アプローチ
- 対象：三角部下壁から内側壁に位置するサイズの小さい腫瘍が対象となる。
- 利点：Precuneusから進入することにより視放線の障害なく到達可能である。脳実質に加わる侵襲が少なく腫瘍に到達可能である。
- 欠点：操作野が深く狭いために，テントや大脳鎌からの架橋静脈がある場合にはアプローチが困難である。一次視覚野を越して病変に到達するため，過度な牽引では視機能損傷を誘発する。そのため視覚誘発電位（visual evoked potential：VEP）によるモニタリングが必要になる。

アプローチの実際：経頭頂葉アプローチ

● 手術適応

　頭頂葉に主座する腫瘍や視床後方のグリオーマに対して選択される。頭頂葉は前方を中心後溝，後方を頭頂後頭溝にて境される脳葉である。側脳室三角部の腫瘍に対してのアプローチは，頭頂葉皮質を経由して脳室内に到達し，脳室内腫瘍を上方から直視下で操作することになる。特に脳室内に発生したサイズの大きな髄膜腫に対し，十分な操作野を確保したい場合にはこのアプローチが選択される。ただし，これら腫瘍の多くは腫瘍の底面に走行する脈絡叢動脈にて栄養される場合が多く，流入血管の処理が摘出の後半になってしまうことが欠点である。

　非優位半球の場合には，頭頂間溝の最深部から脳室を目指すと皮質切開は実質2cm程度で到達可能である。しかし，優位半球の場合には言語機能を連絡する弓状束の走行に迫ってしまい，術後の言語障害を誘発するリスクが高まる。よって，頭頂間溝よりも正中よりに皮質切開を設けることになるため，必然的に脳室までの到達距離は長くなってしまう。また，皮質切開が頭頂葉の前方に寄ってしまうと，中心後回すなわち体性感覚野に抵触することになるため，術後の感覚障害のリスクが高くなってしまう。

● 体位と皮膚切開

　腹臥位にて頭頂葉が最上位になるように頭部を固定する。上矢状静脈洞の辺縁で静脈洞を露出しない位置で，側方は頭頂間溝を目安としてsquareな骨窓を設けるため，骨窓に準じた逆U字型の皮膚切開を設ける（**19**）。頭頂葉

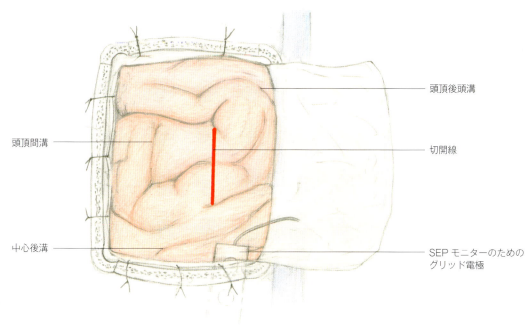

20 脳表の露出

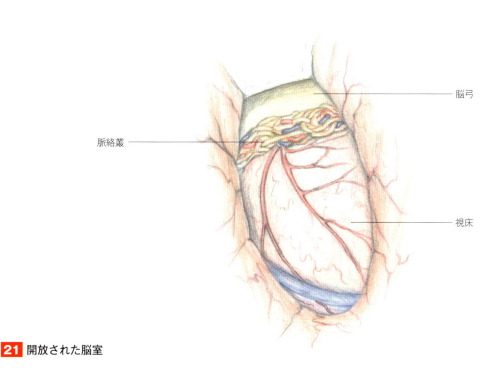

21 開放された脳室

には中心溝または中心後溝の上にvein of Trolardおよび頭頂後頭溝周囲に架橋静脈が走行する．術前の画像より，皮質切開を設ける部位を事前に検討しておく．

● 手技の実際

脳室までの到達経路が側方になりすぎないように，皮質切開を半球間裂と並行に脳室体部まで進める（**20**）．脳室に到達したら，摘出する腫瘍のサイズに応じて前後方向に切開線を広げ，摘出のための空間を確保する．側脳室三角部の腫瘍の場合には，側脳室壁との癒着がなければ腫瘍と脳室壁との間に大きめな綿片を挿入し，腫瘍の周囲を綿片で囲むように留置する．大きな腫瘍の場合には可及的に内減圧を行いつつ，腫瘍付着部を目指す．これは栄養血管の処理が後になるため，腫瘍の内減圧を行う過程で生じる出血が脳室内に流出することを防ぐためであり，かつ側脳室外側壁への不用意な侵襲を回避するためである．

視床に発生したグリオーマに対する経頭頂葉アプローチの場合には，脳室が開放されると腫大した視床が脳室に張り出している状況が確認できる（**21**）．腫瘍が大きい場合には腫大した視床の後方の表面に脳弓の走行が確認でき

Transcortical approach 37

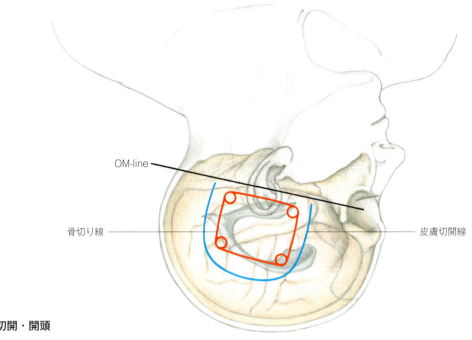

22 皮膚切開・開頭

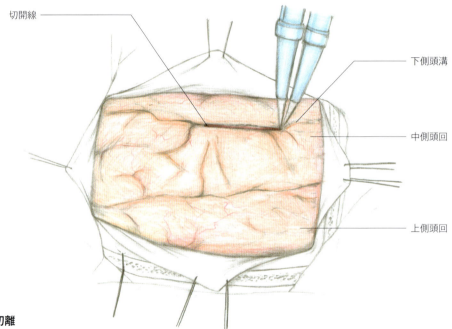

23 軟膜の凝固切離

る。摘出の操作で損傷しないように，ヘラを用いて視床から剥離しておく。この脳弓の近辺に脈絡叢が付着し，腫瘍への栄養血管となっている場合が多い。細かな流入血管を凝固・切離しておく。摘出中の腫瘍細胞の離散を予防するため，前方・後方の脳室をパックする要領で大きめな綿片を挿入したうえで腫瘍の摘出を開始する。内減圧を行いつつ腫瘍周囲と正常構造との境界を確保し摘出を進める。視床神経膠腫の場合，栄養血管は外後方の底面から流入する場合が多く，丁寧に凝固・切断を行いつつ腫瘍量を減らしていくのがコツである。

アプローチの実際：経側頭葉アプローチ

● 手術適応

視野障害がなく，小病変の場合に，最短の距離で到達できるアプローチである。優位半球の場合に，後方言語野は上および中側頭回を含む場合があること，視放線を避けることを目的とすると下側頭溝または下側頭回を経由した皮質切開が必要になる。視放線の走行が予測できるのであればこの下側に皮質切開を設けるのが賢明である。

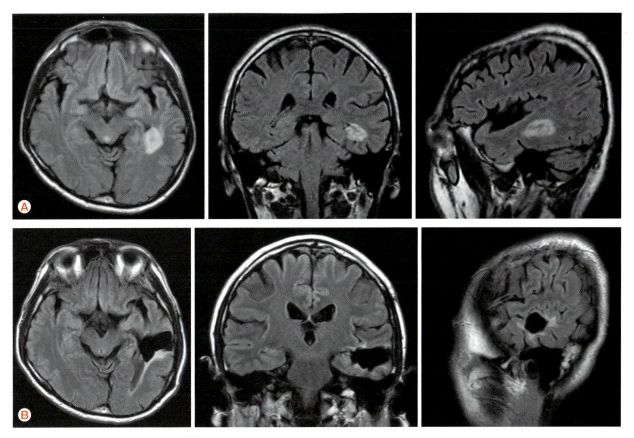

図24 ［症例2］側脳室三角部腫瘍：経側頭葉アプローチ
A：術前MRI，**B**：術後MRI
（左：水平断，中：冠状断，右：矢状断）

● 体位と開頭

仰臥位で，側頭部が水平になるよう肩枕を使用，頭部は60°対側へ傾けて固定する．皮膚切開は逆U字型に設け，骨窓は側頭葉と上縁にはシルビウス裂が露出し，皮質切開を下側頭溝におくことができるよう長方形の開窓を設ける（**22**）．

浅側頭動脈の本幹および前頭枝は損傷することなく皮弁の外側においておく．側頭筋の後方が露出することになるが，付着部および底面から切離し前方に牽引する．頬骨弓の基部の延長線上にtemporal crestがあり中頭蓋底面の指標となる．側頭骨の乳突蜂巣の発達は個人差があり，術前のCTやMRIにて確認する．術後の髄液漏や感染のリスクを回避するべく，できれば開放することなく骨窓を設けたい．

● 手技の実際

硬膜切開の後に脳表の状態，vein of Labbéの走行，脳溝の観察を行う．後方言語野は上側頭回のみならず一部中側頭回にも分布することが知られている．また，優位半球の側頭葉底面の脳回には漢字の視覚認知に関与することが知られているため，皮質の切開は必要以上に拡大してはならない．シルビウス裂を覆うくも膜を部分的に切開しつつ，側頭葉底面から中頭蓋窩を観察しつつ，緩やかに髄液を排出する．側頭葉底面には中頭蓋窩への静脈路がみられる場合があり，vein of Labbéの走行とともに静脈還流を損傷しないように注意する．側頭下面よりテント縁付近のくも膜を切開できれば，十分に髄液が抜けることで側頭葉の可動性が広がり，後の操作が楽になる．

術前画像およびナビゲーションを用い，視放線の損傷が最小限で側脳室に到達可能な脳溝を選択する．通常この脳溝はタイトであるが，慎重な操作にて脳溝の最深部に到達できる．脳溝最深部に皮質切開を設けると最短の距離で側脳室に到達可能である（**23**）．この経路を用いると視放線は皮質切開経路よりも上方に走行することになり，視野障害なく側脳室に到達することができる（**24**）．

アプローチの実際：経後頭葉アプローチ

● 手術適応

本法は，Yaşargilらがparieto-occipital interhemispheric parasplenial approachとして後頭葉下面の頭頂後頭溝の前方のprecuneusを切開し三角部底面に到達する方法として紹介している．本法は皮質の損傷は最低限で脳室内三角部に到達することが可能なアプローチである．ただし，解剖学的に術中のオリエンテーションがつきにくいこと，上矢状静脈洞や横静脈洞からの架橋静脈がある場合に大脳半球間裂を十分展開できないために，手術の難易度が高くなっ

Transcortical approach

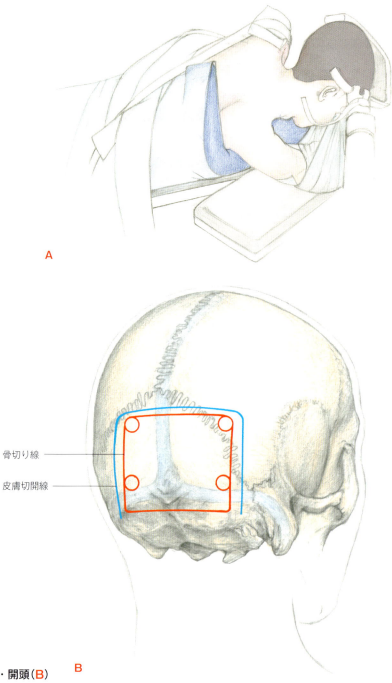

25 体位（A）と皮膚切開・開頭（B）

てしまうこと，脳を牽引する部位が一次視覚野となってしまうため血流障害や直接の損傷が起こる可能性があること，などの欠点がある。また，経由する皮質切開を広くとることができないために，三角部よりも外側に進展する腫瘍に対しては適さない。

● 体位と皮膚切開

体位は，腹臥位（**25A**）または患側を下にするlateral-semiprone positionをとる。患側を下にすることで自重で半球間裂が開くようになる。頸部を背屈させ顎を挙上するようにし，術者は背側に立ち顕微鏡は肩越しに前方に向か

う。皮膚切開は逆U字型を用いる（**25B**）。患側の大脳半球間裂およびテント上面を経由するため，対側には約2横指，同側に4横指程度，confluenceが露出され横静脈洞の上縁が骨窓内に露出できるような骨窓を設ける。

● 手技の実際

硬膜は上矢状静脈洞と横静脈洞に向かって切開・反転する。架橋静脈はほとんどないことが多いが，ときにテント上面から後頭葉に向かう静脈が存在する場合があるので脳を圧排する前に注意深く観察を行う。大脳半球間裂のくも膜を切開しつつ奥に進むと大脳鎌，テント，直静脈洞が確

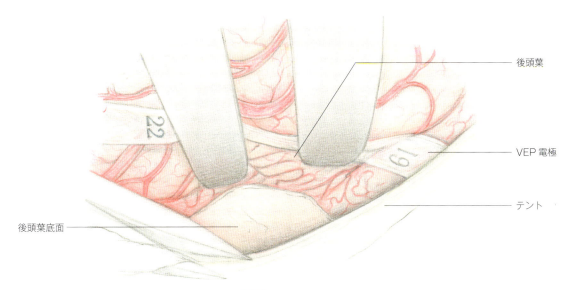

26 VEP電極の挿入

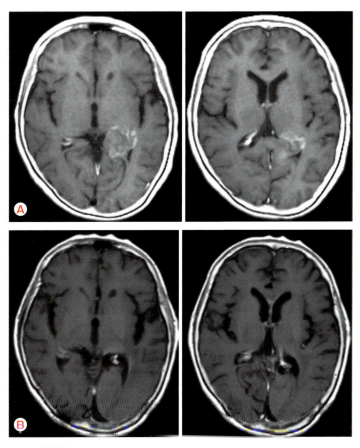

27 ［症例3］側脳室三角部腫瘍：経後頭葉アプローチ
A：術前MRI水平断，B：術後MRI水平断

認できる。一次視覚野の領域に電極を留置しVEPのモニターを行い，この電極を留置した状態で脳へらをセットする（**26**）。くも膜を除去しつつ操作を進めていくと，次第に髄液が流出し脳が沈むことになる。よって，脳へらは後頭葉を圧排するのではなく，元の位置にとどまるように複数を用いてセットするのがコツである。後頭極から後頭葉底面を前方に観察し，頭頂後頭溝の走行を確認する。側脳室三角部に至るためには，頭頂後頭溝のすぐ前方のprecuneusに皮質切開を加え，約1.5～2cmで側脳室三角部に到達する（**27**）。

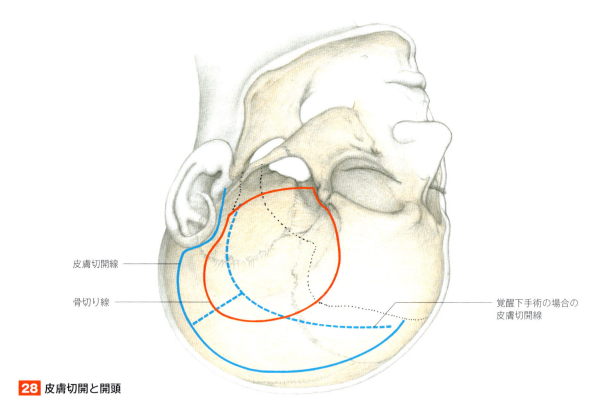

28 皮膚切開と開頭

島回腫瘍への経皮質アプローチ

　島回は上面，下面を弁蓋部に覆われた部分であり，ここに発生する腫瘍は主に神経膠腫である。サイズが小さい場合には島回内に限局するが，大きくなると側頭幹を介して鉤および側頭葉内側部に，前頭葉峡部を経由して前頭弁蓋部へと進展する。島回に限定する場合にはシルビウス裂を開放し，島回表面からのアプローチになる。前頭葉や側頭葉弁蓋部に進展する場合には，先に弁蓋部の腫瘍を摘出することにより島回が露出されることになるので，いわゆるtwo-step surgeryとして摘出を計画する。頻度として鉤線維を介して側頭葉に進展することが多く，側頭葉内側部の腫瘍を摘出することによりワーキングスペースが広がり，島回部分の摘出が容易になる。腫瘍が優位半球であれば覚醒下で弁蓋部に主座する言語機能をモニターしつつ摘出を行う場合もある。

体位，頭位

　上体を約30°挙上したsupine positionで静脈還流圧を下げることを目的とした，いわゆるsniffing positionとする。頭部は30～60°対側に回旋させ，顎を挙上した状態でピン固定を行う。

皮膚切開，開頭

　全身麻酔の場合にはpterional approachに準じた耳介前方頬骨弓基部から前頭部正中に至る弧状の皮膚切開が一般的である（**28**）。覚醒下での摘出を行う場合にはfalconer型の皮膚切開を行うと翻転した皮弁で視野を遮ってしまうため，弧状切開に直交する後方に向かう皮膚切開を加える施設もある。

　言語機能マッピングを行うのであれば下前頭回表面を露出する必要があり，島回の上限を境するsuperior limiting sulcusまでの操作ができるよう，骨窓は側頭線（linea temporalis）の位置まで広げる。長軸をシルビウス裂として前頭葉側は側頭線まで，側頭葉側はシルビウス裂と並行に2横指程度は確保したい。

島回に限局する腫瘍の摘出

　硬膜を切開したら，シルビウス静脈の走行を確認する。シルビウス静脈を損傷しないように走行に応じて前頭または側頭側に寄せ，シルビウス裂を展開する。IC cisternからの近位側のくも膜を切開し，髄液を吸引し内頸動脈周囲を観察する。内頸動脈分岐部から中大脳動脈M1・M2 portionまでを追いながら徐々にシルビウス裂を開放

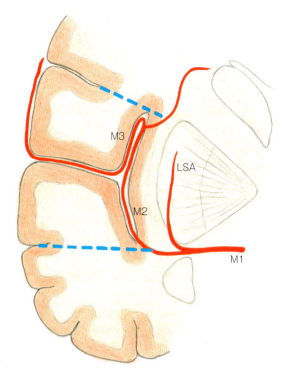

29 シルビウス裂の展開
M1～3：中大脳動脈
LSA：レンズ核線条体動脈
青破線：弁蓋部切除の場合の切開線。

する。側頭葉と島回の境界を展開し下限（inferior limiting sulcus）まで到達する。島回表面を走行する中大脳動脈M2 portionをたどりつつ，前頭弁蓋と島回との境界を慎重に展開する（29）。

島回表面を走行する中大脳動脈に対し，島回への栄養枝を丁寧に凝固・切断しつつ，中大脳動脈を島回表面より遊離する。中大脳動脈の分枝・走行はバリエーションが多く，上方または下方に移動することで島回切除をどの方向から行うかを検討する。下限または上限より島回腫瘍と底部の正常脳との境界を慎重に吸引・切開を行う。島回腫瘍の底面は基底核最外側の前障部分で境界面を形成することが多い。特に前方底部ではレンズ核線条体核動脈（lenticulostriate arteries：LSA）が境界付近を走行するため，最深の注意を要する。LSAよりも手前に伴走するレンズ核線条体核静脈（lenticulostriate veins：LSV）が現れる。この静脈を目安に境界面を形成すると，LSAをむき出しにせずに境界を後方に進めることが可能となる。島回後方では走行する中大脳動脈M2-M3移行部より上限付近で前頭葉への皮髄枝が分枝する。この枝は島回の後方では深部白質の放線冠領域を栄養する場合が多く，むやみに凝固切開を加えてはならない。

島回を越えて前頭または側頭に進展する腫瘍に対するアプローチ

腫瘍が非優位半球に主座する場合には，摘出操作を容易にするため弁蓋部の除去を行い，上限および下限の最深部までを直視下におくことができる（29 30）。優位半球の場合には，前頭弁蓋は温存する必要があるため，術者は側頭葉側からや肩越しに見上げながら上方境界を剥離を進めることになる。側頭葉に進展する場合には先に側頭弁蓋の腫瘍を切離することで島回の下方にワーキングスペースができるため，島回下方からの操作が容易になる（30）。この場合シルビウス裂内から側頭葉に分枝するtemporopolar artery，anterior temporal arteryを事前に切離しておく。腫瘍の下方にスペースができるため，特に中大脳動脈を遊離し島回の腫瘍は下方に牽引しながら底面，上面との境界を形成するように腫瘍を摘出する。

この領域の腫瘍は，周囲を重要な機能野に囲まれるために，優位半球の場合には機能障害を出さないことに注意を払う必要がある。経験値を要する部位でもあるため，知識と経験を要する部位である。

（丸山隆志，村垣善浩）

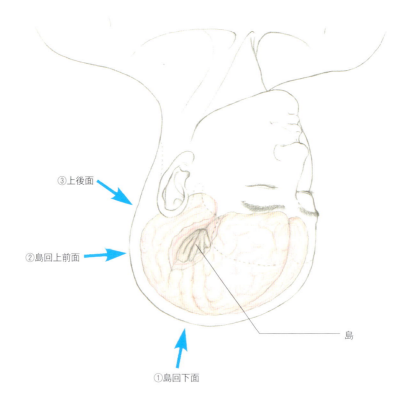

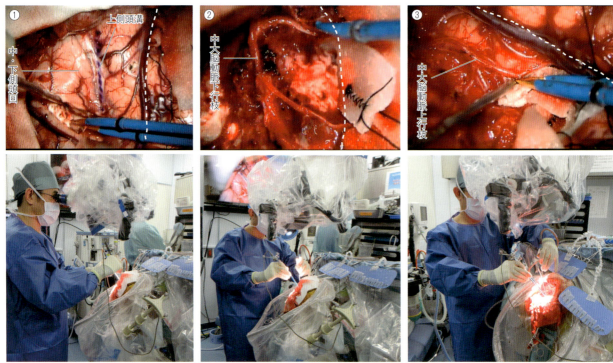

30 術者の立ち位置（①〜③）と術野の関係
①通常の立ち位置。シルビウス裂の開放，側頭葉切除を行う。
②側頭葉切除後のスペースを利用し島回の下半分への操作のため，側方の立ち位置に移動。
③島回上方から後上方の操作。前頭・頭頂弁蓋の圧排を最低限にするため，患者の肩越しから見上げる位置に移動。
破線：シルビウス裂

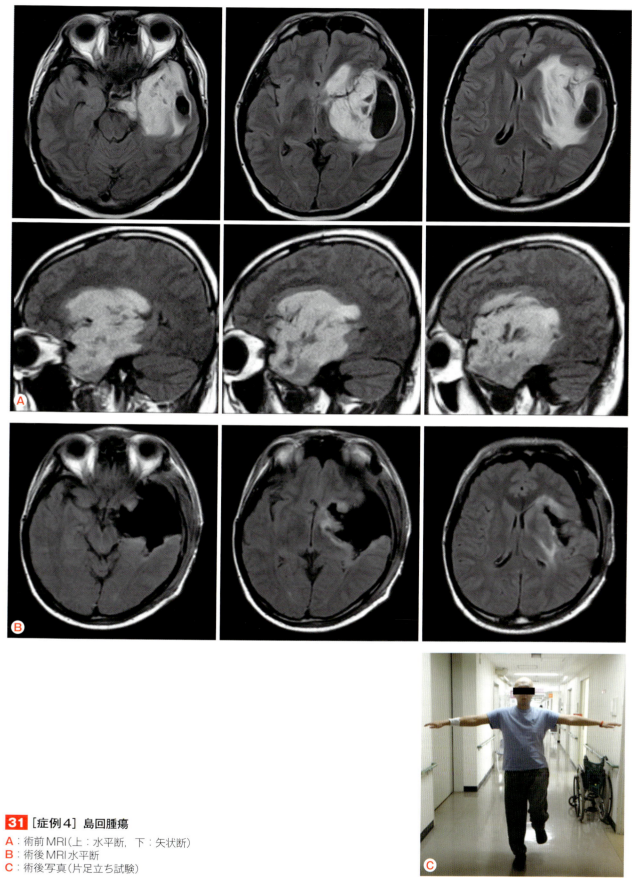

31 [症例4] 島回腫瘍
A：術前MRI（上：水平断，下：矢状断）
B：術後MRI水平断
C：術後写真（片足立ち試験）

II

テント下病変

II テント下病変

松果体と第三脳室後半部病変

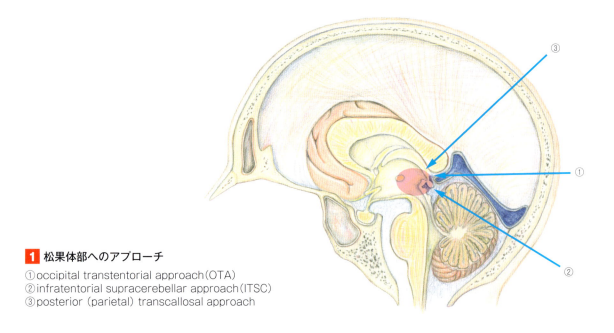

1 松果体部へのアプローチ
①occipital transtentorial approach(OTA)
②infratentorial supracerebellar approach(ITSC)
③posterior (parietal) transcallosal approach

アプローチの概要

　松果体および第三脳室後半部への手術アプローチは，①後頭葉を牽引しテント切開を行って松果体部に進入するoccipital transtentorial approach(OTA)と，②小脳テント下面と小脳の上面の間から進入するinfratentorial supracerebellar approach(ITSC)が代表的なものである（ **1** ）。OTAでは，腫瘍が第三脳室前上方に張り出していたり脳梁が腫瘍の後方に覆いかぶさったりしている場合には，脳梁切開を行いposterior transcallosal approachを併用し摘出することが可能である。このため，比較的大きな腫瘍に関しては前者が好んで用いられる。これに対して，ITSCは，解剖学的なオリエンテーションがつきやすく，重要な深部静脈系の下方からアプローチできるという利点がある。本項では，この部の解剖およびそれぞれの手術法の適応を示した後に，各々の手術法について述べる。

アプローチに必要な正常解剖

　手術で観察される重要構造物の解剖を述べるが，方向については手術を想定しているため発生学的な記述でなく，頭側を上方，腹側を前方として表している。

● 松果体を中心とする解剖学的構造物

　松果体部を外表から観察すると，松果体の下方は後交連であり，その下に上丘が続く。下丘の下縁より滑車神経(IV)が起始している。外側は，Habenular comissureが視床枕へとつながる。上方は中間帆(velum interpositum)であり，その内部を内大脳静脈(internal cerebral vein：ICV)が走行し，さらに上方が脳梁膨大部となる。一方，松果体部より第三脳室内に入ると下方には同じく後交連が存在し，中脳水道，中脳被蓋が観察される。さらに前方ではモンロー孔などの第三脳室前半部に到達する。上方は第三脳室内脈絡叢であり，その上方がvelum interpositumである。側方は両側視床の後半部である。

● 脳槽

　この部の手術で主な術野となるのは四丘体槽であり，迂回槽，後脳梁周囲槽，velum interpositumがこれとつながっている[1]。

● 静脈

　特にガレン大静脈(great vein of Galen)周囲および後頭葉，小脳の静脈解剖の理解はきわめて重要である。架橋静脈については，後頭葉では上矢状静脈洞(superior sagittal sinus)に流入するものは少なく，左右ともに存在する場合はまれで，ほぼすべての症例でOTAが左右どちらかから

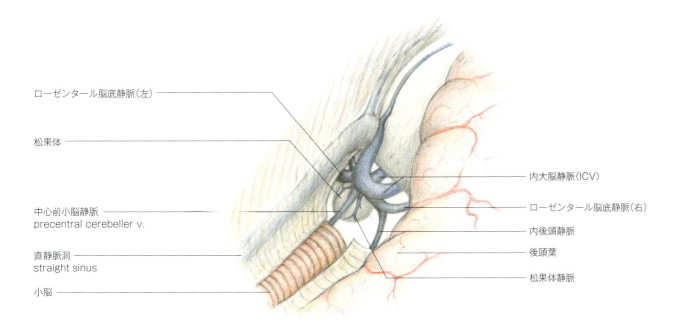

2 Occipital transtentorial approach(OTA)にて観察される静脈群

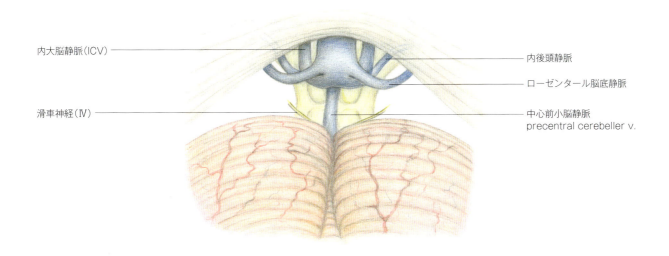

3 Infratentorial supracerebeller approach(ITSC)での静脈群

可能である．小脳テント外側では，後頭葉下面で横静脈洞(transverse sinus)やtentorial sinusに流入する架橋静脈(bridging vein)が存在し，これを損傷すると，後頭葉に梗塞を生ずる危険性がある．同様に，小脳上面からも小脳テントに架橋静脈が存在し，これはテント下からのアプローチの際に切断が必要となる．

直静脈洞(straight sinus)は小脳テントと大脳鎌よりなり，脳槽内のガレン大静脈から流入している．このガレン大静脈に流入する静脈群のうち，内大脳静脈，ローゼンタール静脈(vein of Rosenthal)が最も重要な静脈である．その他，内後頭静脈，中心前小脳静脈，松果体静脈が手術中に観察されうる静脈である．松果体静脈は腫瘍の流出静脈となっている（**2 3**）．

● **動脈**

腫瘍の栄養血管は，主に内側後脈絡叢動脈(medial posterior choroidal artery)である．後大脳動脈のテント切痕前半部より起始し，後大脳動脈とともに迂回槽を走行し，視床枕と四丘体の間を通りverum interpositumに入る．第三脳室や側脳室内の脈絡叢，四丘体，視床枕，松果体，手綱などに分枝を出している[2]が，腫瘍摘出時にこの動脈の損傷により視床梗塞をきたすことが報告されている[3]．

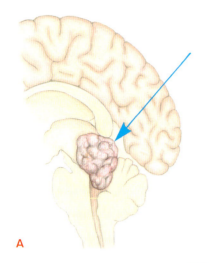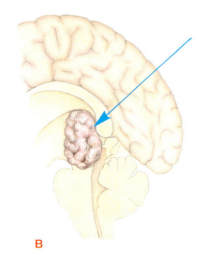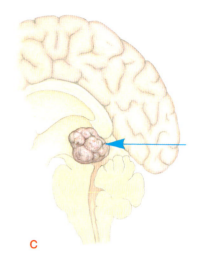

4 腫瘍の発育部位による到達方向
A：上方からのアプローチ
B：脳梁切開を行うためのアプローチ
C：通常のoccipital transtentorial approach（OCT）

適応

　松果体部および第三脳室後半部に発生する腫瘍は，胚細胞腫瘍（germ cell tumor），松果体実質性腫瘍，グリオーマである。髄膜腫が主たるものである。中脳水道閉塞による急性水頭症を伴って発症することが多い。最近では，神経内視鏡技術の発展により，急性水頭症に対して第三脳室底開窓術を行うと同時に生検を行って，組織確認がなされることが多い。このため，胚細胞腫瘍では，内視鏡的生検により診断し，直ちに放射線治療や化学療法が開始されることが多くなっている。その是非には議論のあるところであるが，特に高度悪性群の腫瘍の場合には，生検後に放射線治療と化学療法を行った後の残存腫瘍に対して，二期的に開頭による摘出が行われることも多くなっている。

　手術に際しては，腫瘍の大きさやその組織型，浸潤度などを十分に考慮して戦略を練る。これは手術中に迅速病理診断を大いに参考にする必要がある。奇形腫系統であれば基本的には全摘出を目指す。しかし腫瘍が大きく視床方向への浸潤・進展が著しい場合には，亜全摘，あるいは部分摘出に終わっても合併症をきたさないことに重きを置くこともありうる。さらにはジャーミノーマであれば，組織型が診断されれば十分とされる。

　開頭摘出に際し，OTAとITSCの2つのアプローチのどちらかにするかについて，以下にそれぞれの長所と短所を述べる。実際には，腫瘍の進展方向や大きさ，患者側の解剖学的特徴，そして術者の慣れなどを総合して評価し，各々の症例毎に考慮し決定すべきである。

● Occipital transtentorial approach（OTA）

　腫瘍が第三脳室内に進展しているような大きな腫瘍にも対応できる。四丘体と小脳の間に深く入り込んだ腫瘍の摘出も，上方からの観察が可能なため，このアプローチが有利である。第三脳室の前上方に腫瘍が進展している場合や脳梁が大きい場合に，腫瘍の確認が妨げられることがあるが，脳梁切開によるtranscallosal approachを併用することにより対処できる（4）。通常，松果体部より第三脳室内に進展していてもmassa intermediaより後方に存在する腫瘍であれば，このアプローチにて摘出可能である。

　短所としては，後頭葉損傷による同名半盲や痙攣の危険性が挙げられる。テント切開のときに，小脳テント面に大きなvenous poolを形成している場合，十分な切開ができず術野が狭くなり，また腫瘍が対側の視床に深く進展している場合は視野が確保できず摘出が困難な場合がある。

● Infratentorial supracerebellar approach（ITSC）

　松果体より第三脳室へ向けての真っ直ぐな視野となるため，解剖学的なオリエンテーションがつきやすい。座位をとることによって小脳が下に牽引され，脳を圧排することなく術野を展開することができる。

　一方，術野は限られており大きな腫瘍には対応ができず，特に小脳テントが急峻な場合は術野の展開は困難である。頭部挙上による空気塞栓のリスクがあり，術中の麻酔管理に慣れていなければならない。また，術野展開のため，小脳テントや静脈洞への架橋静脈を凝固しなければならず，それにより小脳梗塞をきたすおそれがある[4]。術者の側の肢位にも若干の負荷がかかる。

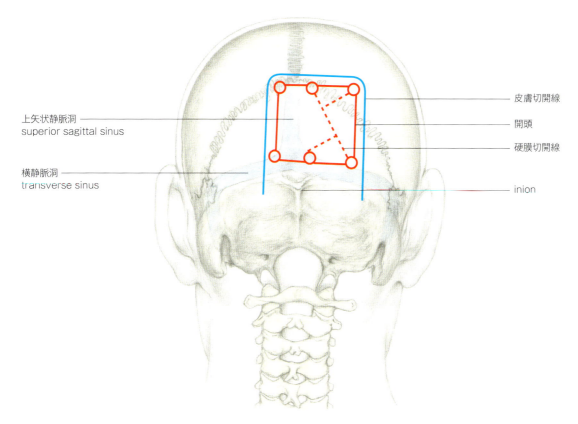

5 開頭および硬膜切開

Occipital transtentorial approach (OTA)

体位，頭位

まず，手術を始める前に，左右どちらからアプローチするか考えなければならない。検討すべき点を以下に挙げる。

1) **皮質静脈の有無**：上矢状静脈洞に流入する皮質静脈を術前にMRIの矢状断や3DCTAにて確認しておく。まれであるとはいえ，後頭極付近に太い架橋静脈が存在する場合には，そちら側の後頭葉の展開は不可能となる。
2) **上矢状静脈洞の偏位と後頭葉の発達程度**：上矢状静脈洞がどちらかに偏位している場合，静脈洞交会（torcular herophili）の発達していない側よりアプローチする。そうすることにより正中近くまで硬膜切開が可能であり，その分術野を広く展開することができる。特に視床に進展している腫瘍を摘出する場合重要となる。
3) **腫瘍の位置**：腫瘍が視床に深く進展している場合，対側からではテント切痕の陰となりblind操作となるため，同側からのアプローチが必要である。一方，腫瘍が第三脳室の前方部分に食い込んでいる場合には，同側からのアプローチでは摘出困難な場合があり，対側からのアプローチが有利である。これらのいずれも考慮する必要がなければ，通常劣位半球である右からのアプローチで行われる。

● 体位

腹臥位で，頭部は正中位とする。術中ベッドを回転させることにより脳の重力を利用し視野を広く得ることも可能であるが，いずれにせよ基本的には脳槽の開放や脳室ドレナージにて強い脳への圧排はせずに手術できる。乳幼児で頭蓋骨が菲薄な場合，馬蹄にて頭部を固定するが，目の圧迫により失明の危険性があるため，十分な注意と工夫が必要である。

皮膚切開，開頭

コの字型の皮膚切開，あるいは正中に近い直線にて行う。重要なのは，上矢状静脈洞と静脈洞交会，横静脈洞を術野に入れることである。術野の上限は架橋静脈となるが，経脳梁的な摘出を併用する場合は上方への開頭も広く行う。側方は，後頭葉を5～6cmほど牽引できる範囲を確保する。開頭時には可能な限りナビゲーションシステムを用い，静脈洞交会の位置および上矢状静脈洞の架橋静脈を確認して開頭位置を決定し，それに従い皮膚切開の範囲を決めると安心である（**5**）。

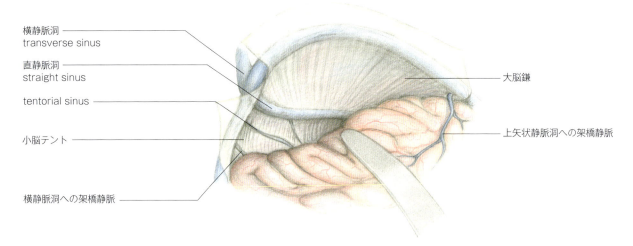

6 上矢状静脈洞および横静脈洞に流入する架橋静脈
後頭葉の挙上は，両架橋静脈(bridging vein)により制限される。

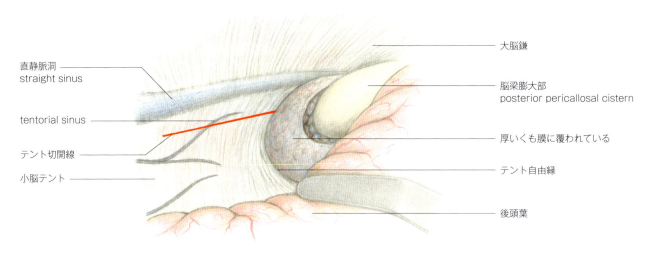

7 後頭葉の圧排とテント切開
脳室ドレナージ，あるいはposterior pericallosal cisternからの髄液排出により脳をslackにさせる。

アプローチの実際と解剖のポイント

● 硬膜切開

硬膜切開は静脈洞交会の直前まで行う。ラムダ(λ)型あるいは十字型の切開で上矢状静脈洞と横静脈洞を展開する。その後は，顕微鏡にて手術を行う。水頭症により視野の確保が難しい場合は，後角穿刺による脳室ドレナージによって髄液を排出する。水頭症のない場合は，まず大脳半球よりposterior pericallosal cistern(後傍脳梁槽)を開放し髄液を排出させることにより脳をslackにさせる。

● テント切開

後頭葉をゆっくり外側かつやや上方に牽引し，直静脈洞を確認する。上矢状静脈洞への架橋静脈に注意しながら牽引するが，同時に外側のテントや横静脈洞への架橋静脈にも注意する(6)。表面からは直静脈洞がわかりづらいことがあるが，その場合でも静脈洞交会とガレン大静脈の位置より予想できる。テント切開は，テント縁より直角フックを自由縁にかけて，モノポーラー電気メスの切開操作で切り上がる方向に行う方法と，手前のテントに穴を開けた後に自由縁に向かい切開する方法がある(7)。しばしばtentorial sinusより出血するが，ゼルフォーム®およびフィブリン糊で止血を行う。

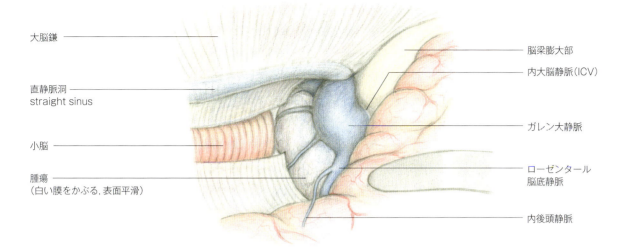

8 脳槽の展開
くも膜を広く切開し，深部静脈叢の確認に努める。

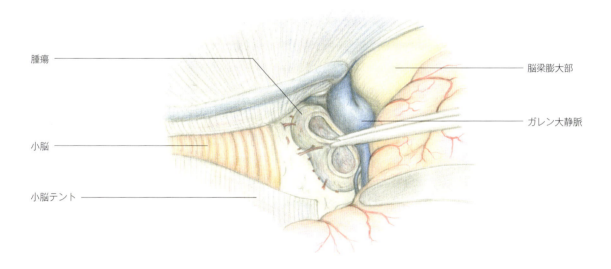

9 腫瘍の摘出
腫瘍を内減圧し，周囲との剥離を行う。

● 脳槽の展開

　テント切開を行った後に，ガレン大静脈周囲のくも膜を切離していく。ガレン大静脈は厚いくも膜に囲まれているため，脳梁あるいは小脳の自由縁を確認し，ガレン大静脈の位置を予想しながらくも膜切開を行い露出し確認する。ガレン大静脈の下のくも膜切開を行うと四丘体槽が開放され，髄液の流出をみる。この時点で，前中心小脳静脈などの静脈が確認される。この後，術野を確保するために，さらにくも膜を両側とも迂回槽まで左右十分に開放し，両側のローゼンタール静脈を確認する。腫瘍の上方は両側の内大脳静脈および脳梁膨大部である（ 8 ）。

● 腫瘍剥離手順

　腫瘍が小さい場合には，腫瘍と周囲との剥離を進めていくことができるが，ある程度の大きさの腫瘍に対しては，周囲の剥離は途中で止めて，内減圧を行う。腫瘍外側にはローゼンタール静脈が存在するため，それを損傷しないように正中に近い部分から内減圧することになるが，ときに腫瘍のdrainerである松果体静脈から勢いよく出血することがある。このとき，両側の内大脳静脈やローゼンタール静脈の確認ができていれば迷うことなく凝固できるので，腫瘍の摘出前に可能な限り周囲の剥離を行っておくことが重要である（ 9 ）。

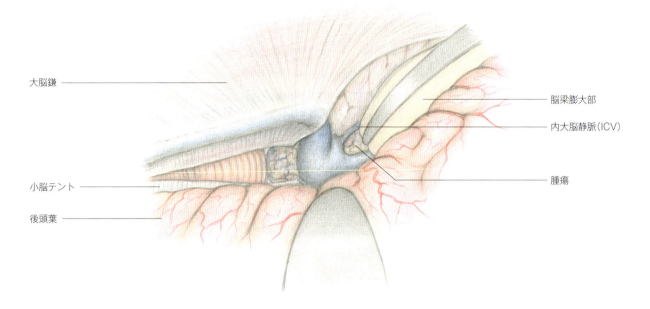

10 腫瘍上方の剥離
脳梁膨大部を挙上し，両側の内大脳静脈の間あるいは外側より腫瘍を確認する。

腫瘍からの出血は，視床外側浸潤部および中脳被蓋に近い部分に多いが，外側から流入する内側後脈絡叢動脈からの栄養血管が処理できれば抑えられる。よって，両側の迂回槽にて後大脳動脈から分岐する内側後脈絡叢動脈を確認することができれば理想的であるが，大きな腫瘍では実際には難しいことが多い。内減圧が進み周囲の構造が確認されてきたら，腫瘍下方で四丘体を同定し，腫瘍を上丘，後交連より剥離する。その前方が中脳被蓋となるが，いずれもこの部位の操作では比較的容易に眼球運動障害をきたすため，摘出に際し細心の注意が必要である。

境界が不明瞭な場合は，方向を確認しながら深部に進み，第三脳室に到達し髄液の流出を確認し第三脳室側壁を確認すると，解剖学的なオリエンテーションがつきやすくなる。腫瘍が浸潤していない第三脳室側壁を確認し，それを元に剥離を進めていくことができる。内大脳静脈へ付着している腫瘍を摘出する際，ときに腫瘍と一体化しており全摘出は危険な場合がある。見極めが必要である。

● **脳梁切開**

腫瘍が第三脳室前上方に進展している場合（**10**）は脳梁を切開する。長さ2cmまでの切開は後遺障害を残さないとされるが，脳梁膨大部に近い部で切開すると内大脳静脈の分岐部が近く左右の開きが不十分になるため，1cm程離れた部分より切開するほうが有利である。切開を進めると，8〜10mmの深さにてtela choroideaが露出する（**11**）。上下のtela choroideaにより形成されるvelum interpositum内を内大脳静脈が走行する。このように，脳梁切開した後に第三脳室に到達するためには，数層の膜様物を切開しなければならず，正中を注意深く進み内大脳静脈を損傷しないよう注意する（**12**）。第三脳室に到達すると視野が開け髄液が排出し，腫瘍と癒着していない面も同定できる。

腫瘍を摘出すると，第三脳室内の全貌が明らかとなる。

閉創の注意点

腫瘍摘出後は止血を十分に確認する。特に松果体部の内側後脈絡叢動脈からの術後出血は中脳水道閉塞による急性水頭症をきたすため注意する。術中に脳室ドレナージを挿入した場合は，術後の出血や浮腫などにより水頭症をきたした場合に対処できるため，腫瘍が全摘されていたとしても，とりあえず残しておくと安全である。

合併症予防のコツ

術後予想される合併症としては同名半盲および痙攣であるが，術後の半盲はMRIにて明らかな所見がない場合には数日にて改善することが多い。大きな腫瘍の摘出後には，ステロイドとともに，抗痙攣薬を予防的に投与しておく。

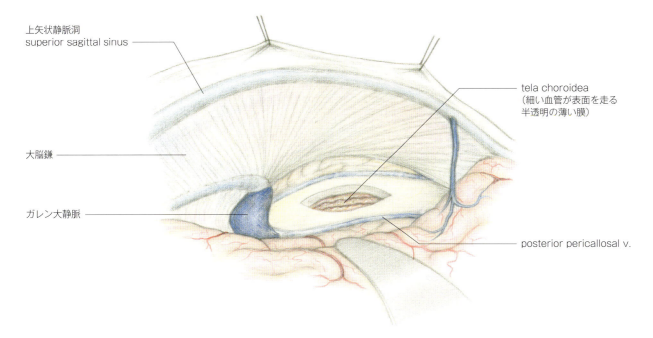

11 脳梁切開

脳梁切開を行っていくとtela choroideaが露出される。

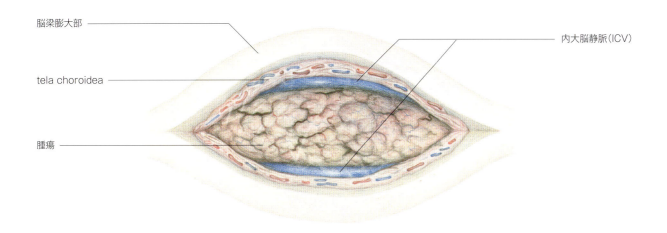

12 脳梁切開による腫瘍の摘出

脳梁，tela choroideaを正中で分け，両側の内大脳静脈を損傷しないように注意する。

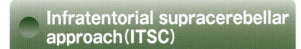

体位，頭位

座位で手術を行うが，術前に心臓の卵円孔開存の有無を超音波検査にて確認しておく。また脊柱管狭窄などの頸椎疾患を確認しておく。また，テントの傾きを，術前に矢状断MRIにて確認しておく。その他，ガレン大静脈の位置，四丘体と病変との関係を評価しておく。頭部固定に際しては，直静脈洞がなるべく水平になるように，頭部を固定する。

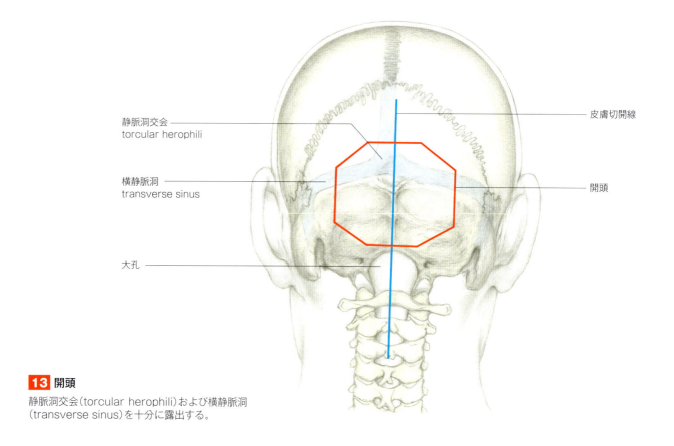

13 開頭
静脈洞交会(torcular herophili)および横静脈洞(transverse sinus)を十分に露出する。

皮膚切開，開頭

皮膚切開は外後頭隆起上方4cmより第4頸椎程までの直線切開を行う。後頭骨を露出し，上方は静脈洞交会と横静脈洞が十分に露出されるまで，下方は硬膜切開時に大槽から髄液が吸引できるように開頭する（ 13 ）。座位手術では開頭時に空気塞栓の危険性があるため，板間静脈を骨ろうで直ちに閉鎖する。硬膜切開はV字型の切開とするが，このとき後頭静脈洞からの出血に注意する。小児で著しく発達している場合があり，術前にMRIなどで評価しておく。術野を少しでも広く保つため，硬膜を上方につり上げ，静脈洞交会，横静脈洞ぎりぎりまで展開する。下方は大槽の髄液が吸引できれば，大後頭孔まで開頭しなくてよい。

アプローチの実際と解剖のポイント

大槽のくも膜を開き，髄液を吸引する。そして小脳とテントの間を進むが，途中視野の妨げとなるテントや静脈洞への架橋静脈を凝固切断する（ 14 ）。これにより，小脳は自重で下垂する。

病変に到達すると，四丘体槽の肥厚したくも膜が認められ，注意深く切開していくと腫瘍表面の中心前小脳静脈（precentral cerebeller vein），上小脳静脈が認められる。中心前小脳静脈は切断可能とされているが，良く発達している場合には，ローゼンタール静脈との間から摘出すべきとの意見もある[5]。腫瘍外側にローゼンタール静脈が存在するためまず左右に十分剥離を試みることはOTAと同様である（ 15 ）。

しかしITSCでは特に術野が狭いため，通常は内減圧が必要になる。ガレン大静脈と両側のローゼンタール静脈から注意深く腫瘍を剥離し，さらに腫瘍の上方深部で内大脳静脈との剥離を進めていくと第三脳室が開放される。栄養血管は腫瘍外側から流入する内側後脈絡叢動脈，上小脳動脈の分枝であり，摘出に際して腫瘍の側方では出血が多くなる。内減圧を行いながら直視下に腫瘍と両側の視床から剥離しながら栄養血管を処理できれば出血は減る。

腫瘍が摘出され四丘体部が明らかになると下丘の下方に上小脳動脈と滑車神経(IV)が確認され，このアプローチの下縁である。

このアプローチでは腫瘍への進行方向の先が四丘体となるため，浸潤性の腫瘍では四丘体，中脳背側の損傷に注意を要する。

閉創の注意点および合併症予防のコツ

術後，静脈性出血に注意を要する。腫瘍摘出後には，静脈圧を上げ止血を十分に確認する。その後も，静脈圧の上昇には留意し，小児で安静が保てない場合は鎮静下に術後管理を行い，翌日に抜管を行う。

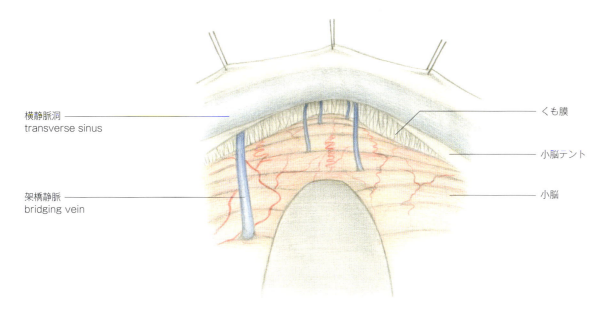

14 腫瘍へのアプローチ
小脳上面から小脳テントに流入する架橋静脈を切開する。

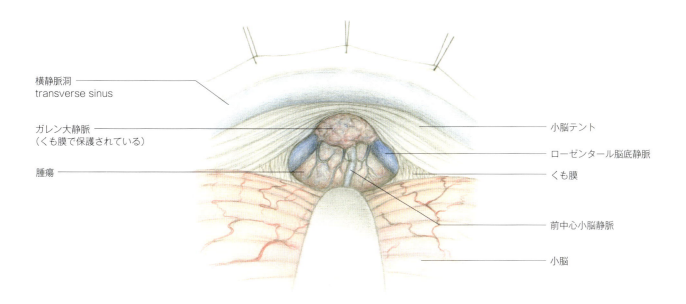

15 腫瘍の観察
小脳を下方に圧排し、四丘体槽のくも膜を切開すると、腫瘍、ローゼンタール脳底静脈、前中心小脳静脈が確認される。

まとめ

　松果体および第三脳室後半部へ到達するためには、必ず深部の重要な静脈が妨げになり、術野が狭くなる。剥離を進め術野をいかに広げられるかで、安全な摘出ができるかが決まる。術前の解剖学的特徴をよく検討し、アプローチを決定し、手術に際しては十分に脳槽を開放し正常構造物を確認し腫瘍を摘出していくことが重要である。

（鈴木智成，西川　亮）

Ⅱ テント下病変

Lateral suboccipital approach

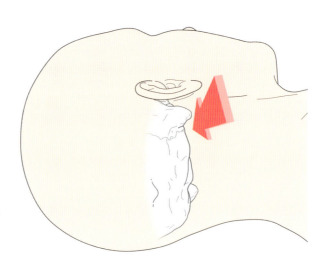

1 Lateral suboccipital approachの進入方向(右側)
乳様突起の後方から後頭蓋窩にアプローチする。

アプローチの概要

　外側後頭下開頭によるlateral suboccipital approachは，乳様突起の後方から進入し（**1**），retromastoidあるいはretrosigmoid approachとも呼称され，脳神経外科における標準的な手術アプローチの1つである。

　Lateral suboccipital approachは，後頭蓋窩疾患に対して小脳を内側へ牽引して小脳の外側から進入する方法であり，病変の大きさや疾患の種類により，開頭の大きさや位置の調節を行うことが可能である。

　また，大後頭孔の開放やmastoidectomy, transcondylar approachなどのオプションも追加することが可能であり，頭蓋底外科においても中心をなす基本的アプローチといえる。

　施設によって違いはあるが，アプローチの所用時間は，開頭に約40分～1時間，閉頭には硬膜縫合も含めて1時間～1時間30分を要するのが標準的と考えられる。

　ジャネッタ手術は通常のlateral suboccipital approachと異なる部分も多く，本稿では最後に別項としてまとめることとする。

アプローチに必要な正常解剖

　後頭筋群の理解と把握，小後頭神経（lesser occipital nerve），後頭動脈（occipital artery），椎骨動脈（vertebral artery），乳突導出静脈（mastoid emissary vein），顆導出静脈（condylar emissary vein），横静脈洞（transverse sinus），S状静脈洞（sigmoid sinus）の位置を正確に把握する必要がある（**2**）。

適応

　聴神経腫瘍（前庭神経鞘腫）を代表とする各種神経鞘腫（三叉神経鞘腫・頚静脈孔神経鞘腫・舌下神経鞘腫等），髄膜腫，類上皮腫などの小脳橋角部腫瘍や後頭蓋窩脳動脈瘤の手術，ジャネッタ手術等に適用される。

体位，頭位

　欧州では半座位が用いられることも多いが，空気塞栓の懸念や麻酔科医の不慣れなどの点から，日本や米国では側臥位（park bench position）がとられることが一般的である。ベッドは背板を約20～30°挙上し，頭位はvertexを水平ないしややdownとする。この体位により，頭部は心臓よりも挙上できるとともに，後頭蓋窩を尾側から見上げやすくなり，さらに髄液排出による頭蓋内への空気の混入を防ぐことができる（**3**）。頭部の回旋については，大きな小脳橋角部腫瘍やジャネッタ手術など，脳幹側を見る必要性が高い場合は回旋せずに頭部の正中線が床と平行となるように固定する。中ぐらいの大きさの小脳橋角部腫瘍に対しては，5°ぐらい床側に，小さい聴神経腫瘍で主として内耳道方向を見る場合は10°ぐらい床側に頭部を回旋さ

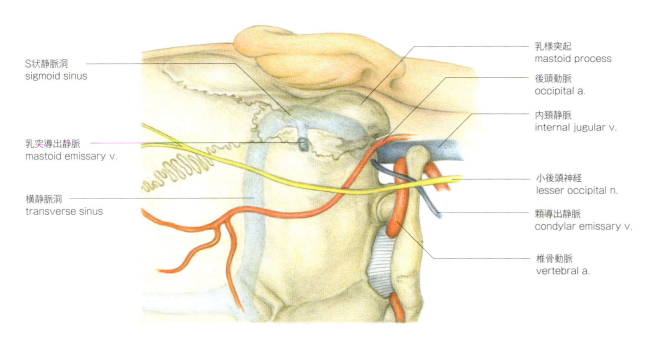

2 Lateral suboccipital approachを行ううえで把握しておくべき解剖（右側）

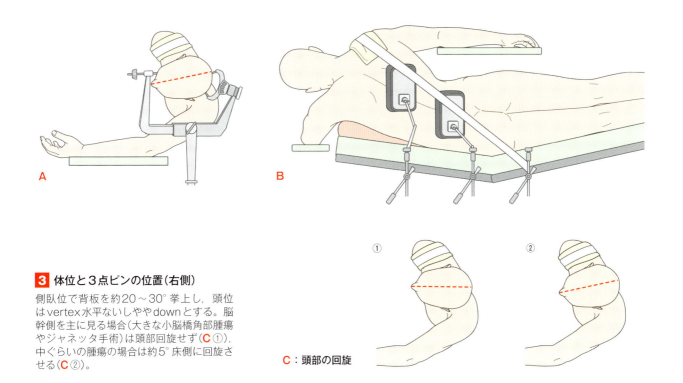

3 体位と3点ピンの位置（右側）

側臥位で背板を約20〜30°挙上し，頭位はvertex水平ないしやや downとする。脳幹側を主に見る場合（大きな小脳橋角部腫瘍やジャネッタ手術）は頭部回旋せず（**C**①），中ぐらいの腫瘍の場合は約5°床側に回旋させる（**C**②）。

C：頭部の回旋

せると手術がしやすい。また，前屈は重要ではあるが，顎の下に少なくとも1横指分は余裕で入るようにしておく。健側の腕は手台を用いると，体位をとる際に効率が上がり，実際の固定にも有用である。患側の肩はガーゼの上から布絆創膏を用いて固定しているが，強い牽引は腕神経叢から頸神経にかけての障害の原因となりうるので，引っ張

るというよりはholdする感覚が望ましい。脇の褥創予防のため，マジックベッドやテンピュールを手術台の上に敷いておくと発生頻度が激減し，発生しても軽度で治まる。麻酔は，静脈麻酔による全身麻酔（total intravenous anesthesia：TIVA）で行い，筋弛緩剤は，術中顔面神経モニタリング等に備えて麻酔導入時のみの投与とする。

Lateral suboccipital approach

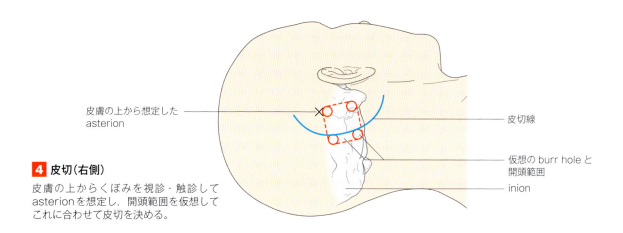

4 皮切（右側）

皮膚の上からくぼみを視診・触診してasterionを想定し，開頭範囲を仮想してこれに合わせて皮切を決める。

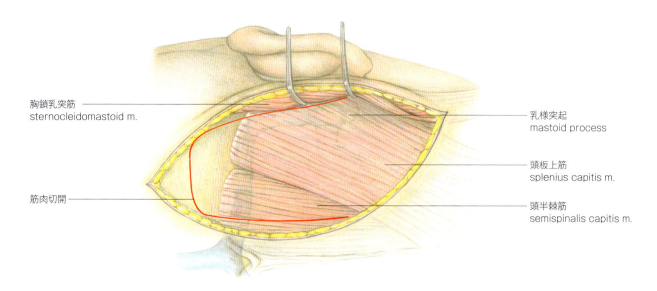

5 筋膜採取と筋肉の展開（右側）

有茎の筋膜弁の作成を行い，図のような筋肉切開をおいて，後頭下筋群を一塊として尾側に翻転すると，術野の展開が十分に行え，経験的に術後の筋萎縮も少ない。

皮膚切開，開頭

皮切には直線，弧状，S字状，馬蹄型等があり，どれも利点・欠点を有する。筆者は聴神経腫瘍の手術では弧状を好んで用いている。その理由は，内耳道を見る際に手前の皮膚が邪魔になりにくいことと，万が一，顔面神経を損傷した場合に大耳介神経の採取に移行しやすい利点があるからである。皮膚の表面からasterionを想定できるので，それを基に開頭範囲を設定し，それを参考に約10cmの皮膚切開を行っている（**4**）。

切開した皮膚をフックにて双方向に牽引して術野を展開し，上項線（superior nuchal line）の上方を逆Uの字型に切開して有茎の筋膜弁を作成して反転する（**5**）。この際に下面に存在するpericraniumは保っておくように努力する。筋肉の剥離や切開には，各筋を同定して剥離する方法や，皮膚と筋肉をまったく剥離しないで一塊として尾側に翻転する方法などが知られているが，筆者は前2者の方法を経て，現在では皮膚と筋肉を剥離したうえで後頭下筋群を一塊として尾側に翻転する方法を採用している。この方法は，経験的に術後の後頭下筋群の萎縮が生じにくく，有用と考えている。欠点としては，小後頭神経が時に犠牲になること，頭半棘筋（semispinalis capitis muscle）に筋線維方向に平行とはいえ切り込むことが挙げられる。術後の患側の後頭部・頭頂部の無感覚や違和感は半年以上経過すると軽快してくることが多い。電気メスにて乳様突起上からsuperior nuchal lineを経てsemispinalis capitis muscleにかけて逆Uの字型に切開して尾側にフックにて牽引をかけながら骨から剥離していくが，mastoid emissary veinの周囲の剥離はなるべく後にするようにしている。この工夫によって，周辺の剥離が十分になされた後でemissary veinが切断されることになり，開口部の同定が容易となるため，骨ろうの充填による止血を迅速に行える。

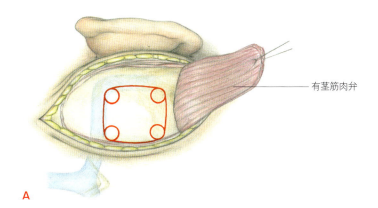
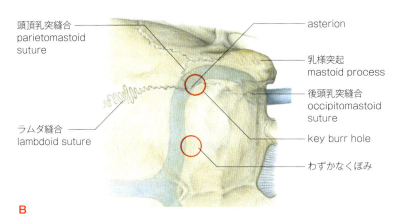
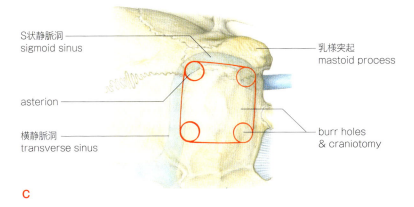

図6 かじり足しのないcraniotomyを行うためのポイント（右側）

まずasterionを同定し，asterionを上端とするburr holeをイメージし，それを半個分外側へずらしたところにkey holeとして穿頭し，内側のburr holeは上項線の直下に触れるちょっとした「くぼみ」に作成するとよい。

次に開頭に移行するが，重要なことは，術後の頭痛の原因の1つとされる，craniectomyに伴う硬膜と筋肉の癒着によって生ずる牽引痛を避けるためにcraniotomyを採用することである。さらに，骨のロスが最小限で，かじり足しがほとんどない開頭が理想的であり，それを行うためには解剖を熟知しておく必要がある。

筆者は，年間に120～150件以上の小脳橋角部腫瘍の手術を行っており，多分に経験論的な要素に基づく部分もあるが，われわれの方法を紹介する。まず，asterionを同定し，asterionを上端とするburr holeをイメージし，それを半個分外側へずらしたところにkey burr holeとして穿頭する[1]（図6B）。鋭匙で骨を除去後に肉眼所見とマイクロドプラーにて静脈洞の確認を行うが，穴の上半分が横静脈洞であれば理想的である。ほとんどのケースはこの目安で適切に穿頭できるが，個々のバリエーションがあるため，可能な限り術前に3DCTにてtransvers-sigmoid junctionとasterionの関係をみておくことが望ましい。次いで，内側のburr holeを開けるが，その目安はsuperior nuchal line直下に触れるちょっとした「くぼみ」をburr holeの中心にして行っている。このようにすると，ほとんどのケースで穴の上部に横静脈洞が肉眼的あるいはドプラー上で確認される（図6C）。尾側にもburr holeを2個穿ち，スパーテルや線鋸通しなどを用いて全周性に硬膜を十分に剥離後，エアートームにて横4cm×縦3cmほどの四角形ないし台形の開頭を行う（開頭の大きさは，症例により多少調整）。

開頭野の尾側については，十分に硬膜と骨を剥離したうえでリュールでかじり足しているが，通常は大後頭孔は開放していない。腫瘍が4～5cmクラスのようにかなり大きく後頭蓋窩内圧が高い場合には，正中近くまで開頭したうえで大後頭孔を開放して後頭蓋窩内圧を低くし，小さな硬膜切開を頭蓋頸椎移行部付近において髄液を排出させる工夫もしばしば必要となる。

小脳橋角部腫瘍の手術においては，S状静脈洞は完全に露出する必要はないものの，ドプラーで静脈血流が確認できる程度までは少なくとも近接しておく。なぜなら，脳幹側を観察する際に視野の確保に有利なだけでなく，顕微鏡の光を十分に入れることが可能となるからである。このため，しばしば乳突蜂巣（mastoid air cells）が開放されるが，開放部の空間が小さければ骨ろうを板状にしてシールし，大きければ筋肉片を挿入してから骨ろう板にて遮蔽する。

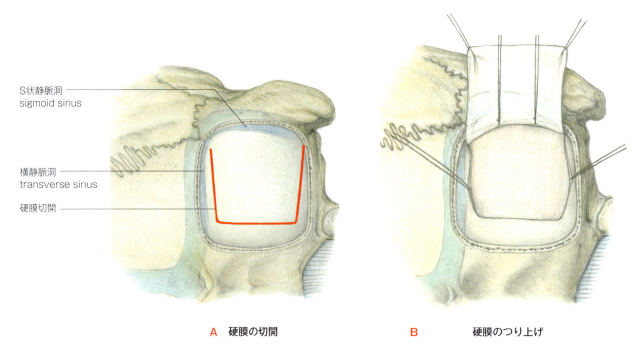

A 硬膜の切開　　**B** 硬膜のつり上げ

7 硬膜切開とつり上げ（右側）
硬膜切開は筆者はコの字状に行っている（**A**）。電気凝固は最小限にして硬膜の縮みを避ける。硬膜切開した後は硬膜のつり上げを行って術野を展開するとともに，硬膜外の血液が術野にたれ込まないようにする（**B**）。小脳は保護シートで被ってある。

アプローチの実際と解剖のポイント

硬膜切開については，十字切開，弧状切開，S状静脈洞に沿ったものなどがあるが，筆者は小脳橋角部腫瘍の手術の際にはS状静脈洞の反対側に向かうコの字状に行っている（**7A**）。このようにすると，硬膜を閉じるときに硬膜が足りなくて筋膜によって補填する際にもS状静脈洞の近くで縫合をすることが避けられ，また，後頭蓋窩内圧が高いときでもそれに対応して硬膜切開の大きさを変化させられる点や，髄液の排出をcisterna magnaから行うことも可能となる点がメリットとなる。硬膜切開した後は硬膜のつり上げを行って術野を展開するとともに，硬膜外の血液が術野にたれ込まないようにすることがポイントである（**7B**）。S状静脈洞側にはつり上げだけでなく，術野を広げるために硬膜にテンションをかけるための硬膜半層縫合を行う。術中に硬膜が乾燥すると，硬膜を閉じるときに硬膜が伸びずに足りなくなるため，コラーゲンスポンジを硬膜に巻き付けておき，水を含ませておくとほとんどの場合に筋膜補填は必要としない。髄液の排出は，lateral cerebellomedullary cisternから行うことが一般的であるが，実際には小脳を牽引して深部に到達する必要があり，大きな腫瘍がある場合などには難しいこともある。このため，当科では，cisterna magnaから髄液を排出させることをルーチンとしており，そのためには尾側への開頭のかじり足しとゆるやかな小脳尾側の牽引を要する。髄液の排出を経て小脳のテンションが下がったら，杉田の2mm幅の脳へらを用いて小脳を軽く牽引しlateral cerebellomedullary cisternに至り，改めて髄液を排出する。以下，小脳橋角部腫瘍の大部分を占める聴神経腫瘍を例として記述する（**8**）。小脳の牽引を加え，腫瘍を確認する。腫瘍を覆っているくも膜のひだをつかんで脳幹側に引き，腫瘍に切り込んで内減圧を行う。ある程度内減圧できたところで，小脳片葉（flocculus）と脈絡叢（choroid plexus）を引いて蝸牛神経と顔面神経を確認する。当科では顔面神経の持続刺激を行っており，刺激電極を顔面神経のroot exit zoneに留置する[2]。腫瘍のボリュームをある程度減らしたところで，内耳道の開放に移行する。内耳道の開放は，側頭骨CTにて計測した距離を削除し，high jugular bulbの場合を除いて，頭側・尾側に十分に余裕をもって骨削除を行い，内耳道の硬膜が180°露出するようにしている。

腫瘍を切除し終えたら，気道内圧を上げて術野に出血が起こらないことを確認する。内耳道開放部を骨ろう，ゼルフォーム®，筋肉片などを用いて髄液漏対策を十分に行い，エコーを用いて小脳内部にトラブルが起こっていないことを確認する。

閉創の注意点

硬膜は，前述のように，乾燥していなければ筋膜等の補填を必要とせずにそのまま縫合可能である。数カ所にstay

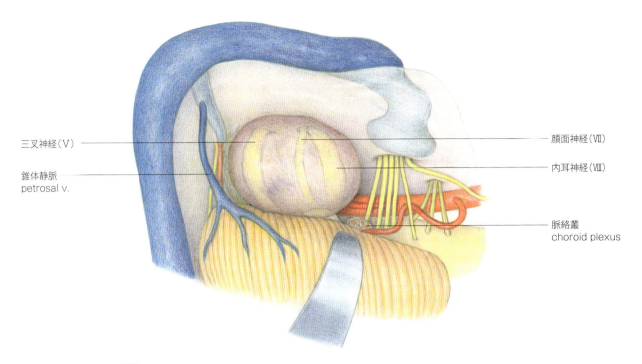

8 右聴神経腫瘍の術中所見（右側）

小脳を軽く牽引し lateral cerebellomedullary cistern から髄液を排出し，腫瘍を確認したところ。顔面神経（Ⅶ）は腫瘍の腹側（奥）を走行している。

三叉神経（Ⅴ）
錐体静脈 petrosal v.
顔面神経（Ⅶ）
内耳神経（Ⅷ）
脈絡叢 choroid plexus

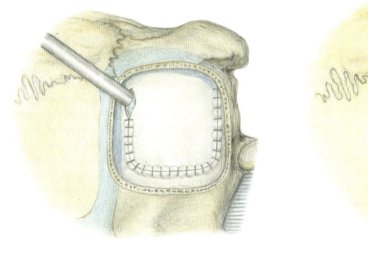
A　硬膜縫合と水入れ

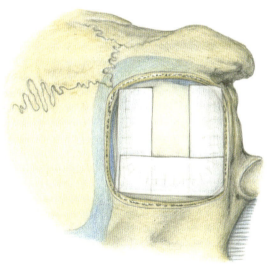
B　髄液漏対策

9 硬膜の閉創と髄液漏防止の工夫（右側）

硬膜は乾燥していなければ補填を必要とせずに連続縫合可能である。最後に頭側の穴から生理食塩水を注入し（A），フィブリン糊とゼルフォーム®で髄液漏をブロックする（B）。

suture を置いた後に，針付き4-0糸を用いて連続縫合で尾側から縫い上げ，最後に頭側の穴から生理食塩水を注入して air を追い出したうえで硬膜の縫合を終了する（9A）。気道内圧を上げて髄液が漏れないことを確認し，フィブリン糊とゼルフォーム®をその上から2〜3層重ねて髄液漏をブロックする（9B）。骨を戻して固定し，尾側に反転していた後頭下筋群を，頭側に残しておいた pericranium や後頭前頭筋後腹に縫合して圧着させることにより，髄液漏に対して硬膜と筋肉弁の2重のブロック効果を得る。ドレーンは皮下に1本留置し，陰圧による吸引は避け，出が悪い場合にはミルキングを行う。

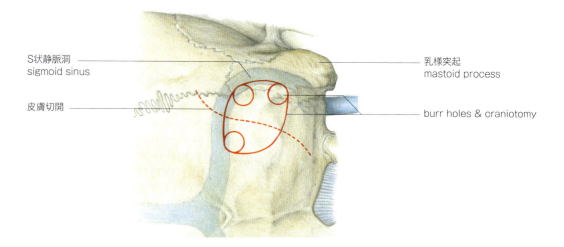

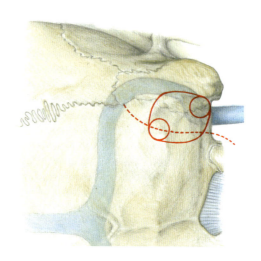

10 ジャネッタ手術の場合の皮切と開頭（右側）

A：三叉神経痛の場合。開頭野はtransverse-sigmoid junctionを露出する頭側の開頭となる。皮切は開頭野の直上となる。
B：顔面けいれんの場合。開頭野は尾側に位置し，筋肉が土手状に盛り上がらないよう，頭板状筋（splenius capitis m.）の筋線維の方向に沿って筋肉を切開して開頭範囲を露出している。

合併症予防のコツ

　このアプローチの合併症としては，椎骨動脈損傷・S状静脈洞の損傷・髄液漏などが挙げられる。

　椎骨動脈を損傷しないためには，下項線（inferior nuchal line）を越えたら，電気メスの使用は控え，ラスパトリウム等にて後頭骨から筋群を剥離し，頭蓋頸椎移行部が近づいたところで，L字型のケリー等を用いて第一頸椎後弓に平行に差し込んで剥離して結合組織を切開すると，椎骨動脈の損傷は容易に回避できる。

　S状静脈洞の損傷は，burr hole作成時や，剥離が不十分であるのに外側に骨切開が偏りすぎた場合に生じうる合併症である。その場合には，あわてずに大きめの綿花を当てがい，その上から骨ろうで圧迫してとりあえずの止血を得たのち，すばやく顕微鏡を導入する。出血点を確認し，ピンホールあるいはmastoid emissary veinの根元の出血であれば電気凝固，3mm未満の穴であれば6-0あるいは7-0の針つきナイロン糸で連続縫合，それ以上の大きさの穴の場合には，saphenous veinによるpatchや穴以上の大きさに切った心膜用GORE-TEX®シートをフィブリン糊で作成した膜の中心に位置させてS状静脈洞にかぶせるようにすると10秒程度で止血され，長期の開存が確認されている。いずれの状況でも，出血をおそれるあまり頭部を挙上させすぎて空気塞栓（air embolism）を起こさない配慮が必要で，むしろ，多少出血している状況で処置を行うほうが安全という考え方をして冷静に対処するべきであろう。

　髄液漏対策については，「閉創の注意点」の項で前述した。また，深刻なトラブルの1つである小脳腫脹については，

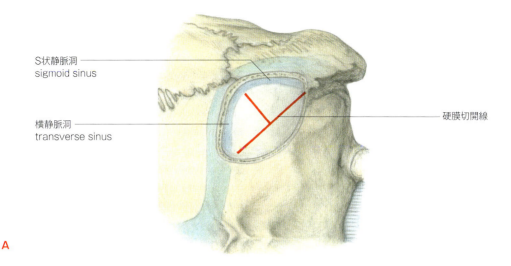

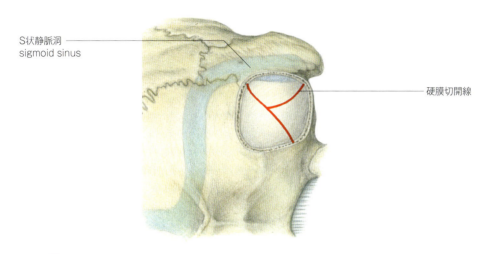

11 ジャネッタ手術の場合の硬膜切開（右側）
三叉神経痛の場合には硬膜切開はT字状（**A**），顔面けいれんではラムダ（λ）状に行っている（**B**）。ともに通常筋膜を用いて硬膜形成を行っている。

予防が重要であり，錐体静脈（petrosal vein）を温存することは当然のことであるが，当科では小脳の牽引には注意を払っており，7分牽引したら1分休むということをルーチーン化している。

ジャネッタ手術

ジャネッタ手術の場合には，開頭は小さいため，**10**のような小さな皮切を採用している。皮切の直下で，頭板上筋（splenius capitis muscle）の筋線維の方向に沿って筋肉を切開して開頭範囲を露出している。頭板状筋を温存して乳様突起から外して内側に剝離すると，皮膚切開が大きくなり，また，手前に筋組織のボリュームがあり，術野が深くなるために前記のような方法を用いている。Burr holeを2つないし3つ穿ち，**10**のように骨弁を外し，硬膜切開は三叉神経痛（trigeminal neuralgia：TGN）ではT字，顔面痙攣（hemifacial spasm：HFS）ではラムダ状に行っている（**11**）。硬膜閉鎖は通常筋膜を用い，髄液漏のないところまで硬膜を縫合し，フィブリン糊とゼルフォーム®をその上から重ねる。最後に骨弁を戻し，チタンプレートを用いて固定している。

（河野道宏）

II テント下病変

第四脳室・脳幹への midline approach

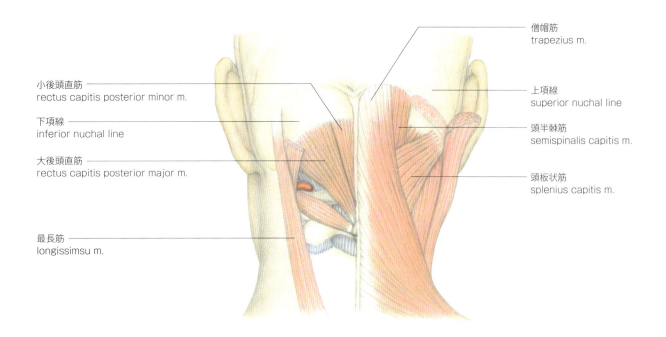

1 後頭部の筋群

アプローチの概要

　第四脳室・脳幹へのmidline approachは，小脳背側面や脳幹後面，第四脳室にアプローチする方法である。また，第四脳室を経由して，脳幹内部に進入することもできる。第四脳室を露出する際に有用な手技として，小脳延髄裂（cerebellomedullary fissure：CMF）を広く開放する経小脳延髄裂アプローチ（trans-cerebellomedullary fissure approach）がある。このアプローチを利用すると，小脳虫部を切開せずに第四脳室底を広く露出できる。

　脳幹に進入する際には，顔面神経丘（facial colliculus）や髄条（striae medullares），正中溝（median sulcus）がよい指標となる。顔面神経麻痺や眼球運動障害，迷走神経の反射等に備える必要がある。Safe entry zoneとしてsupra-facial triangleとinfra-facial triangleが提唱されている。

アプローチに必要な正常解剖

● 後頭部の筋群

　中心線上で後頭骨に付着する主な筋肉は，頭半棘筋（semispinalis capitis muscle）と小後頭直筋（rectus capitus posterior minor muscle）である（**1**）。上項線（superior nuchal line）と下項線（inferior nuchal line）の間に，僧帽筋（trapezius muscle）と頭半棘筋が付き，下項線と大孔の間に小後頭直筋が付いている。Midlineを少し離れると，頭半棘筋の外側に頭板状筋（splenius capitis muscle）が，小後頭直筋の外側に大後頭直筋（rectus capitis posterior major muscle）があるが，midline approachではここまで剥がすことはあまりない。

● 小脳延髄裂（CMF）の解剖[1-3]

　小脳は上中下の小脳脚（cerebellar peduncle）で脳幹に接続している。脳幹と小脳の下半分は接続がなく開いた形状になっている。小脳半球の下内側端では小脳扁桃が小脳半球に接続していて，この部分をtonsillar peduncleとよぶ。

　橋と延髄の背側で小脳扁桃の裏には脈絡膜（tela choroidea）があり，第四脳室の屋根を形成し，さらに外側ではlateral recessのroofにつながっている（**2 3**）。脈絡膜には第四脳室脈絡叢（choroid plexus）が付着しており，また脈絡ひも（teniae choroidea）で延髄の背側面に付着して

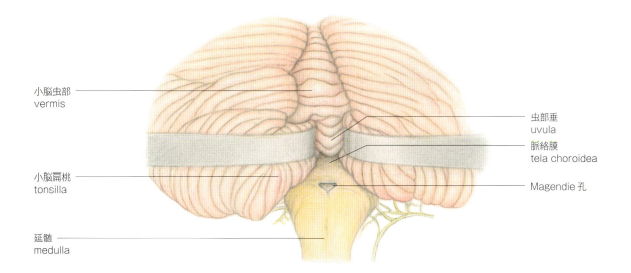

2 小脳扁桃とtela choroidea
小脳半球を後下方からみた図。左右の小脳扁桃を少し外側に引き，Magendie孔とtela choroideaを露出したところ。

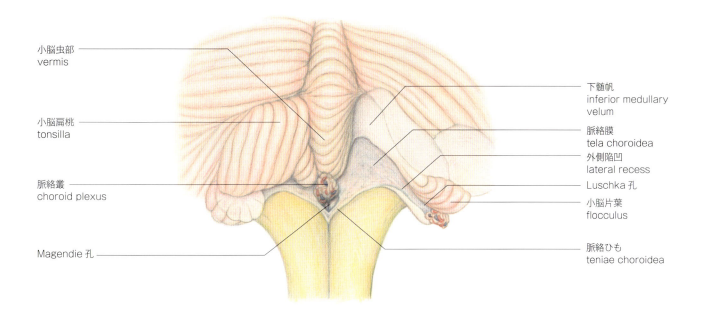

3 小脳延髄裂の解剖（1）
小脳扁桃部を後下方からみた図。右側の小脳扁桃は除去してある。

いる（**3**）。閂（obex）の近傍にある脈絡膜の穴がMagendie孔である。

　小脳延髄裂は小脳扁桃と延髄の間のスペースのことを指し，小脳扁桃の内側と外側で，uvulotonsillar spaceとmedullotonsillar spaceに分けられる（**4**）。経小脳延髄裂アプローチは，脈絡ひもを切開して，外側のmedullotonsillar spaceや，内側のuvulotonsillar spaceで小脳延髄裂を開くことにより，第四脳室をよく露出できるアプローチである。

● 第四脳室底と脳幹の解剖[3,4]

　第四脳室底は菱形窩ともよばれる（**5**）。アプローチに際しては，まず閂（obex）が容易に同定でき，小脳延髄

第四脳室・脳幹へのmidline approach **77**

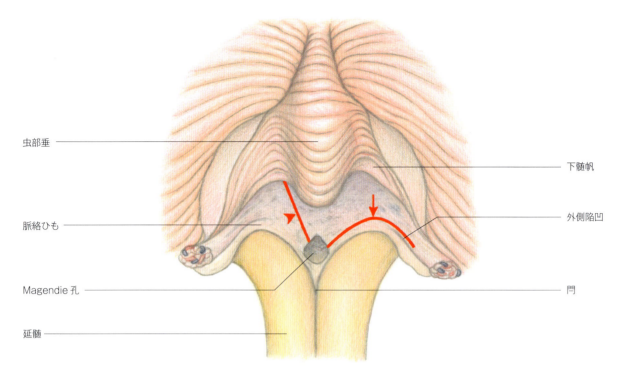

4 小脳延髄裂の解剖（2）
両側の小脳扁桃を除去し，tela choroideaと下髄帆を露出してある。Uvulotonsillar space（矢頭）とmedullotonsillar space（矢印）を示す。

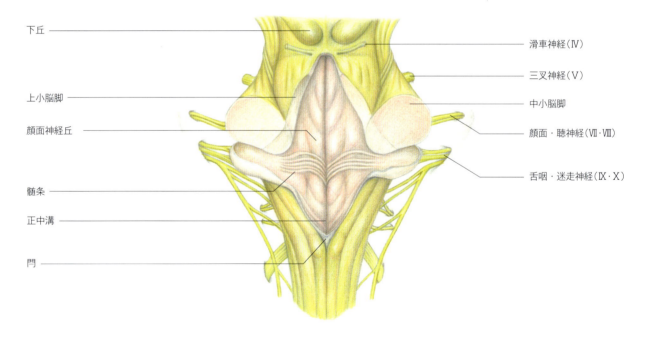

5 脳幹の背面図
小脳を除去し，第四脳室底（菱形窩）を露出したところ。

裂を開放すると，正中溝（median sulcus），髄条（striae medullares），が同定しやすい。小脳延髄裂を外側まで開放すると，外側陥凹（lateral recess）が同定される。第四脳室底で比較的視認が容易な正中溝と髄条で4分割するとわかりやすい（**6**）。髄条の頭側に顔面神経丘（facial colliculus）があり，その直下には外転神経核や顔

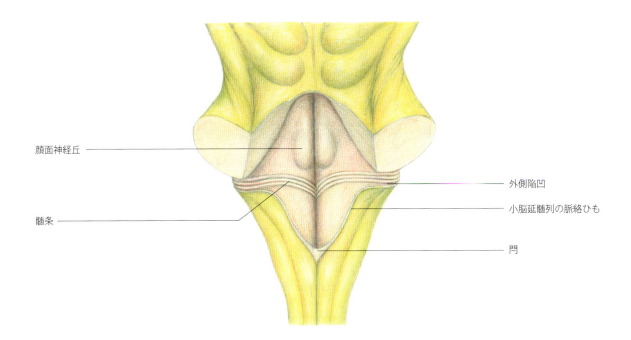

6 第四脳室底の指標
第四脳室底で比較的同定しやすい構造を示す。

面神経がある。左右の正中溝の直下には内側縦束(medial longitudinal fasciculus；MLF)があり，眼球運動に関係している。

第四脳室外側陥凹近傍はacoustic areaやvestibular areaとよばれ，その下には蝸牛神経核や前庭神経核がある。視軸の関係でこれらの部位から脳幹内に進入することはあまりない。

髄条より尾側で舌下神経三角と迷走神経三角の直下にそれぞれ舌下神経核と迷走神経背側核があり，孤束核，上・下唾液核もある。舌下神経核の障害で舌の麻痺と萎縮が起こり，迷走神経背側核への刺激で血圧低下，心拍数減少，心停止が起きる。手術の際には硫酸アトロピンなどの薬剤や心臓ペーシングなどの準備を事前に行っておく必要がある。疑核はさらに深部にあるが，軟口蓋，咽頭，喉頭，上部食道を支配する運動神経核で，障害により嚥下障害が起こる。

延髄下部では後索内浅層に楔状束核と薄束核があり，2次線維は内側毛帯路となり延髄のほぼ中央部を通り対側視床に到る。一方，外側脊髄視床路，前脊髄視床路は延髄の外側で脳幹の表面近くにあるので，延髄外側表層の障害では温痛覚障害はあるが深部知覚障害のない解離性知覚障害が起こりうる。

錐体路は，脳幹では腹側を走行しているので，背側からのアプローチで問題となる可能性は低い。

適応

本稿で扱うmidline approachで治療できる疾患は，小脳の腫瘍，第四脳室内腫瘍，脳幹の背側面の病変が対象となる。小脳実質の病変としては，毛様星細胞腫(pilocytic astrocytoma)に代表される星細胞腫群，血管芽腫(hemangioblastoma)等である。グリオーマの中でも第四脳室や髄液槽内の病変としては，髄芽腫(medulloblastoma)，脳室上衣腫(ependymoma)，脈絡叢乳頭腫(choroid plexus papilloma)，類上皮腫(epidermoid tumor)等がある。第四脳室底経由の脳幹内部の病変としては，脳幹の海綿状血管腫(cavernous malformation)，外方増殖性(exophytic)のグリオーマ，延髄の血管芽腫等が対象である。

体位，頭位[5]

体位は腹臥位(prone position)である。麻酔導入後，仰臥位の状態でピン固定をしてから腹臥位をとるとよい。この際にピン固定位置が後頭部側に寄らないよう注意する。腹臥位にしたら，頭部を十分に屈曲させ固定する。この際に，両側の後頭顆(occipital condyle)の関節面を少しずらし，大孔部とC1の間を広げ，大孔部が浅くなるように意識をもって固定するとよい(**7**)。

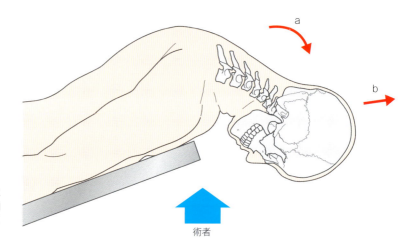

7 体位
腹臥位でベッドの頭部を挙上する。aのように頸部を屈曲させるが，このとき少しbの方向へ引き，大孔とC1の間が開きこの部分が浅くなるようにするとよい。

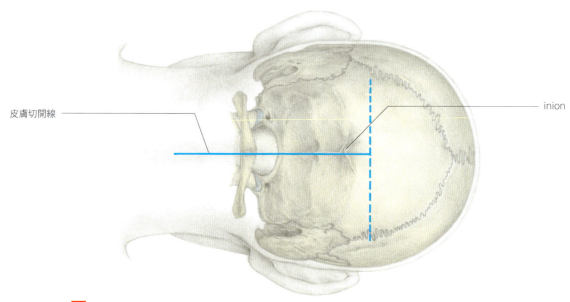

8 皮膚切開
直線状に切開する場合には，外後頭隆起（inion）の少し上方まで切開する。後頭蓋窩を広く開放する場合には，図の点線部分の切開を追加する。

　小児の場合には，頭皮や頭蓋骨が柔らかく薄いので，ピン固定に特別の配慮が必要である。小児用の特殊な三点固定装置を用いたり，特に1歳未満の症例では小児用馬蹄型head restを使用したりする。頭皮にハイドロコロイド複合膜薬（デュオアクティブ®）を貼付したうえで，その上から小児用ピンで三点固定するようにしている。また，手術時間が長いと予想される場合には褥瘡予防シートを貼り，頭部と三点固定器の間にゴムパッドやジェルパッドなどのクッションを入れておく。また，頸部は軟らかいので，固定の際に屈曲しすぎないように注意する。

　術者の位置は，患者の頭側に立つ方法と，患者の側面に立つ方法がある。患者の頭側に立つ場合には，頭部を十分に屈曲しておく必要がある。側面に立つ場合でも患者のどちらにサイドに立つかで考え方が別れる。筆者は腹臥位となった患者の右手側から手術を行うスタイルを好んでいる。左手の吸引管で場を維持しながら，右手でスクラブナースとの間で道具の交換を行いやすいからである。

皮膚切開，開頭

● 皮膚切開

　Midline suboccipital approachでの皮膚切開は，後頭部から後頸部を直線状に切開する方法と，T字型に切開する方法がある（8）。T字型に切開したほうが，開頭範囲が広く術野が浅くなるというメリットがあるが，反面切開創が大きくなる。筆者は可能な限り直線状の切開で行うようにしている。皮膚切開は，第7頸椎棘突起の少し頭側から外後頭隆起（inion）の少し上方まで直線状に切開する。後頭蓋窩のinionから頸椎C2棘突起までの間を開創するが，皮膚切開をinionや上項線（superior nuchal line）の上方まで広げることで，後頭骨への筋肉の付着部が剥がしやすくなる。また視線は患者の下方から見上げる視線になるので，

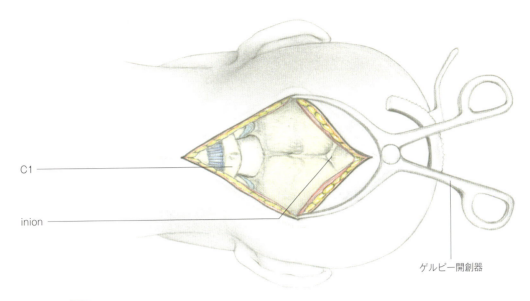

9 開創
開創器を用いて創部を開いたところの図。開創器はできるだけ少ないほうが，術野が浅くなり，手が安定する。

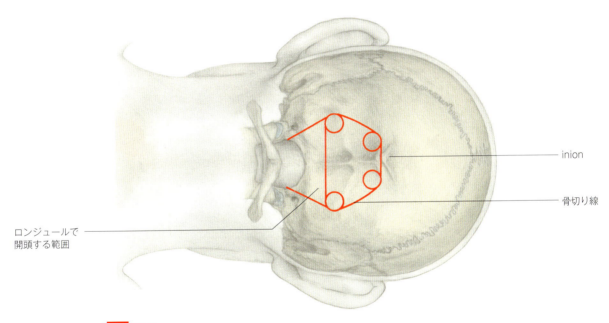

10 開頭
開頭範囲を示す。4ヵ所にburr holeを穿ち，後頭下開頭を行う。斜線部分はリューエルにて削除する。

そのことを考慮しながら皮膚切開範囲をデザインする。
　左右の頭半棘筋の間を切開し，下項線に付着している小後頭直筋を電気メスで切離した後に，小後頭直筋を骨膜ごと後頭骨から剝離する。この際に開創器を多用すると手の置き場が不安定となったり，制限されたりするので，ほとんどの場合ゲルピー開創器を1本だけ使用するようにしている(**9**)。フジタ医科器械社の曲がりの強い中型のゲルピー開創器がちょうどよい形をしている。創縁部の器具はできるだけが少ないほうが，手を360°さまざまな方向から入れやすくなるメリットがある。
　大孔周辺での剝離にはちょっとしたコツがある。大孔周辺では念のためモノポーラーの使用を控え，骨膜剝離子を用いて，小後頭直筋を骨膜ごと骨より剝離する。
　次いでC1(環椎)を露出して棘突起部の結合織を鋭的に切開した後，骨膜を剝離しておく。大孔部中央の結合織を一部ハサミを用いて鋭的に切開した後に，ガーゼを用いて左右に鈍的に結合織を剝離する。このように中央部の硬く付いた部分を切離した後に鈍的に拡大することで静脈叢を傷つけずに大孔部を広く露出することができる。

● 開頭と硬膜切開
　後頭蓋窩の骨は中心線上で厚く，これを避けて左右に穿頭する。通常4つのburr holeを開け開頭する(**10**)。後頭蓋窩の圧が高い場合には，広めに開頭をしたほうがよ

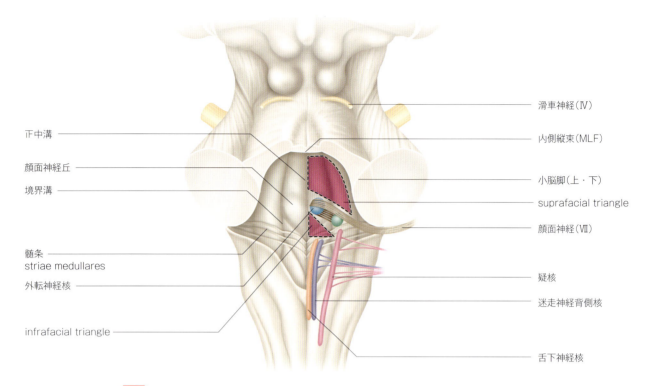

14 Suprafacial triangle と infrafacial triangle
顔面神経丘の直下には，図のように顔面神経と外転神経核がある．この部分を避けて上下にsafe entry zoneがある．

しに行くというよりは，摘出につれ盛り上がってくる腫瘍をCUSAで待ち構えて吸引していくという感覚で摘出を進めると第四脳室底へのダメージを防ぐことができる．ただし髄芽腫のdesmoplasticの部分は非常に硬いので，考慮が必要である．小児の場合には出血量も問題となるので，手早く腫瘍を摘出する必要がある．

● 脳幹と第四脳室底の手術[7,8]

出血を繰り返す海綿状血管腫などの場合には，脳幹の内部に切り込んでこれを摘出する必要がある．脳幹内部へのアプローチの原則は，病変が表面に最も近い部位で切開を加えることである．多くの重要な構造物は，病変により対側や周囲に圧排されているので，切開を最小にすることで障害を最小限に抑えることができる．Safe entry zoneよりもこちらのほうを優先したほうがよい．

第四脳室底を経由しての脳幹内部へアプローチするには，なによりも顔面神経丘を同定し，その直下の構造を温存する必要がある．顔面神経丘（facial colliculus）は正常解剖では同定しやすいが，海綿状血管腫などで脳幹が腫脹している場合には肉眼的には同定しにくい．第四脳室線条の頭側で，顔面神経の電気刺激モニタリングで反応の出る部分を同定し，ピオクタニン液でマーキングするようにしている．Safe entry zoneとしてsuprafacial triangleとinfrafacial triangleを提唱されている（**14**）．正中溝の左右の脳室上衣直下には内側縦束（MLF）があり，障害さ

れると核間性眼球運動麻痺が起こる．左右のMLFの間をsafe entry zoneとする考え方もある．

閉創の注意点

腫瘍摘出などの操作が終了したら硬膜をwatertightに縫合し，欠損部には筋膜などを当ててパッチする．骨片があればチタンプレートで固定する．ドレーンを1本置き，筋層と皮下を吸収性の縫合糸で縫合，皮膚をstaplerで固定する．後頭蓋窩は特に術後の皮下髄液貯留が起こりやすく，持続すると髄膜炎の原因となりうる．

合併症予防のコツ[9,10]

● 術中モニタリング

手術中の神経機能モニタリングとしては，聴覚脳幹反応（auditory brainstem response：ABR），体性感覚誘発電位（somatosensory evoked potential：SEP），運動誘発電位（motor evoked potential：MEP），顔面神経や下位脳神経の電気刺激が用いられる．このうちMEPについては，錐体路が脳幹の腹側面を走行していることから，後方からのアプローチの際の役割はABRやSEPに比較すると限定的である．

特に延髄病変にアプローチする際には，徐脈や心停止に備えておく必要がある．心電図モニターを監視しながら，

徐脈になれば硫酸アトロピン等を使用するが，特にobex近傍の延髄に切り込む際には体外式心臓ペースメーカーをあらかじめ設置しておいたほうがよい．腹臥位で手術テーブルもあると，万一の際の心臓マッサージが困難だからである．筆者はobex近傍の腫瘍の場合には体外式心臓ペースメーカーを挿入しておき，それ以外の場合にはシール式の電極を貼って万一に備えるようにしている．

● **術前塞栓術**

血管芽腫などの血流豊富な腫瘍では，血管内手技による術前塞栓術が試みられることがある．特に大きくsolidな腫瘍での有用性が報告されている．流入血管の塞栓術により出血を減らすことができるが，安全性に関しては議論も多く，現時点では必ずしも強く勧められる手段ではない．特に脳幹の血管芽腫の場合には，合併症が致命的になりうることも考慮されなければならない．

● **輸血の準備**

後頭蓋窩や第四脳室の腫瘍では，小児の患者も多い．出血量に配慮して，必要に応じて適宜輸血を行う必要がある．出血量が多いと予想される場合には輸血を用意しておく．特にMAPや新鮮凍結血漿ばかりでなく，血小板輸血が必要になる場合もあることに留意しておく．

● **術後管理**

小脳半球や第四脳室内腫瘍の場合には，通常の術後管理で良いが，脳幹を切開する手術の術後には，呼吸障害や嚥下障害のリスクを考え，集中治療室で数日管理をすることにしている．手術終了後抜管せずにICUに入り，翌日に出血性のトラブルがないこと確認してから，覚醒の後に抜管へと持ち込むことが多い．抜管後は咽頭・喉頭の動きを確認する．

（斉藤延人）

III 頭蓋底病変

Ⅲ 頭蓋底病変

Transbasal approach

アプローチの概要

　前頭蓋底の硬膜外，すなわち鼻腔・副鼻腔および斜台の病変に対して，両側前頭開頭を行い，前頭蓋底を経由して到達するアプローチである．術式の選択には，以下のポイントを考慮する．

・病変が良性か悪性か．一塊切除が必要か，分割切除でよいか．
　→がんや肉腫など悪性腫瘍には一塊切除再建術が必要である．嗅神経芽腫も可能であれば一塊切除が望ましい（この術式については，ここでは触れない）．脊索腫や軟骨肉腫，その他の良性腫瘍は分割切除となる．
・摘出範囲はどこまで及ぶか．特に硬膜をどこまで摘出するか，骨（頭蓋底骨，眼窩壁，眼窩縁，鼻骨，斜台など）をどこまで摘出するか．
　→腫瘍が硬膜内外に及んでいれば，硬膜は欠損となる．硬膜外の脊索腫や軟骨肉腫，その他の良性腫瘍は，基本的に硬膜外操作で摘出する．病変の進展した骨は摘出し，鼻副鼻腔病変の摘出に必要な範囲の前頭蓋底骨も削除する．
・通常の両側前頭開頭でよいか，眼窩縁・眉間部・鼻骨などを含んだ開頭または骨切りが必要か．
　→特に硬膜外病変に対しては，できるだけ下方まで術野を広げて硬膜および脳の損傷を防ぐようにする．
・前頭洞および他の副鼻腔がどの程度開放されるか．
　→病変が進展していれば副鼻腔は開放される．副鼻腔の上壁が開放したのみであれば，粘膜および自然口を温存して副鼻腔として残すことができる．副鼻腔として残すことができなければ，前頭洞は頭蓋内化し，その他の副鼻腔は大きく鼻腔と連続した開放腔とする．
・硬膜欠損を何で再建するか．
　→欠損が大きくなければ，術野で側頭筋膜を採取して再建する．大きな欠損には大腿筋膜を用いる．人工硬膜は避けるべきである．
・骨欠損に対する硬性再建が必要か．
　→通常，前頭蓋底の骨欠損には硬性再建は不要である．眼窩壁や顔面骨の大きな欠損には，眼球陥凹や顔面変形の予防のために硬性再建が必要である．
・病変の摘出後に頭蓋底をどのように再建するか．
　→骨膜弁・前頭筋骨膜弁・側頭筋骨膜弁，側頭頭頂帽状腱膜弁などの局所皮弁で再建できるか，遊離皮弁による再建が必要か．

　→前頭蓋底のみをカバーする場合には局所皮弁で再建する．前頭蓋底に加えて眼窩内側面をカバーする場合や，大きな欠損を充填する必要がある場合には，遊離皮弁を用いる．
・耳鼻科，形成外科，眼科との合同手術が必要か．
　→鼻腔内操作が必要であれば耳鼻科と合同で手術計画し，遊離皮弁が必要なときには形成外科に依頼する．

アプローチに必要な正常解剖

　頭蓋底手術を行うためには，頭蓋底部の硬膜内解剖のみでなく，頭蓋内硬膜外解剖，頭蓋外（外頭蓋底）解剖を理解する必要がある[1]．

● 硬膜外解剖

　前頭蓋底は篩板の正中部分が最も深く，左右の眼窩上壁部は高い．眼窩上壁部分は平坦ではなく，ときに骨の突起状隆起がある（ 1 ）．硬膜外操作として前頭蓋底硬膜を前方から後方に向かって骨から剥離すると，硬膜は前頭蝶形骨縫合に癒着しており，この内側部では後篩骨動脈が骨を貫いて硬膜を栄養している．さらに後方まで硬膜を剥離すると，蝶形骨縁，視神経管，蝶形骨隆起が確認される．正中部では，大脳鎌が鶏冠で左右の硬膜に分かれる．鶏冠前端部の盲孔にはまり込んだ硬膜をはずすと，鶏冠左右の硬膜も鶏冠から剥離することができる．篩板の周囲では硬膜は鼻腔粘膜に連続しており，そのまま硬膜外操作で篩板を剥離することはできない．篩板の周囲で硬膜を離断して嗅球または嗅索を切断すると，正中部分を含めて前頭蓋底全体を硬膜外に露出することができる（ 2 ）．

● 外頭蓋底解剖

　前頭蓋の外頭蓋底には，左右に眼窩と，眼窩の間に副鼻腔（前頭洞，篩骨洞，蝶形骨洞）および最正中部に鼻腔（篩板部）がある（ 3 ）．成人の副鼻腔サイズには個人差が大きい．眼窩上壁や前床突起まで副鼻腔が伸展している場合もあり，術前に骨条件のCTで副鼻腔の発達程度を確認する必要がある．

適応

　前頭蓋底の硬膜外病変，すなわち前頭蓋底から鼻腔，副鼻腔，上咽頭，斜台などの病変が良い適応である．また，

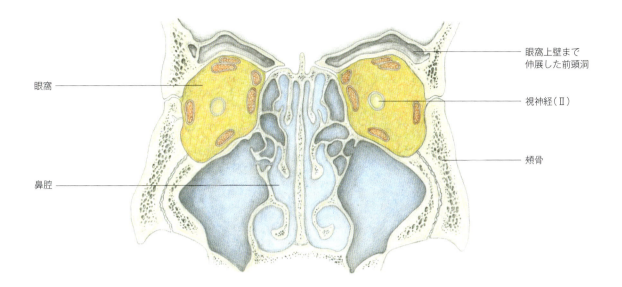

1 前頭蓋底冠状断
前頭蓋底は正中篩板部分が深く，眼窩上壁部は高い。眼窩上壁はときに骨の隆起があり平坦ではない。

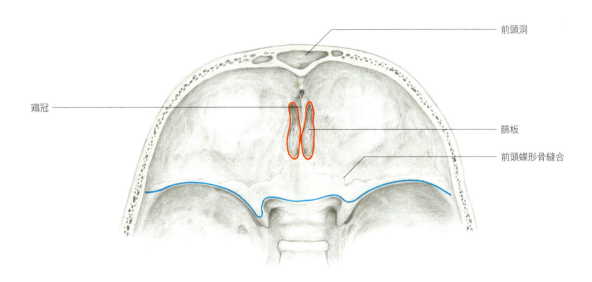

2 前頭蓋底硬膜外解剖
硬膜は前頭蝶形骨縫合に癒着しているが，さらに後方の蝶形骨縁，視神経管，蝶形骨隆起（青線部）まで剥離できる。篩板の周囲（赤線部）では硬膜は剥離できない。この部で硬膜を切断して嗅神経を犠牲にすると，前頭蓋底全体を硬膜外に露出することができる。

硬膜内病変が鼻腔・副鼻腔に進展している場合にも応用できる。

到達可能な範囲は，後方は斜台の上部から下端まで（ただし，鞍背や後床突起はトルコ鞍があるため直接確認できない），上側方は前床突起をはずして視神経管全体を開放でき海綿静脈洞内側壁から内頚動脈および外転神経まで，下外側は舌下神経管まで到達できる。

体位，頭位

腰椎ドレナージを行わなくても術野の展開に問題はない。頭蓋底の修復が不十分になる可能性がある場合には，術後の髄液漏予防のために腰椎ドレナージを行う。硬膜の補填に大腿筋膜を利用する場合や，頭蓋底再建に遊離皮弁（血管付き組織）を用いる場合，採取部位を消毒し術野として準備する。

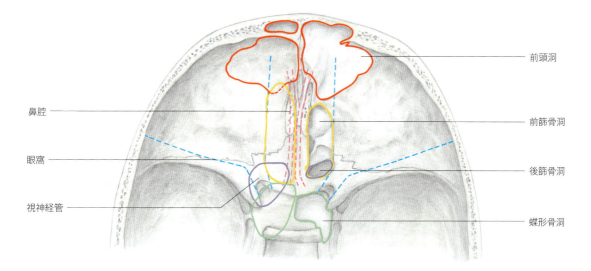

3 前頭蓋底頭蓋外解剖
外頭蓋底には，左右に眼窩と視神経管，その間に副鼻腔（前頭洞，篩骨洞，蝶形骨洞）および最正中部に鼻腔がある。

・前頭洞
・前篩骨洞
・後篩骨洞
・蝶形骨洞

鼻腔
眼窩
視神経管

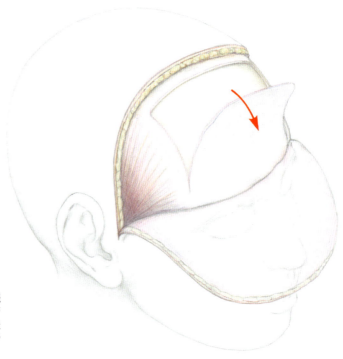

4 骨膜弁または前頭筋骨膜弁の挙上
骨膜弁では，loose areolar layerを骨膜側に残して皮弁を前頭筋の下で起こす。前頭筋骨膜弁では皮弁を前頭筋の上で剥離して翻転する。その後に，骨膜を骨からはずして骨膜弁または前頭筋骨膜弁を作成する（赤矢印）。

　体位は仰臥位で，海綿静脈洞周囲からの静脈出血が想定される場合には上半身を20〜30°挙上する。頭は正中位とするが，上方から頭蓋底を覗き込む手術では頚部をやや屈曲する。再建に用いる遊離皮弁を顔面動静脈に吻合する場合には頚部をやや進展して固定し，杉田フレームであれば頭部を対側に回旋して顔面動静脈を術野とすることができることも確認しておく。多科合同手術の場合には，各科で体位と頭位，術野を確認する。

皮膚切開，開頭

● 皮膚切開と局所皮弁

　冠状切開で皮弁を翻転し，両側前頭開頭の術野を展開する[2,3]。再建に骨膜弁を使用する場合には，帽状腱膜（前頭筋）の下，骨膜の上で皮弁を起こす。帽状腱膜と骨膜の間にある疎な結合組織（loose areolar layer）を骨膜側に残すと骨膜弁が厚くなり，微細な血管網が骨膜弁の血行温存に役立つ。骨膜上で皮弁を翻転した後に，骨膜を骨から起こ

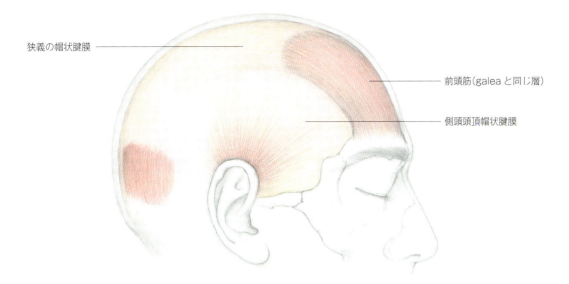

5 帽状腱膜の解剖

頭部では皮膚の下に帽状腱膜(galea)の層がある。狭義の帽状腱膜は、前は前頭筋に、後ろは後頭筋につながる。側方にも同じ層があり、側頭頭頂帽状腱膜(temporoparietal galea)とよばれる。帽状腱膜層は浅側頭動脈を表層に、顔面神経を深層に含んでいる。帽状腱膜の下には疎性結合組織(loose areolar layer)があり、その下は前頭部では骨膜、側頭部では側頭筋膜になる。

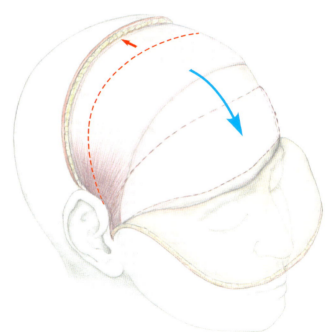

6 両側茎の側頭頭頂帽状腱膜弁

両側の浅側頭動脈を茎とする側頭頭頂帽状腱膜弁(bipedicled temporoparietal galeal flap)は、頭頂部を通る冠状切開(赤破線)の後に帽状腱膜上で皮弁を前方へ挙上し、さらに後方へも(赤矢印のように)挙上して作成する。前方は生え際までとし、生え際より前ではgalea(前頭筋)は皮弁につけて挙上すると、顔面神経の前頭側頭枝は皮弁に含まれ温存される。再建時に側頭頭頂帽状腱膜弁を骨膜および側頭筋膜からはずし、前方にずらして使用する(青矢印)。

して骨膜弁を作成する(4)。骨膜弁は生食ガーゼで覆い乾燥を防ぎ、長時間強く折り曲げないように注意する。

骨膜弁は血行が不安定であるため、大きな頭蓋底欠損には確実な血行を要する帽状腱膜を用いる[3,4]。帽状腱膜の層は、前頭部では前頭筋に移行し、側頭部ではtemporoparietal galeaとなり、眼窩上動脈、滑車上動脈、浅側頭動脈より豊富な血流を受ける(5)。前方茎の前頭筋骨膜弁を作成するときは、皮弁を前頭筋の上(毛根の下の脂肪の部分)で挙上し、皮弁を翻転した後に骨膜下で骨から前頭筋骨膜弁を挙上する(4)。前頭筋骨膜弁には十分な厚みがあり、前頭蓋底ほぼ全体を覆うことができる。ただし、術後前額のしわは寄せられなくなる。また、皮膚が薄いために開頭骨縁の陥凹が目立つ。

両側の浅側頭動脈を茎とするbipedicled temporoparietal galeal flapを用いると、さらに広く前頭蓋底を覆うことができる。このflapは、頭頂部を通る冠状切開の後に帽状腱膜上で皮弁を前方および後方へ挙上して、前額部の生え際から後方へ10〜15cmの幅で作成する(6)。

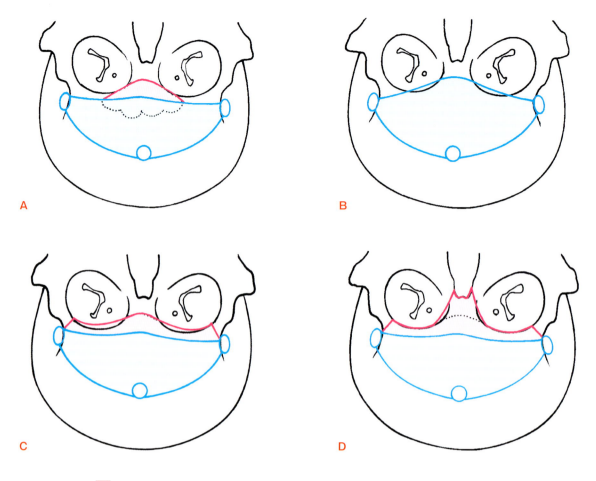

7 開頭と骨切り
両側前頭開頭して，前頭蓋底正中部を術野にするときには鼻前頭縫合まで骨切りする（**A**）。一塊で開頭することもできる（**B**）。必要に応じて眼窩縁（**C**）または鼻骨を含んで（**D**）骨切りする。

● 開頭と骨切り

　開頭は両側前頭開頭を基本とし，前頭蓋底正中部を術野にするときには鼻前頭縫合まで開頭する。また必要に応じて，眼窩縁（anterior craniofacial approachでは鼻骨まで）を追加で骨切りする（**7**）。頭蓋底部まで開頭するためには，皮弁を十分下方まで翻転する必要がある。眼窩上切痕または眼窩上孔を小ノミで開放し，眼窩上神経と動脈は前頭皮弁側に剥離して温存する。眼窩骨膜を眼窩縁および上壁から剥離する。眼窩骨膜を損傷して眼窩内脂肪が脱出しても機能的には問題ない。眼窩内から前篩骨孔を確認し，前篩骨動脈が腫瘍への流入動脈であれば凝固切断する。眼窩骨膜は上壁および内側壁を十分に剥離しておくと骨切りが容易となる[2]。

　前頭洞が開放されるが，この処置については後述する。開頭骨片の前頭洞粘膜と内板は除去しておく。

アプローチの実際と解剖のポイント

● 嗅覚を温存しない場合

・硬膜内病変：［症例1］髄膜腫進展例（**8**）

　栄養血管である篩骨動脈は眼窩内で凝固切断する。眉間部を含めた両側前頭開頭（**7B**）を行い，頭蓋内腫瘍を摘出する。腫瘍付着部硬膜を摘出し，腫瘍の浸潤した頭蓋底骨を削除して術野を広げ，鼻腔副鼻腔に進展した腫瘍も前頭蓋底側から摘出する（**8C**）。硬膜欠損部は側頭筋膜で修復し，頭蓋底は骨膜弁を敷き込んで再建した。

・硬膜外病変：［症例2］軟骨肉腫（**9**）

　両側前頭開頭に加えて鼻骨まで骨切りすると（**7D**），鼻腔内までの広い術野を展開できる。両側の前頭蓋底硬膜は硬膜外操作で剥離し，篩板周囲の硬膜付着部を切断して挙上する。耳鼻科医と協力して鼻腔および副鼻腔内の腫瘍を分割切除した（**10**）。左眼窩内側壁は欠損となったが眼窩骨膜は温存されたため，眼球陥凹にはなっていない。頭蓋底は前頭筋骨膜弁で再建した。

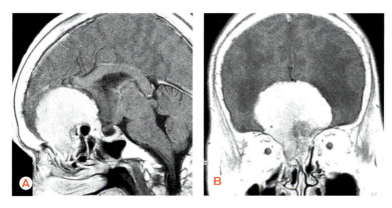

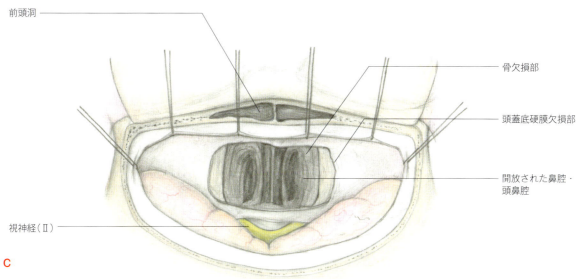

前頭洞
骨欠損部
頭蓋底硬膜欠損部
開放された鼻腔・頭鼻腔
視神経（Ⅱ）

8 ［症例1］嗅窩部髄膜腫

認知症のある50歳代女性，嗅覚はない。
A, B：造影MRI矢状断（A）および冠状断（B）。腫瘍は鼻腔・副鼻腔内に進展している。
C：腫瘍摘出後の術野。付着部硬膜と頭蓋底骨を摘出し，鼻腔副鼻腔内腫瘍を全摘出した。

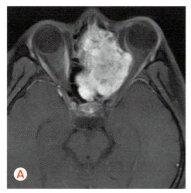
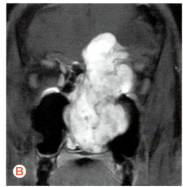
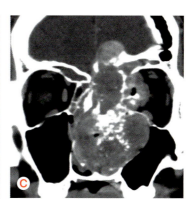

9 ［症例2］軟骨肉腫

鼻閉と左眼球突出でみつかった20歳代男性。造影MRI水平断（A），冠状断（B），および造影CT冠状断（C）。腫瘍は鼻腔を充満し，左眼窩内側壁を破壊している。

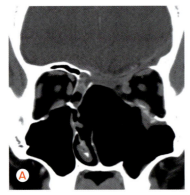
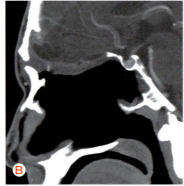
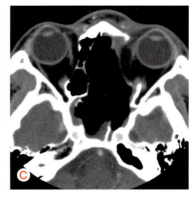

10 ［症例2］軟骨肉腫：術後
術後造影CT冠状断（**A**），矢状断（**B**），水平断（**C**）。硬膜欠損部は側頭筋膜で修復し，頭蓋底は前頭筋骨膜弁で再建した。

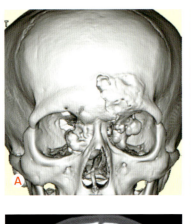
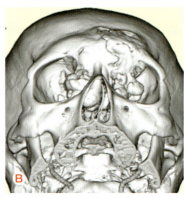
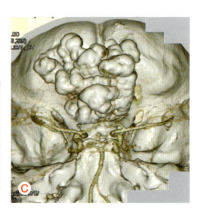
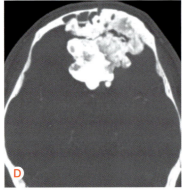
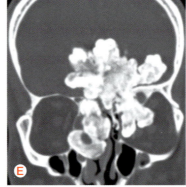
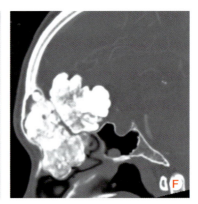

11 ［症例3］骨腫
複視と前額部変形のある30歳代男性。3D（**A**〜**C**）および骨条件水平断（**D**），冠状断（**E**），矢状断（**F**）CT。腫瘍は頭蓋内，左眼窩内，鼻副鼻腔内に進展している。

- 硬膜外病変：［症例3］骨腫（**11**）

病変の周りで両側前頭開頭を行い，硬膜を頭蓋底骨から剥離し，眼窩縁および鼻骨まで骨切りして術野を展開した（**12**）。腫瘍を摘出後，硬膜欠損は大腿筋膜で，骨欠損はチタンメッシュで修復し，頭蓋底は形成外科医が顔面動静脈と吻合した大腿外側皮弁で再建した（**13**）。

● 嗅覚を温存する場合
（anterior craniofacial approach）

- 硬膜外病変：［症例4］軟骨肉腫（**14**）

嗅覚を温存するために，両側眼窩上縁と眉間部および鼻骨を一体とするorbito-naso-glabellar osteotomyを追加する（**15A**）[5,6]。硬膜外操作で左右の前頭蓋底硬膜を頭蓋底から剥離し，篩板周囲では硬膜をはずさず，奥に進んで蝶形骨平面まで剥離する。レシプロカルソーを用い，眼

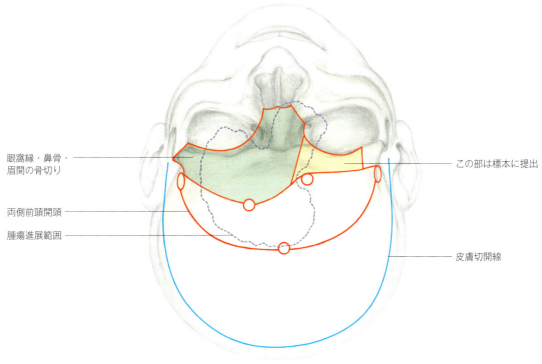

A

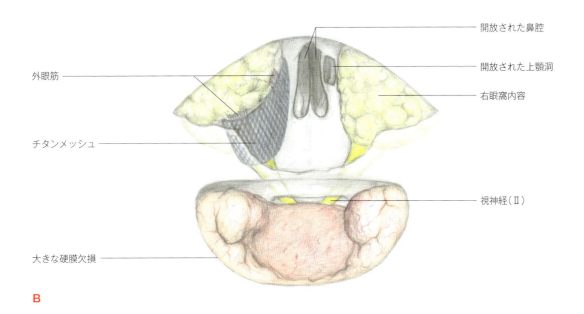

B

12 [症例3] 骨腫：手術アプローチ
A：両側前頭開頭と眼窩縁・鼻骨・眉間の骨切り（orbito-naso-glabellar osteotomy）で術野を展開した。
B：腫瘍摘出後の術野を示す。

窩縁を前頭頬骨縫合で切断し（ 15A ①），前頭蓋底で眼窩上壁を内側に向かって切離する（ 15A ②）。眼窩上壁の内側縁を奥から手前に向かって骨切りし（ 15A ③），鼻骨下端から上顎骨前頭突起を通り前頭骨まで眼窩内側面を前頭蓋底骨切りの前縁に向かい骨切りを行う（ 15A ④）。鶏冠の前方で左右の骨切りをつなげ（ 15A ⑤），平ノミを鶏冠の前方に挿入して鼻骨と篩板を切離するとorbito-naso-glabellar boneを一塊にはずすことができる。さらに，篩板の両外側はレシプローカルソーで切り，篩板後部の蝶形骨平面はドリルで切離すると篩板周囲の骨切りが完成する。はさみを用いて鼻腔を篩板より1cm下で切断する（ 15B ）。嗅神経を含んだ嗅粘膜を十分残した篩板部分のブロック（olfactory unit）を作成する必要がある。篩骨洞隔壁と粘膜は完全に除去し，olfactory unitを前頭蓋底硬膜

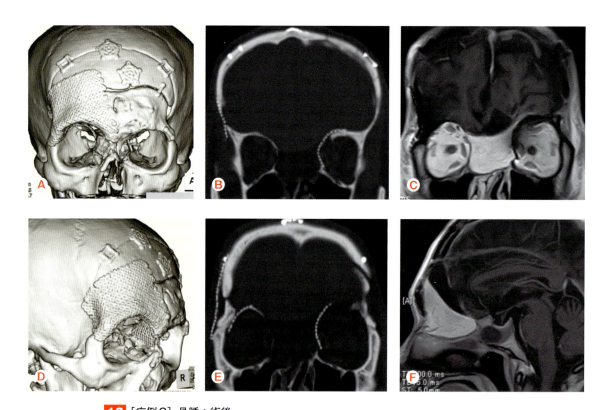

13 ［症例3］骨腫：術後

術後3DCT（**A, D**），冠状断骨条件CT（**B, E**），造影MRI冠状断（**C**）および矢状断（**F**）。骨欠損部はチタンメッシュで，頭蓋底は大腿外側筋皮弁で再建されている。

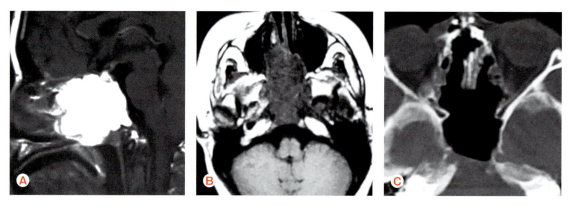

14 ［症例4］軟骨肉腫

鼻閉と鼻閉による嗅覚障害のある10歳代後半女性。
A, B：造影矢状断（**A**），単純水平断（**B**）MRI。腫瘍は鼻腔を充満して閉塞している。
C：術後CT水平断。腫瘍は摘出され，篩板部分（olfactory unit）は温存されている。

に付けたまま硬膜とともに挙上する。前頭葉の圧排を最小限として，前頭蓋底，鼻腔，副鼻腔，眼窩内側，斜台まで術野とすることができる。

広い術野で腫瘍を全摘出し，術後嗅覚は回復した（**14C**）。

閉創の注意点

● 嗅覚を温存しない場合

- 頭蓋底を血流のある組織で覆う

硬膜の欠損がなく篩板周囲で硬膜を切断したのみのときには，硬膜断端を一次縫合する。硬膜に欠損があるときには，小さな欠損には側頭筋膜を，大きな欠損部には大腿筋膜を用い，硬膜断端と縫合して閉鎖する。筋膜をあてた欠損部は頭蓋底に敷き込んだ骨膜弁（または帽状腱膜骨膜弁）で覆う。骨膜弁（または帽状腱膜骨膜弁）は，奥の骨断端に小孔を設けてナイロン糸で固定する（**16**）。小さな頭蓋底欠損であれば（**8C**），骨膜弁でも心配ない。大きな欠損では，血流の豊富な帽状腱膜骨膜弁が安全である（**10**）[3]。

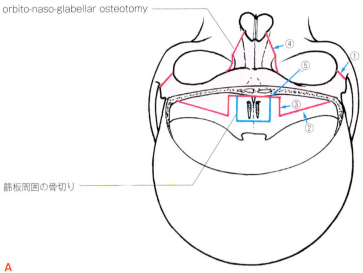

15 Anterior craniofacial approach

A：眼窩縁・鼻骨・眉間部骨切り（orbito-nasoglabellar osteotomy）の手順。①前頭頬骨縫合部，②眼窩上壁後部，③眼窩上壁内側部，④鼻骨外側および眼窩内側を両側順にレシプローカルソーで骨切りする。最後に⑤篩板前方部の左右を骨切りし，正中部はノミではずす（**B** 緑矢印）。篩板周囲は，左右をレシプローカルソーで，後方はドリルで骨切りする（**B** 青矢印）。

B：鼻腔を篩板より1cmほど下で切断する（赤矢印）。

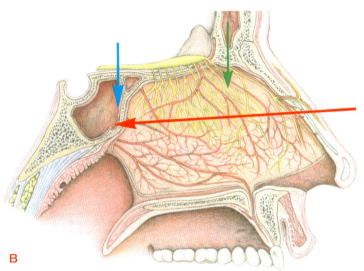

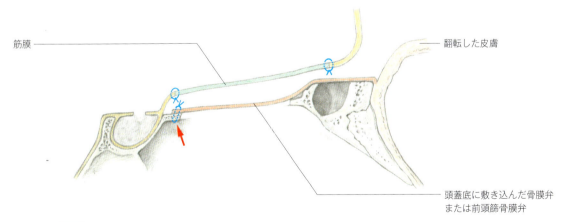

16 骨膜弁または帽状腱膜骨膜弁による前頭蓋底修復

硬膜は一次縫合または筋膜で修復し，頭蓋底欠損部は骨膜弁（または帽状腱膜骨膜弁）を敷き込んで覆う。骨膜弁（または帽状腱膜骨膜弁）は，奥の骨断端に小孔を設けてナイロン糸で固定する（赤矢印）。

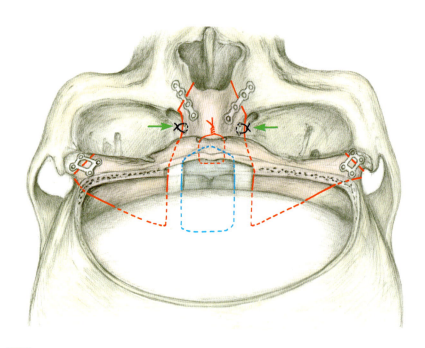

17 Anterior craniofacial approachの再建

Orbito-naso-glabellar boneはマイクロプレートで眼窩外側縁と上顎骨切断端に固定する。篩板はワイヤー(青線で示す)でorbito-naso-glabellar boneの鼻根部に固定する。内側眼窩靭帯は太めのナイロン糸で上顎骨前頭突起部に再固定する(緑矢印)。

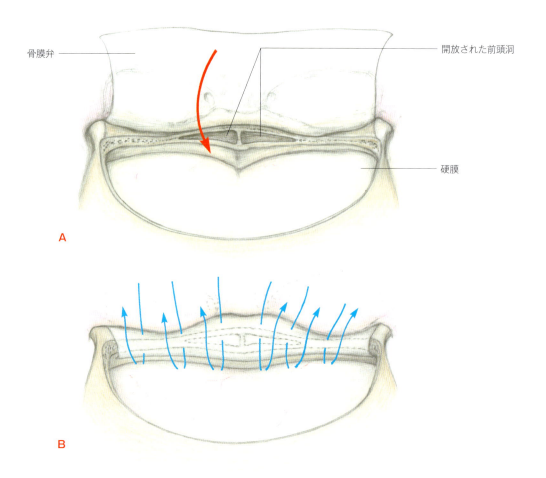

骨膜弁 — 開放された前頭洞

硬膜

A

B

18 前頭洞の骨膜弁による閉鎖

A：骨膜弁を開放された前頭洞を覆うように前頭蓋底硬膜外に敷き込む。
B：針糸を，骨膜弁を貫いてあらかじめ開けておいた骨縁の穴に通し，再度骨膜弁を貫いて表に出し，そのまま吊り上げ用に硬膜に掛ける。左右3〜4本糸を通した後に各々縛ると，硬膜の吊り上げと骨膜弁の固定および前頭洞の閉鎖が完成する。

● 嗅覚を温存したanterior craniofacial approach
- 鼻腔を保つ
- 各解剖部分を元の位置に固定する

　鼻腔のスペースを嗅裂まで保つために，6mmのペンローズドレーンを鼻孔から挿入して，olfactory unitの鼻腔上端（嗅裂）部に細い吸収糸で固定しておく。ペンローズドレーンは鼻翼に固定して術後3週間で鼻腔から引き抜く。篩板は篩骨前端部に穴を開けてワイヤーを通し，orbito-naso-glabellar boneの鼻根部にも左右1ヵ所ずつ穴を開けてワイヤーの左右を通しておく。上顎骨前頭突起部にも太めのナイロン糸を通しておく。orbito-naso-glabellar boneはマイクロプレートで眼窩外側縁を固定し，さらに鼻骨を上顎骨切断端と固定する。内側眼窩靱帯（内眥靱帯）は上顎骨前頭突起部のナイロン糸で再固定し，最後に篩板をワイヤーで固定する（17）。

● 血管付き遊離皮弁の利用
- 死腔をつくらない
- 遊離皮弁を頭蓋底骨断端にしっかり固定する

　眼球摘出などのために腫瘍摘出後の死腔が大きな場合や，腫瘍浸潤部の皮膚組織を切除したため皮膚欠損がある場合，また眼窩内側壁の欠損再建に用いたチタンメッシュを血流のある組織で覆いたい場合に遊離皮弁を用いる（13）。形成外科と協力して，術前に再建方法を細かく検討しておくことが重要である。大腿外側皮弁や腹直筋皮弁などを顔面動静脈や浅側頭動静脈などに吻合し，頭蓋底欠損部に充填して再建する[3]。

合併症予防のコツ

　頭蓋底部の再建には，人工物を用いずに血流のある組織を用いることが大切である。また，死腔をつくらないことが感染予防に重要である。死腔ができるときには，血流のある組織で充填する，または遊離脂肪を充填して血流のある組織で覆う。副鼻腔のスペースは，鼻腔に確実にドレナージされる場合にはそのまま腔として残して問題はない[3]。

● 前頭洞の閉鎖

　術前の頭部CTで前頭洞の発達程度と炎症の有無を確認する。開頭骨片側の前頭洞粘膜は必ず除去し内板ははずして死腔にならないようにする。前頭洞粘膜の処理方法は施設により異なるが，鼻前頭管を閉鎖しないこと，死腔をつくらないこと，異物を残さないことが重要である。鼻前頭管が閉塞して粘膜が残っていると，将来mucoceleになる。また，死腔があると感染を起こしやすい。単純に切断された前頭洞は鼻前頭管が開いている限り，粘膜を押し込んだりせずに骨膜弁で覆えば前頭洞として残るので問題はない。開放された前頭洞は骨膜弁で覆い，骨膜弁は前頭蓋底の硬膜外に敷き込み固定する（18）。硬膜の吊り上げの糸を骨膜弁とともに開頭骨縁に固定すると，開放された前頭洞が確実に閉鎖できる[1,3]。

（齋藤　清）

Orbitozygomatic approach

アプローチの概要

　Orbitozygomatic approachは汎用性の高い術式として知られ，parasellar，petroclival，middle fossaなど前方循環，後方循環まで幅広い病変に対して行われる。前方循環に対しては，蝶形骨縁髄膜腫や海綿静脈洞髄膜腫などで，いわゆる庇になる眼窩上縁がないことにより視野が広がり，術野の展開が容易になる。一方，後方循環では①前頭葉底を持ち上げのぞき込むように見ることが可能，②通常のpterional approachに比べ術野が広く浅い（look up），③広い進入口が得られ操作がしやすく（wide surgical view），subfrontalやsubtemporalなどのapproachを加えることができる（modification），などの利点がある。一般的なorbitozygomatic approachは，その術式からone pieceとtwo pieceに分けて述べられることが多いが，症例によっては，例えば高位前交通動脈瘤では前頭側頭開頭に眼窩外側縁（orbital rim）を除去するのみで術野は広がり，また側頭筋のみ翻転したい場合は頬骨弓（zygomatic arch）をはずすのみでもよいこともあり，orbitozygomatic approachのバリエーションはかなり豊富といえる。ただ，どの方法で行うにしてもその注意点として，皮膚切開時の際通常の前頭側頭開頭に加え，眼窩外側縁（orbital rim）や頬骨弓を露出させなければならないため，どうしても顔面神経（Ⅶ）を損傷しやすい点にあり，顔面神経（Ⅶ）や側頭筋（temporal muscle）などの正確な解剖学的熟知が必須である。

術前準備

　前日洗髪。手術時の剃毛については，毛髪の温存，美容的問題，皮膚の損傷などの点から無剃毛皮膚切開が汎用されているが，切開の容易さ，縫合および抜糸時の煩雑さなどの影響を排除するため部分剃毛で行う。

体位

　通常の前頭側頭開頭と同様の体位で，仰臥位で上体および下肢を約15〜30°挙上する。空気塞栓の予防や静脈出血コントロールのため前額部を右房より高くし，頭部は15〜30°健側に回旋し3点固定，chin upする。頭位は，脳底部を上方から見上げる操作が必要な時にはvertex downし，海綿静脈洞（cavernous sinus）などの頭蓋底病変の場合はvertex upする。頭部の固定を終えたら皮膚切開線をデザインしてからこれを記入し，術野に露出される毛髪はゴムであらかじめ結んでおき，この後SEP・MEPモニターの準備をし，手術のセットアップ完了とする。

皮膚および側頭筋切開（ 1 ）

　皮膚切開は耳介直前外耳道前方約1cmの頬骨下縁直下から，hair line内に半円弧状の切開を，正中部を越え反対側に伸ばすが，この際浅側頭動脈前頭枝は皮弁側につけて温存する。通常の前頭側頭開頭と異なる点は，眼窩上縁から頬骨弓に至るまで骨を露出しなければならないため，どうしても顔面神経側頭枝のことが避けて通れない点にある。またこの側頭筋部顔面神経は，脳神経外科手術で唯一視認不可能な神経で，よって以下に述べる顔面神経とそれにかかわる側頭筋の解剖学的理解が不可欠であり，不容易に切開すると病変は処置されても術後顔面神経麻痺をきたすことが起こりうる。

● 組織層構造（ 2 ）

　側頭筋部の組織層構造は，分布する血管網から4層より形成される。表層から順に，第1層は皮膚・浅側頭筋膜層で，この浅側頭筋膜層（superficial temporal fascia）は顔面神経（Ⅶ）に関して最も重要である。第2層は疎性結合組織層（loose areolar tissue）で，以下第3層の深側頭筋膜層（deep temporal fascia），第4層の側頭筋層（temporal muscle）へと続く。

- 皮膚，浅側頭筋膜層
  skin and superficial temporal fascia（ 2A ）

　浅側頭筋膜層（skin and superficial temporal fascia）には，側頭頭頂筋膜（temporoparietal fascia）および帽状腱膜（galea）が相当する。帽状腱膜は，頭皮下の前頭筋と後頭筋とを結合する中間腱膜で，強い結合組織である。側頭頭頂筋膜（temporoparietal fascia）は，頬骨弓上方で深側頭筋膜（deep temporal fascia）の浅葉（superficial lamina）との間で線維脂肪組織（fibrofatty system）を形成している。また側頭頭頂筋膜（temporoparietal fascia）は，上側頭線（superior temporal line）上の帽状腱膜と連続し，これらは頬骨弓下ではsuperficial musculoaponeurotic system（SMAS）に移行するため希薄化する。

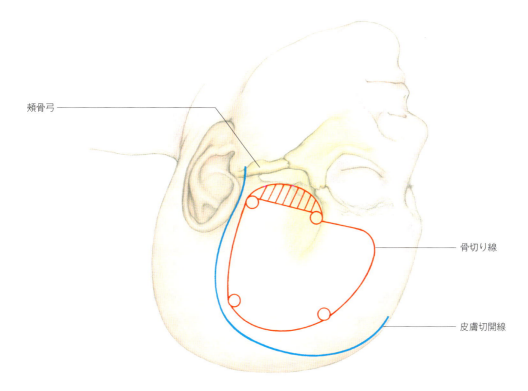

1 左開頭における皮切線と予定開頭線（第一骨片）

- 疎性結合組織層 loose areolar tissue

浅側頭動脈（superficial temporal artery）の枝で栄養される疎性結合組織層（loose areolar tissue）は，側頭部では前述の側頭頭頂筋膜（temporoparietal fascia）と深側頭筋膜（deep temporal fascia）の間に存在する。また前頭部では帽状腱膜の下，骨膜（pericranium）の上に存在するが，骨膜とかなり強固に結合しているためいわゆるpericranial flapは，この疎性結合組織（loose areolar tissue）を伴っていることが多い。

- 深側頭筋膜層 deep temporal fascia（**2B**）

「浅い」浅側頭筋膜（superficial temporal fascia）が側頭頭頂筋膜（temporoparietal fascia）と帽状腱膜を含めるのに対し，深側頭筋膜（deep temporal fascia）は，2層に分かれるという特徴をもっている。これは筋膜が浅葉（superficial lamina）と深葉（deep lamina）の2つに分かれ，この間に脂肪組織（interfascial fat pad）をもち，それぞれ頬骨弓前面および後面に付着する。脂肪組織（interfascial fat pad）については欧米人では良く発達しているが，日本人ではわかりづらいことも多く，後に述べるYaşargilが用いるinterfascial dissectionでは顔面神経損傷の危険性が少なからずあり，またこの脂肪層を利用した側頭筋切開は，術後の側頭筋部萎縮をきたすことがあるため，汎用性には疑問がある。よく側頭筋膜は2層に分かれると聞くが，この2層に分かれるものは，「浅」側頭筋膜（superficial temporal fascia）と「深」側頭筋膜（deep temporal fascia）であり，また後者が「浅」葉（superficial lamina）と「深」葉（deep lamina）の「2」層に分かれる。この部の解剖ではいずれも「浅」「深」など同じ文字が多く用いられ，かつ脂肪層や顔面神経の存在が理解をいっそう困難にしている。

- 側頭筋層 temporal muscle（**2C**）

側頭筋（temporal muscle）は深側頭筋膜（temporal fascia）の下に存在するが（正確には深葉の下），側頭筋固有の脂肪組織（deep temporal fat pad）をmuscle上に有しているため頬骨弓との癒着は少ない。

- 脂肪層 fat pad

側頭筋切開には，前述の各組織層構造と脂肪層の理解が重要である。これが理解できると顔面神経の存在位置が確認でき，かつ側頭筋膜切開時の神経損傷を避けることができる。各脂肪層を述べる。

第一脂肪層：浅い位置に存在する浅側頭筋膜層（superficial temporal fascia：側頭頭頂筋膜と帽状腱膜の連続する層）にかかわる脂肪層で線維脂肪組織（fibrofatty system）がこれに当たる。

第二脂肪層：深側頭筋膜（deep temporal fascia）の浅葉（superficial lamina）および深葉（deep lamina）間に存在する脂肪組織（interfascial fat pad）である。先ほど述べたように日本人では欧米人に比べ薄く，わかりにくいことが多い。

第三脂肪層：側頭筋上に存在する脂肪組織（deep temporal fat pad）である。

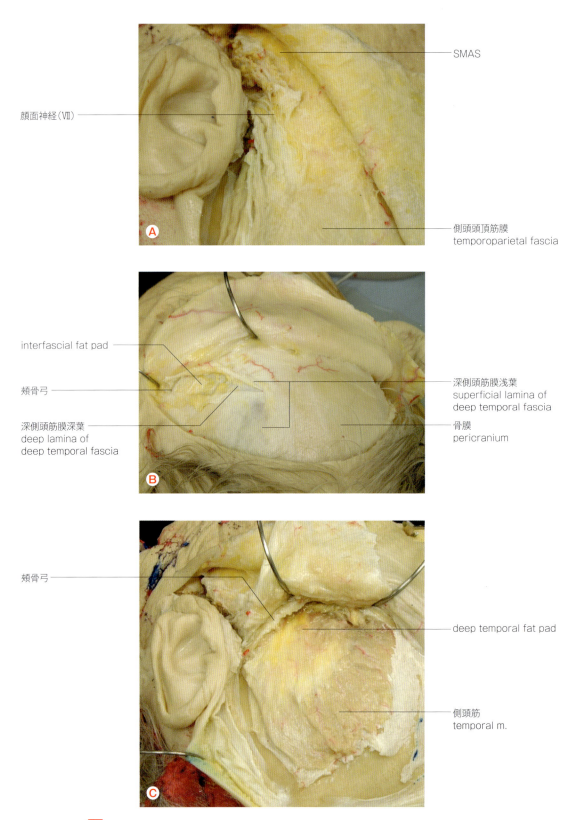

2 側頭筋部の組織層構造

A：浅側頭筋膜の脂肪層を走行する顔面神経（Ⅶ）。
　SMAS：superficial musculoaponeurotic system
B：深側頭筋膜（deep temporal fascia）の浅葉（superficial lamina）と深葉（deep lamina）およびinterfascial fat padの関係。
C：深側頭筋膜を翻転し側頭筋を露出したところ。側頭筋上のdeep temporal fat padと頬骨弓も剥離されており，subfascial routeである。

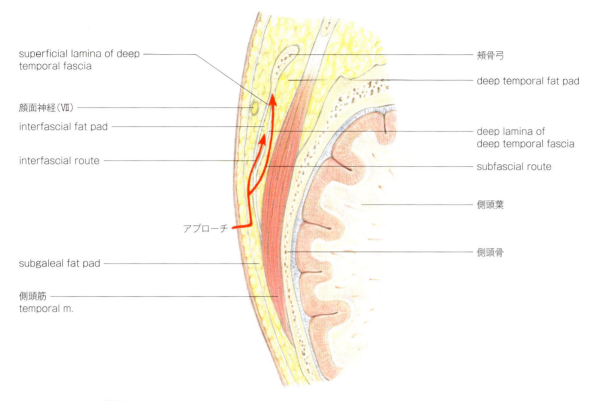

3 Surgical route
Fat padを利用することにより，顔面神経(Ⅶ)の損傷を避け，頬骨弓を露出することができる。

　顔面神経側頭枝(temporal brunch)は，側頭部では側頭頭頂筋膜(temporoparietal fascia)と深側頭筋膜(deep temporal fascia)の浅葉(superficial lamina)間にある第一脂肪層の線維脂肪組織(fibrofatty system)に存在する。この後前頭枝は，線維脂肪組織(fibrofatty system)と側頭頭頂筋膜(temporoparietal fascia)が前頭部へ向かって希薄化し帽状腱膜のみとなるため，おのずと帽状腱膜直上へとその走行を変える。

アプローチの実際と解剖のポイント

● Surgical route(3)

　顔面神経の損傷を避けるためには脂肪層の第一番目，すなわち線維脂肪組織(fibrofatty system)に入らず，残り2つの脂肪層を利用し側頭筋切開を行う。

・Interfascial route

　これは深側頭筋膜(deep temporal fascia)の浅葉(superficial lamina)および深葉(deep lamina)間に存在する脂肪組織(interfascial fat pad)を利用する方法である。ただしこのinterfascial fat padは日本人ではわかりにくく，例え手術時これがわかっても脂肪層の薄さから，頭皮翻転の際過剰な伸展で損傷されることも少なくない。また，まれではあるが顔面神経がinterfascial fat pad内にloop状に存在することもあり，術中損傷の可能性はゼロではない。さらに同部の脂肪層を利用した場合，術後側頭筋の萎縮をきたすことも経験され，あまり推奨できない。

・Subfascial route(skin-galea-fascial flap)

　側頭筋上の脂肪組織(deep temporal fat pad)を利用するルートで，深側頭筋膜を側頭筋から剥がすskin galea fascial flapがこれに当たる。Interfascial fat pad経由に比べより顔面神経から遠く，fat padもわかりやすいため，こちらのほうが汎用性が高い。

● 側頭筋の展開(4A, B)

　皮膚切開をおいた直後から深側頭筋膜(deep temporal fascia)下に入り，側頭筋上に存在する脂肪組織deep temporal fat padに到達する。引き続き頬骨基部(root of zygoma)から頬骨弓を露出した後，前頭部からorbital rimを確認しこれを頬骨弓へとつなげる。この時点で術野は側頭筋と頬骨弓およびorbital rimになっているはずである。

● 筋肉の翻転(4C)

　側頭筋の展開は電気メスを用いて切開しても良いが，ラスパトリウム等を用いて側頭線(linea temporalis)から剥離するほうが，筋肉に愛護的で勧められる。またこの際，頬骨弓裏側から筋肉を十分に剥離しておく。閉創の際は，側頭線(linea temporalis)に小穴を開けておき，側頭筋を縫合する。

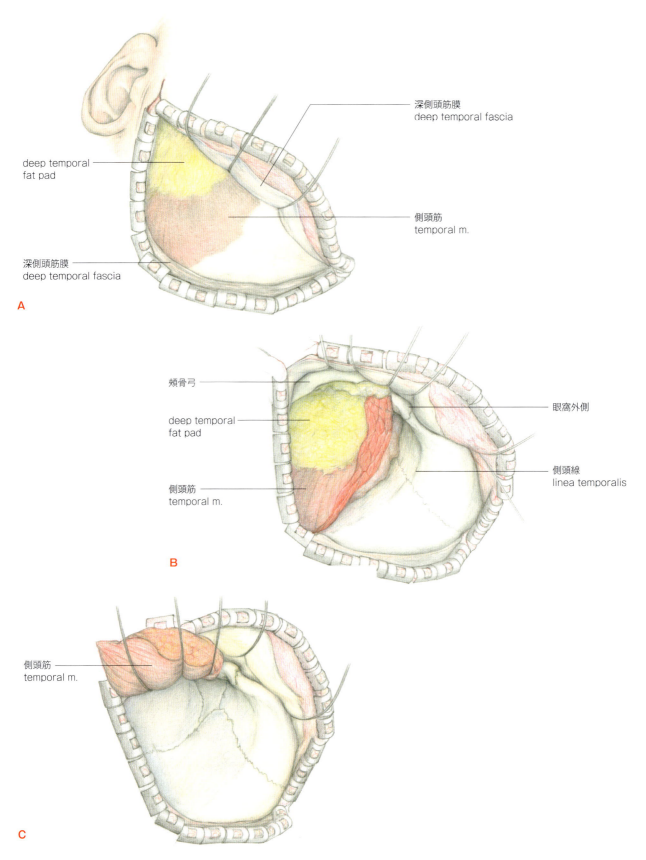

4 側頭筋の展開

A：実際の術野（左開頭）。深側頭筋膜（deep temporal fascia）を切開し，これを皮膚とともに翻転，側頭筋の脂肪層（deep temporal fat pad）に入ったところ。
B：側頭筋を側頭線（linea temporalis）から剥離した後，眼窩外側から頬骨弓まで剥離したところ。
C：側頭筋を翻転，開頭野を露出。

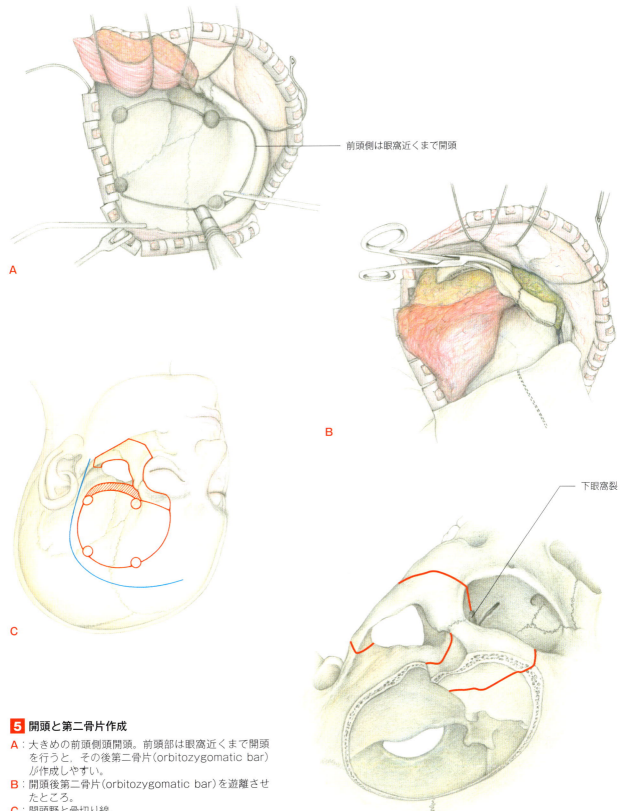

前頭側は眼窩近くまで開頭

下眼窩裂

5 開頭と第二骨片作成
A：大きめの前頭側頭開頭。前頭部は眼窩近くまで開頭を行うと，その後第二骨片（orbitozygomatic bar）が作成しやすい。
B：開頭後第二骨片（orbitozygomatic bar）を遊離させたところ。
C：開頭野と骨切り線。
D：第二骨片（orbitozygomatic bar）の骨切り線。

● 開頭と第二骨片作成（5）

　前述の側頭筋の翻転後，開頭を行う。以下 two piece osteotomy として説明する。通常よりやや大きめの前頭側頭開頭を行うが，前頭葉側に広い術野が要求される場合，眼窩上神経（supraorbital nerve）を温存するために supraorbital foramen を開放しておく。Burr hole は key hole（MacCarty's key hole）に加え linea temporalis 下および側頭骨深部に設ける。なお閉頭時にプレートを用いる際は，あらかじめねじ穴を開けておくと，整復時に便利である。また開頭時，前頭部の開頭範囲を眼窩近くまで行う

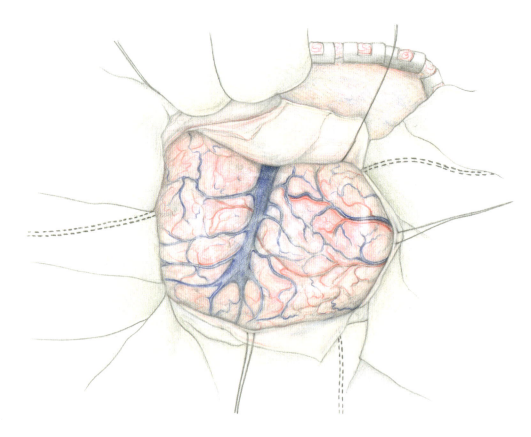

6 硬膜切開
硬膜を切開，脳表を露出させたところ。

ことによって，次の第二骨片が作成しやすくなるので覚えておくとよい。前頭側頭開頭に続いて，蝶形骨小翼の骨を硬膜の折り返しが露出されるまで十分に剥離し，蝶形骨のridgeを十分に削開する。次に眼窩骨膜を眼窩上壁，外側壁から剥離するが，損傷すると脂肪組織が出てきて術野の妨げになるので注意する。続いて前頭葉と側頭葉を覆う硬膜を頭蓋底から十分に剥離する。Periorbitaを眼窩から十分に剥離した後，これを脳へらなどで保護しながら，眼窩上縁と頬骨および頬骨弓をhigh speed drillまたはbone sawで切断する。このとき眼窩外側壁の切開線は，下眼窩裂をメルクマールにし，これを上眼窩裂へとつなげるが，あらかじめ下眼窩裂を視認しておくことが重要である。またbone sawで切開しきれない部分は，骨ノミを用いてもよい。

● **硬膜切開（6）**

症例によって異なるが通常半円弧状の切開を置くが，前床突起を削除した場合などはこれに加え同側の内頚動脈に向かって切開を加える。

閉頭

硬膜は型どおりwatertightに縫合する。Orbitozygomatic barと骨弁は，チタン製頭蓋骨固定システムで固定する。また骨間隙には骨補填材（バイオペックス®）で補填する。

術前シミュレーション

Optic tract原発の視神経膠腫（optic glioma）の症例と，その術前シミュレーションを **7** に示す。第二骨片作成前後の様子がよくわかる。

応用

症例によっては頬骨弓のみをはずし筋肉を下方に移動するだけでも十分な場合もある。この際は頬骨弓を完全に除去するのではなく，頬骨弓前縁と後端にhigh speed drillで切開を入れtranslocationさせるだけでも良い。またorbitozygomatic approachに前床突起削除を加えることによって，さらに術野の展開が広がることがある。内頚動脈－眼動脈分岐部動脈瘤や脳底動脈先端部動脈瘤および上小脳動脈分岐部動脈瘤などの際役に立つ。またextradural temporopolar approachでダンベル型の三叉神経鞘腫に対しても応用可能である。

（野口明男，塩川芳昭）

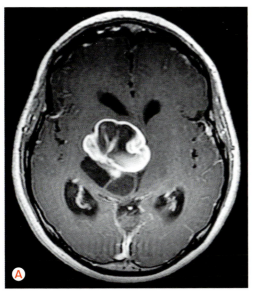
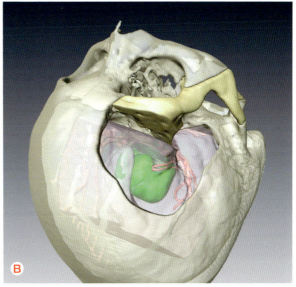
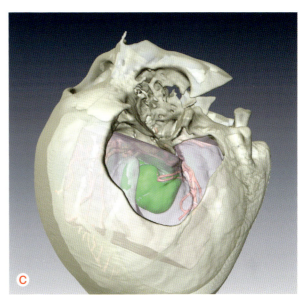

7 Optic tract原発視神経膠腫の術前シミュレーション例
A：MRI。
B：右前頭側頭開頭後，第二骨片（orbitozygomatic bar）作成前。
C：第二骨片（orbitozygomatic bar）作成後。

III 頭蓋底病変

Transsphenoidal approach
内視鏡下経鼻手術のための外科解剖：鼻腔・副鼻腔を中心に

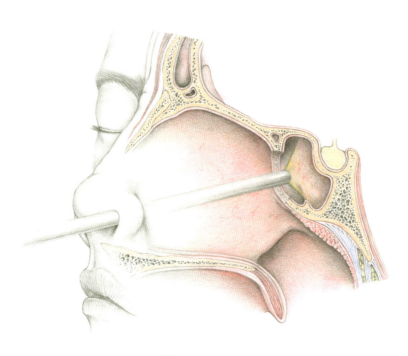

1 経鼻的内視鏡手術

アプローチの概要

経蝶形骨洞的下垂体手術が行われるようになってから一世紀が過ぎた。脳神経外科医が本法を行う際には，顕微鏡を使う上口唇粘膜切開法が主流であり，鼻中隔粘膜下操作に終始することから，鼻腔・副鼻腔解剖の知見や操作法は，重視される傾向は少なかった。

一方で1980年代より，内視鏡副鼻腔手術は，耳鼻科領域のパイオニアによりその知見が蓄積されてきた。1995年，Jhoにより下垂体腺腫の内視鏡手術が報告されてから，それ以外の下垂体および傍鞍部腫瘍，さらには種々の頭蓋底にも経鼻手術が盛んに行われるようになった（**1**）。今後本法は標準的なアプローチ法として普及していくことが予想される。ここでは，一般脳神経外科医になじみの薄い鼻腔および蝶形骨洞の外科解剖について解説する。

鼻腔構造（nasal cavity）

● 鼻中隔の骨構造

鼻腔の正中には，鼻中隔がある。鼻中隔の主要な構成部分は，鼻中隔軟骨，篩骨鉛直板および鋤骨である。生後まもなくは，これらは軟骨であるが，鋤骨は早期に骨化して独立した骨となる。残りの軟骨部分の一部が骨化して，篩骨鉛直版となる。篩骨鉛直板は非常に薄く容易に骨折する。鼻中隔軟骨と鋤骨は，鼻腔底で前鼻棘，上顎骨鼻稜，口蓋骨鼻稜で接合する（**2**）。鼻中隔の最上後部では篩骨鉛直板が蝶形骨洞前壁の正中部に接合する。同部で，蝶形骨洞前壁は突出しており，蝶形骨吻部（rostrum of the sphenoid）とよばれる。発生過程を反映し，鼻中隔軟骨と篩骨鉛直版との境界で軟骨膜，骨膜は連続しており，術中，同部位での鼻中隔粘膜の剥離は容易である。しかし，鼻中隔軟骨と鋤骨との接合部位では軟骨膜と骨膜の境界が不連続であり，加えて，前鼻棘，上顎骨鼻稜の鼻中隔前下部の境界でも，鼻中隔粘膜は，強く癒着しているため手術時の鼻粘膜損傷をきたしやすい（**2**）。

● 鼻腔側壁

鼻腔側壁には，鼻腔内に巻いて突出している鼻甲介がある。鼻甲介には，下鼻甲介，中鼻甲介，上鼻甲介，最上鼻甲介（日本人で約8割に存在）がある（**3**〜**5**）。下鼻甲介

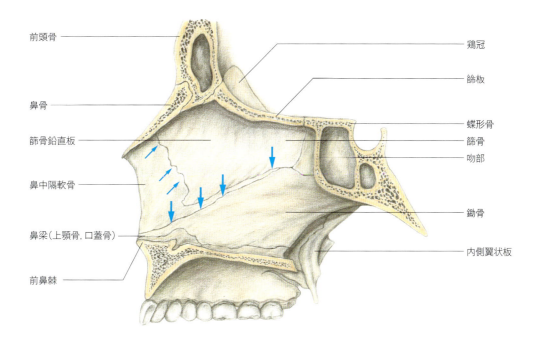

2 中隔の骨構造

　→：鼻粘膜と癒着の弱いところ。
　→：鼻粘膜と癒着の強いところ。

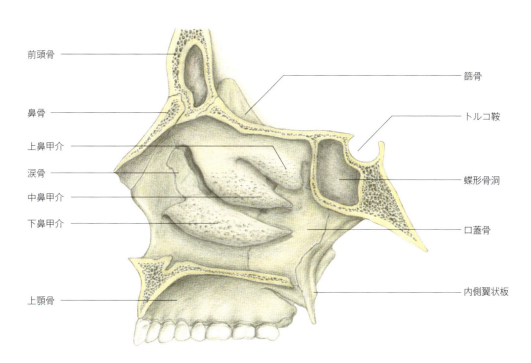

3 外壁の骨構造

以外は篩骨の一部で，上鼻甲介，最上鼻甲介と鼻口から遠く奥に存在するものほど前方部分が消失し退行的形態をとる。鼻甲介により下，中，上の鼻道が形成される（**3 4**）。

また，鼻中隔と鼻甲介の間を総鼻道といい，中鼻甲介より蝶形骨洞側で，篩骨洞の膨隆により急激に狭くなっている総鼻道部分を嗅裂とよぶ（**4**）。

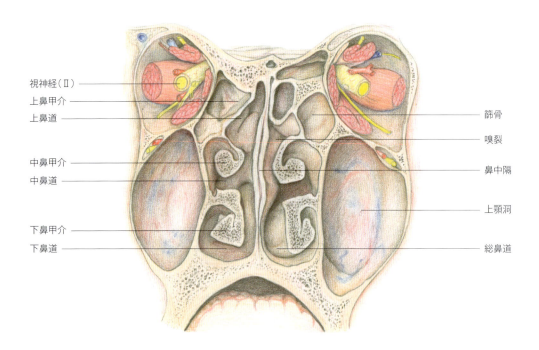

4 鼻腔前額断
下鼻甲介，中鼻甲介，篩骨洞が観察可能。

● 篩骨洞

　篩骨が鼻腔側壁の主な構成要素であることは前述した（**4**）。篩骨洞は，鼻腔と左右の眼窩の間で篩骨の主要部分を占め，その内部に蜂巣状の多数の小腔で，中鼻甲介の篩骨への付着部を基盤とよぶが，その前方にあるものを前部篩骨洞，その後方にあるものを後部篩骨洞とよび分ける（**6 7**）。その開口部も別で，前部篩骨洞は中鼻道に，後部篩骨洞は上鼻道に開口部をもつ。後部篩骨洞の内側面は，鼻腔上部の側壁を形成し，その鼻粘膜表面を後方にたどると蝶形骨洞前壁へと移行する（**6 7**）。

　内視鏡で，鼻中隔粘膜と中鼻甲介の間を進むと蝶篩骨陥凹に至る。これは，外側壁は前述の後部篩骨洞，後壁は蝶形骨洞前壁，上壁は蝶形骨平面と篩板の後端，内側壁は篩骨鉛直板に囲まれた空間で，前方は鼻腔に，下方は後鼻孔に通ずる。この左右径は平均5mm，上下径は平均12mmである（**6**）。

　蝶形骨洞への入り口である自然孔は，蝶篩陥凹の上鼻甲介もしくは最上鼻甲介内側の高さに位置する。自然孔を同定するうえで解剖学的な目印となるものは後鼻孔の上端である。ここから内視鏡を上に動かすと約10〜15mmで蝶篩陥凹に至り，自然孔が同定され，蝶形骨洞内に進入可能となる。自然孔の形態には卵円形のものが多く，直径の平均は長径2〜3mm，短径1〜2mmである（**6 7**）。

● 鼻中隔粘膜血管

　鼻腔粘膜は，蝶口蓋動脈，前篩骨動脈，後篩骨動脈の3本の血管の血流支配を受ける（**8**）。中鼻甲介遊離縁の後端が蝶口蓋孔の位置である（**9**）。

　蝶口蓋孔は，口蓋骨鉛直板と蝶形骨体部の接合により形成された孔であり（**9**），鼻腔の主幹動脈である顎動脈由来の蝶口蓋動脈と，鼻腔内に分布する翼口蓋神経節の後鼻枝が通過する。鼻腔内で蝶形口蓋動脈は2本に分岐する。内側枝は鼻口蓋動脈といい，後鼻孔の上を通って鼻中隔に至る。その際，2〜3本の中隔後鼻枝に分岐する（**8**）。外側枝は後鼻動脈で鼻腔の外側壁に向かう。蝶口蓋動脈とその枝は，鼻中隔粘膜下に剥離を進め，正中部よりアプローチする経上口唇切開到達法では問題になることは少ない。

・コメント

　経鼻的に行う場合に自然口の下方への術野の拡大を試みると，蝶口蓋動脈由来の動脈性出血をきたす。術中，術後の粘膜出血の原因となるので，その断端の焼灼を丹念に行うことが重要である。また，その走行を意識して有形粘膜フラップを作成するとよい。すなわち，一律に後鼻孔を下端，蝶形骨洞自然孔を上端とする有形部分を作成するのでなく，走行を意識したより細い有茎部分とすることで，より遠方をカバーしうる粘膜作成が可能となる（**8**）。

　鼻腔天蓋部後方，蝶篩陥凹上端に眼動脈の枝である後篩骨動脈が通る。ここからも中隔後鼻枝が粘膜を栄養する。蝶形骨洞内操作を行う際には損傷することはないが，後部篩骨洞操作など，拡大した経蝶形骨洞法などでは注意を要する。前篩骨動脈からは，中隔前枝が粘膜を栄養する（**8**）。

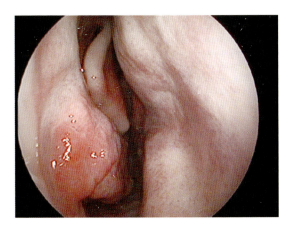 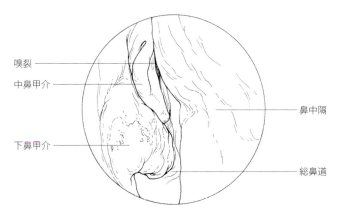

5 内視鏡所見

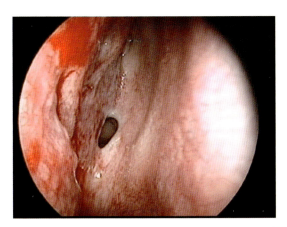 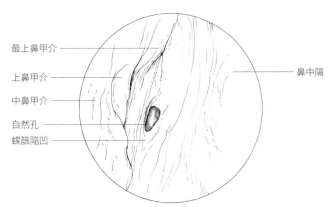

6 前部篩骨洞

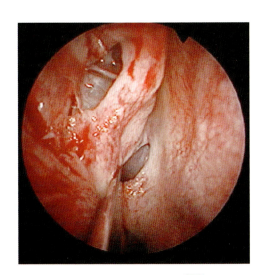 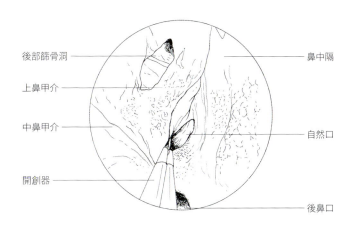

7 蝶形骨洞前壁：上鼻甲介，後部篩骨洞と自然口

Transsphenoidal approach　内視鏡下経鼻手術のための外科解剖　111

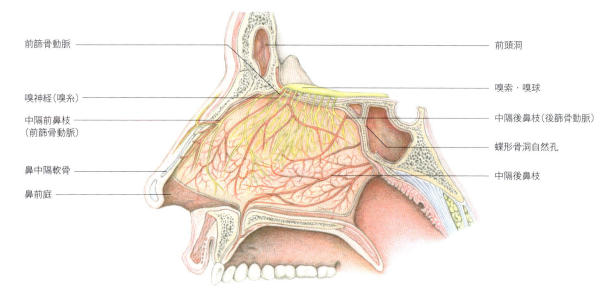

8 鼻中隔粘膜の栄養血管と嗅神経

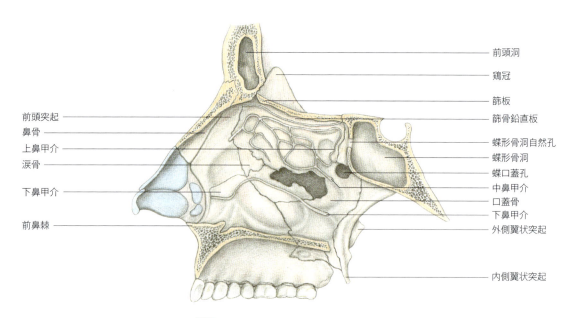

9 鼻甲介除去後の鼻腔外側構造と蝶口蓋口

● 嗅粘膜

　嗅裂の最上部の鼻腔天蓋の前方は鶏冠，後方は篩板である（**2**）。鼻腔粘膜のうち嗅神経の分布する嗅粘膜は，篩板から左右の上鼻甲介とそれに対向する鼻中隔側におよそ8〜10mm下方に及んでいる。嗅神経は多数の篩板孔を通過して嗅球に達する（**8**）。

● 鼻腔・副鼻腔粘膜

　篩骨洞，蝶形骨洞など，副鼻腔はすべて自然孔で鼻腔とつながっている。発生学的に副鼻腔粘膜は鼻腔粘膜上皮が外方に膨出してできたもので，従って副鼻腔の粘膜は鼻腔粘膜の続きである。蝶形骨洞内の粘膜を十分に除去し，対側より観察すると，粘膜欠損が生じ自然孔が拡大して見えるのはそのためである。

蝶形骨洞

　蝶形骨洞は蝶形骨内に存在し，副鼻腔の中で最も後方に位置している。内部の隔壁は普通どちらかに偏って存在し，さらに，多数のバリエーションに富んだ小さな隔壁が存在していることが多い（**10**）。含気の発達具合により，sellar type（80%），presellar type（17%），conchal type（3%）に分類される（**10**〜**12**）。内視鏡手術では，含気状態は，顕微鏡手術以上に手術の難易度と関連する。蝶形骨洞の含

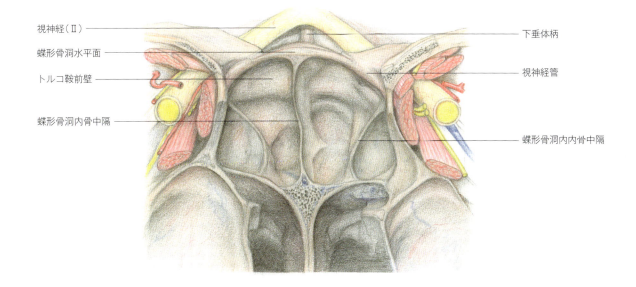

10 蝶形骨洞内骨組織

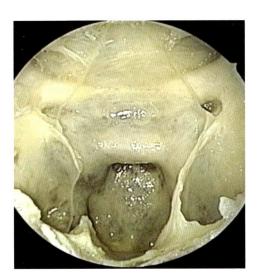
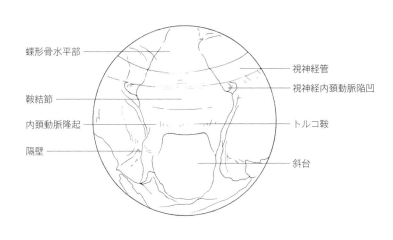

11 蝶形骨洞後壁とトルコ鞍（Cadaver）

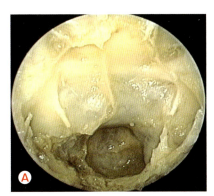
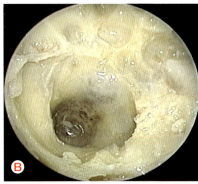
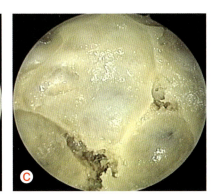

12 蝶形骨洞の含気程度（Cadaver）
A：sellar type，B：presellar type，C：conchal type

Transsphenoidal approach 内視鏡下経鼻手術のための外科解剖

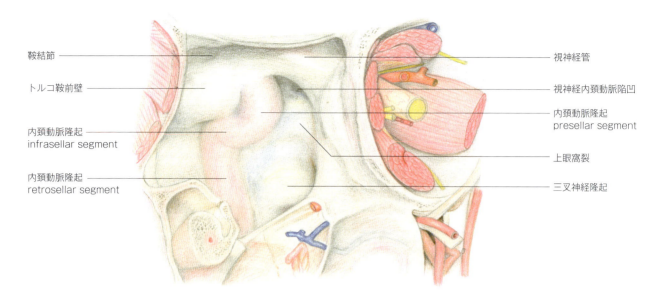

13 海綿静脈洞内側壁と骨組織

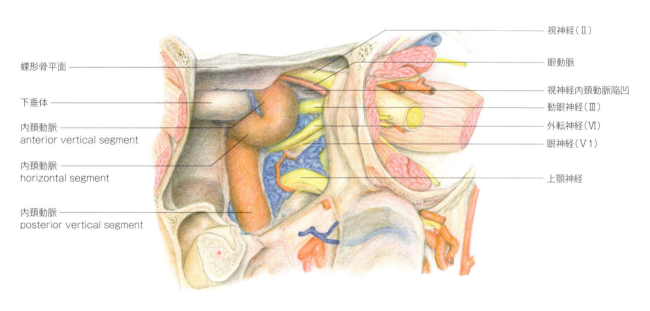

14 海綿静脈洞内側壁：骨組織除去後

　気が良ければ，内視鏡先端を洞内の種々の位置に置き，いろいろな角度から観察，操作が可能となり，前述の構造物の位置確認が容易である．含気が悪い場合にはハイスピードドリルで骨切削する（**11**）．その際には，ナビゲーションを活用することで，より安全に手術時間を短縮できる．

　含気骨化の良い例では，隣接する構造物は薄い骨で覆われた骨隆起として観察される（**13**）．後上方のトルコ鞍前壁，外側には内頚動脈の膨隆，視神経管，正円孔の膨らみがある．内頚動脈隆起は3つの部分に分けられ，presellar segment，infrasellar segmentおよびretrosellar senmentからなる．Presellar segmentは海綿静脈洞部内頚動脈のanterior vertical segmentに相当し，infrasellar segmentはhorizontal segment，retrosellar segmentはposterior vertical segmentに当たる（**14 15**）．含気の悪いpresellar typeでは，トルコ鞍前壁の膨らみが同定困難なことがある．このpresellar segmentと視神経管の膨隆との間には視神経内頚動脈陥凹とよばれる陥凹がある．その直下は上眼窩裂であり，脳神経（Ⅲ，Ⅳ，Ⅴ1，Ⅵ）を覆う骨の膨らみとして認めることがある（**13 14**）．さらにその下方には三叉神経隆起があり，上顎神経（Ⅴ2）が通る正円孔に相当する．また内頚動脈隆起と視神経管を覆う骨が部分的に欠損していることがあるので，その付近の操

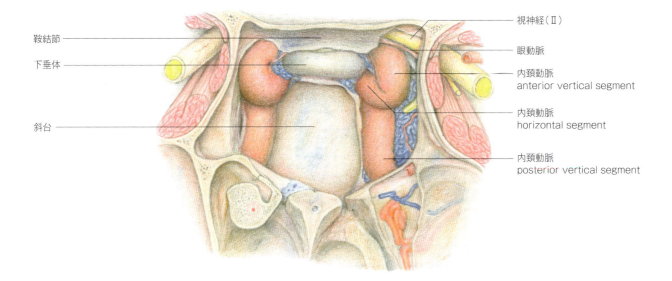

15 蝶形骨洞正面外観：後壁，側壁除去後

作の際には注意が必要である。
　下垂体に左右外側から最も接近するのは内頚動脈の頭蓋内移行部である（**15**）。両側内頚動脈の間隔は4〜18mm（平均12mm）であり，接近してトルコ鞍内を走行しているような症例では注意が必要である。特に先端肥大症例では，内頚動脈の蛇行が著明な場合がある。

あとがき

　従来，脳神経外科領域では触れられることの少ない鼻腔副鼻腔解剖を，内視鏡下経鼻手術の視点から解説した。篩骨洞，上顎洞，前頭蓋底などの手術解剖をわかりやすく解説する解剖書が待ち望まれる。

（佐伯直勝）

III 頭蓋底病変

Anterior transpetrosal approach

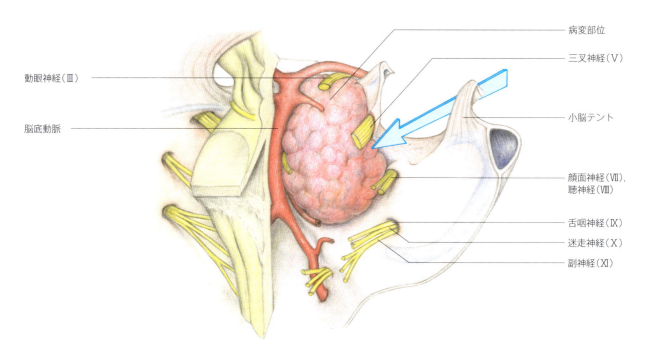

1 Anterior transpetrosal approachによる錐体斜台部から脳幹前面への到達経路

アプローチの概要

Anterior transpetrosal approachは，中頭蓋窩より硬膜外で錐体骨先端部を削除し，さらに上錐体静脈洞および小脳テントを切開して，中頭蓋窩から後頭蓋窩までを連続させることにより，錐体斜台部および脳幹前面に広い術野で到達することができる手術法である（**1**）。硬膜外アプローチであるため静脈損傷や脳の圧排損傷が少なく，小脳や下位脳神経を損傷することなく聴力も温存しながら脳幹前面に到達できる利点があり，上方は動眼神経，下方は内耳道前方までの範囲が術野となるが，中央には三叉神経が位置し，直上の硬膜を切ることによりメッケル（Meckel）腔や海綿静脈洞後半部にまでアプローチできる[1]。

また，この方法に頬骨弓切除を加えれば，後床突起より高く進展する腫瘍に側頭葉の圧排を少なくアプローチすることもできる。

一方で，本法単独では斜台下部や内耳道の後下方は観察できないため，髄膜腫で硬膜に広く付着している場合，病変が頚静脈結節より下方に進展している場合などは，錐体骨後半部削除の追加，lateral suboccipital approachとの併用を二期的に計画することを検討する必要がある（**2**）。また，手技が複雑で手術時間が長い，髄液鼻漏の可能性があることも，本法を選択する際には念頭におかねばならない。

アプローチに必要な正常解剖

● 中頭蓋窩底部の裂孔

中頭蓋窩の硬膜外には多くの骨溝や孔があるので進入方向を迷う事態になりにくい。外耳孔を中心に開頭し，中頭蓋底後半部を錐体上面の硬膜を剥離しながら進むと，この視野で最も深い部分は棘孔であり，棘孔を貫通する中硬膜動脈を切断すると，そのすぐ前内方に卵円孔が確認できる[2]（**3**）。

● 中頭蓋底の硬膜構造（**4**）

われわれが一般的に手術で「硬膜」とよんでいる髄膜は正確には「二次硬膜」とよばれる構造であり，これは骨膜と硬膜が強く癒合した結果生じた二次的な膜である。そこで，発生学的な硬膜を「固有硬膜」あるいは「髄膜硬膜」などとよぶことで，二次硬膜と区別する。

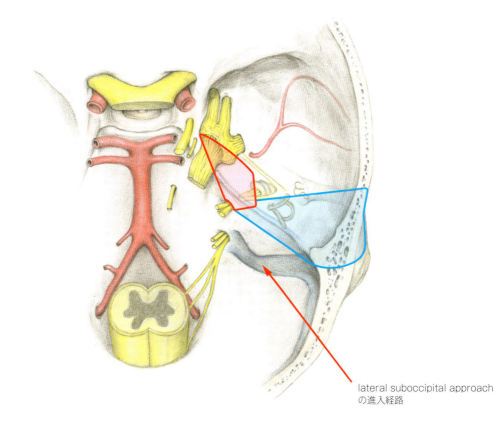

2 AnteriorとPosterior transpetrosal approachの側頭骨削除範囲の違い
錐体骨後半部削除の追加，lateral suboccipital approachとの併用による到達範囲を示す。
　□：anterior transpetrosal approachの骨削除範囲
　□：posterior transpetrosal approachの骨削除範囲

　硬膜外に二次硬膜ごと側頭葉を上方に圧排しながら剝離を進めると，上眼窩裂，正円孔，卵円孔，および棘孔のラインで内骨膜が外骨膜に連続する箇所に到達するため，それ以上の剝離を進めることができない。ここで，この骨膜同士の連続性を切離することで，側頭葉の固有硬膜と骨膜が遊離されて，二次硬膜の間隙に進入することができる。この操作によって側頭葉は二次硬膜あるいは一部は固有硬膜に覆われたまま，脳が露出されない状態で牽引可能となり，また頭蓋底裂孔部を通過する脳神経も固有硬膜の連続である神経上膜と骨膜の間隙を利用して剝離することで，同時に露出されることになる。

　一方，固有硬膜とくも膜の折り返し部分が脳神経と形成する間隙は，硬膜下では硬膜の窪みとして観察され，dural pocketあるいはdural sleeveなどとよばれ，代表的なものにメッケル腔がある[3]。

● 錐体骨

　錐体上面を側頭開頭部より眺めると2つの骨隆起がみられる。右錐体の場合，右手前に弓状隆起，その下には前半規管があるが，この隆起の高さはかなり個人差がある。内耳道は，外耳道の延長線上に存在する。左奥の骨隆起は錐体先端部であり，三叉神経圧痕で少し凹んでおり，その上にメッケル腔が乗っている。

　これら2つの骨隆起間の谷間は前方に向かって次第に深くなり，大・小錐体神経が入っている2本の骨溝が認められる。

　この直下には頸動脈錐体部がある。その間は骨に覆われていることが多い。三叉神経に近い側は骨がなく，骨膜で覆われているだけのこともあり個体差が大きい（**3**）。

　大錐体神経は，固有硬膜と骨膜硬膜の間隙を（正確には骨膜硬膜の中を）走行するため，硬膜外剝離操作においては，固有硬膜と骨膜硬膜の2葉を分けるように切開することで中頭蓋底側につけて温存できるが，露出するのは約1cm程度で，大錐体神経管裂孔から錐体骨に埋没し，膝神経節で顔面神経に合流する。この部分は内耳道よりやや浅く，しかも膝様に90°屈曲して骨内にコンパクトに埋没するので損傷されやすい。この位置はきぬた骨内側の鼓室壁直下にある。本アプローチを行う際，頸動脈錐体部，蝸牛・顔面神経膝神経節の位置を推定するうえで，大錐体神経は最も重要な解剖学的ランドマークである（**5**）。

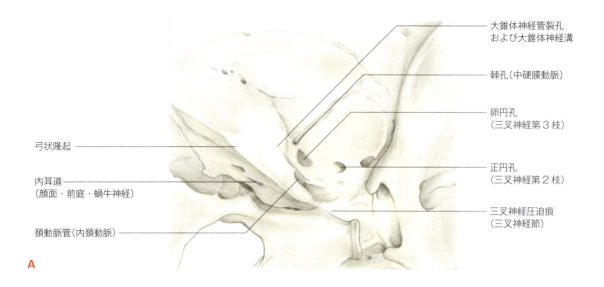

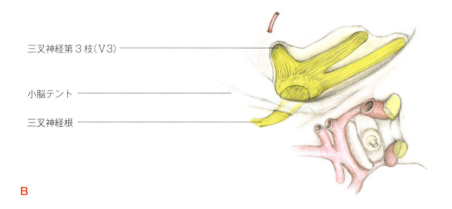

3 中頭蓋窩底部の裂孔

A：左中頭蓋窩および側頭骨の表面。
B：三叉神経が後頭蓋窩から中頭蓋窩へ錐体骨先端部を乗り越えている様子。

4 中頭蓋底の硬膜構造

骨膜硬膜と固有硬膜の間隙を剥離する硬膜間アプローチの概念図。硬膜ポケット（メッケル腔）が後頭蓋窩へ開口している。
（大畑建治，馬場元毅，内田耕一，編著．手術のための脳局所解剖学．2008, p62-63.より引用）

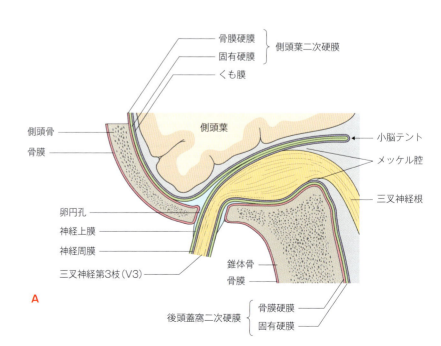

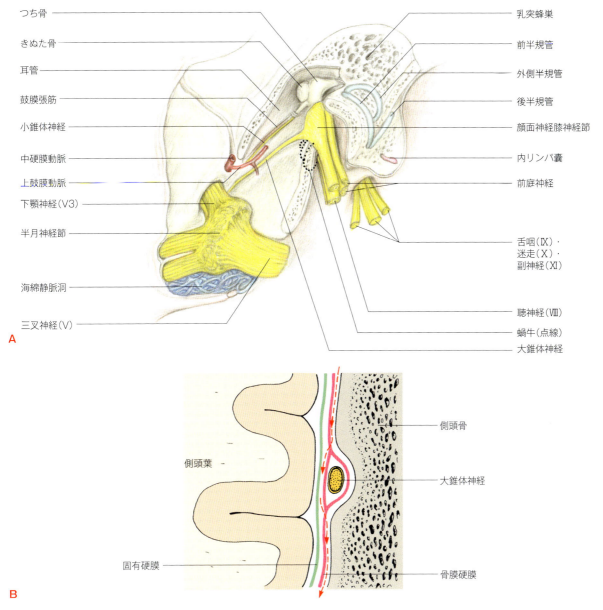

5 右側頭骨の解剖（A）と大錐体神経温存の剥離ライン（B）

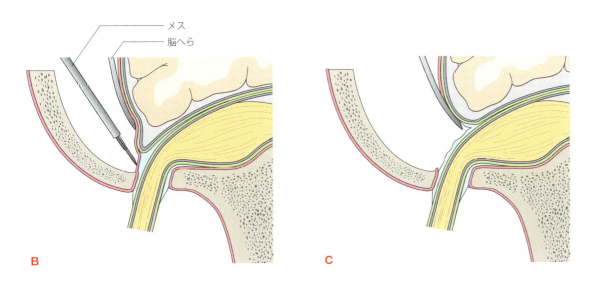

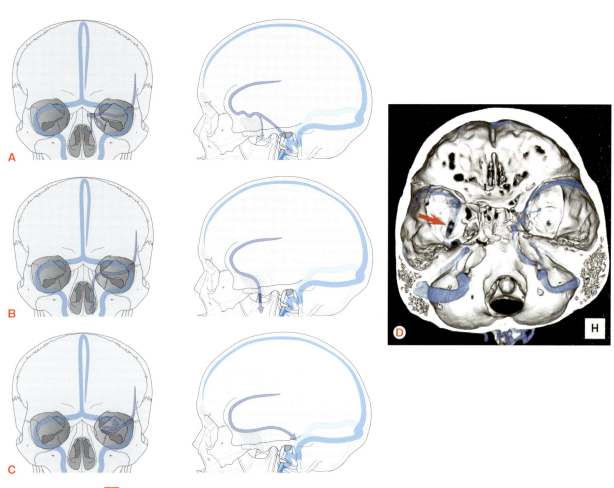

6 シルビウス静脈の灌流パターン

Sphenoparietal(**A**), sphenobasal(**B**), sphenopetrosal(**C**)の3タイプを示す。3DCT(**D**)の→はシルビウス静脈がSphenobasal veinとなって卵円孔に注いでおり、同部位の硬膜外剥離で損傷される危険性がある。　　　　　　　　　　（文献4より）

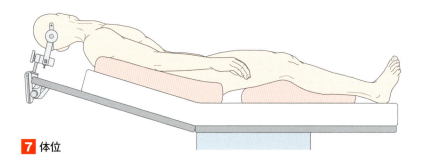

7 体位

● 中頭蓋底の静脈（**6**）

　中頭蓋窩底内側の硬膜外は海綿静派洞とそれより分流するsphenoparietal sinus(**6A**), superior petrosal sinus(**6C**)を形成し、ときに底面の骨孔を貫通して翼口蓋窩のpterygoid plexusに通じているため、硬膜剥離時に静脈性出血が多い。一方、硬膜下では、シルビウス静脈が側副血行路をもたずにsphenobasal vein(**6B**)としてpterygoid plexusを唯一の灌流路としている場合があり、このような症例で不用意に硬膜外剥離と静脈性出血の止血を行うと、シルビウス静脈の灌流障害をきたすおそれがある[4,5]（**6D**）。

適応

　脳血管障害では、上小脳動脈分岐部から椎骨脳底動脈合流部（一般に側面像で動脈瘤がトルコ鞍底～内耳道間）までの脳底動脈本幹部動脈瘤、橋前側に近い海綿状血管腫

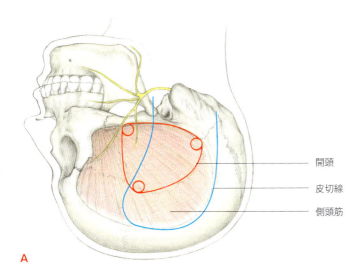

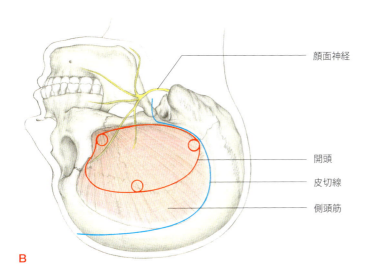

8 皮切と開頭範囲
A：側頭開頭　B：前頭側頭開頭
頬骨弓切除の追加も可能。

などが，腫瘍では，髄膜腫，三叉神経鞘腫，類上皮腫，脊索腫など，錐体斜台部に主座をおく髄外腫瘍がよい適応となる．特に，メッケル腔と後頭蓋にまたがるdumbbell typeの三叉神経鞘腫や中・後頭蓋にまたがる類上皮腫には良い適応となる．さらに，三叉神経鞘腫や髄膜腫が側頭下窩にまで進展している場合，中頭蓋窩の骨削除を尾側に進めることで頭蓋内外の腫瘍を同一術野で一期的に摘出可能(infratemporal fossa approach)であり，lateral suboccipital approachと比較した場合の本法の大きな利点の一つであると考えられる[6]．

体位，頭位(7)

体位はsupine positionで患側に肩枕を入れて上体を20°程度挙上する．頭部は真横にして頭軸を下方に落として固定する．病変部がテント切痕を越えて上方進展する場合は頭軸の落とす角度を強める．一般に錐体削除までは上体を挙上しておき，テント切開時には上体を水平に戻すと顕微鏡がオーバーハングにならない．本法では多くの場合，錐体骨削除に際し含気蜂巣が開放される．したがって閉創時には髄液漏予防のために脂肪を充填する必要がある．体位を取る際には，下腹部に皮膚切開を入れられるよう考慮しておく．

皮膚切開，開頭(8)

テント上進展の程度により，側頭開頭と前頭側頭開頭を使い分ける．側頭開頭時の皮弁が上下に長いのは側頭筋膜を長く採取するためである．皮膚切開，皮弁の翻転に際しては，顔面神経側頭枝の損傷に注意する．側頭筋膜浅葉を切開して脂肪層を剥離するinterfascial dissectionを行えば，顔面神経は皮弁側に翻転されるが，本神経近傍の帽状腱膜からの出血を不用意に凝固止血しないことも重要である．耳介上筋を含む側頭筋膜の有茎弁を，耳介上部を基部として作成し，硬膜，含気蜂巣の閉鎖に備える．腫瘍が後頭蓋窩に限局している場合は側頭開頭を，テント上にも大きな病変があり中頭蓋窩先端部の観察が必要な場合は，必要に応じて頬骨弓を切除して側頭筋を下方へ翻転し，側頭窩を十分に露出した後に前頭側頭開頭を行う．側頭筋剥離に際しては，術後開口障害の予防のため，深側頭動脈を損傷しないように骨膜下の剥離を行う[7]．

開頭の下線は，中頭蓋底，すなわち前半分は頬骨弓の上縁，後半部は乳突上稜に沿ったラインとする．側頭開頭においては，顎関節の直上を中心にして，できるだけ前方に鱗状縫合にほぼ等しく骨窓を設ける．特に棘孔の処理には頬骨下の骨縁が残らないようにすることが大切で，頬骨のきわまでドリルで削除する．頬骨弓を除去する場合は顎関節内にbone sawが切り込まないように注意する．

アプローチの実際と解剖のポイント[1,2,7,8]

● 中頭蓋底の剥離(9)

開頭部下縁を削除して，中頭蓋窩底を平坦にした後に中頭蓋底を硬膜外に剥離する．棘孔および大錐体神経溝までは多少の出血があっても，鈍的および鋭的に剥離を行い，硬膜からの出血は凝固，骨からの出血は骨ろうで止血する．

棘孔において中硬膜動脈の凝固切断を行う．ときに中硬膜動脈の周囲に静脈が発達していることがあり，棘孔中枢

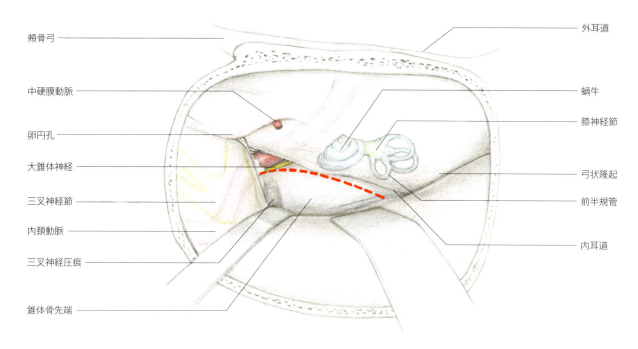

9 錐体の露出
骨削除は大錐体神経と弓状隆起頂上を結ぶ破線の内側で行う。

側の外側を少し削除し開放すると，中硬膜動脈の凝固離断が容易となる。中硬膜動脈は凝固後一気に切断せず，半分切って，内腔を凝固してから離断する。そのすぐ前内方は卵円孔なので，下顎神経（V3）を誤って凝固しないよう注意する。中硬膜動脈を切断すると，三叉神経第三枝が卵円孔に入るのが確認される。

次いで錐体上面の硬膜を剥離してゆくと，外耳道直下に骨隆起（弓状隆起）が現れる。その際，錐体稜の位置を曲り剥離子で確認しておく（剥離子の先端が急に落ち込む）。さらに前方へ錐体から硬膜を剥離してゆくと途中に硬膜が骨に癒着する場所がある。これが大錐体神経の錐体貫入口（大錐体神経管裂孔）である。この部を強く牽引しすぎると顔面神経麻痺の原因になる。

大錐体神経が錐体貫入口から出てきた外側で，骨膜・固有硬膜の2葉を分けるように切開すると，大錐体神経を中頭蓋底に温存できる。大錐体神経の内側に沿って骨膜硬膜の切開線を前方に延長し，三叉神経第三枝を覆う骨膜硬膜まで切開すると大錐体神経が卵円孔の後方へ向かっていることがわかる。大錐体神経を硬膜から切離すると，三叉神経圧痕後半部までのposteromedial triangleが露出される。

● **Anterior petrosectomy**

次に錐体先端を削除する。聴力を温存できる最大の骨削除範囲は，大錐体神経から弓状隆起頂上を結ぶ線であるが，弓状隆起の高さには個人差があるためanterior petrosectomyを行う際に確実なランドマークとなるのは大錐体神経である。

骨削除に際して注意すべき構造物は，顔面神経の膝神経節，内頚動脈，蝸牛，Dorello管内の外転神経である。内頚動脈，蝸牛に関しては，大錐体神経が確認されていれば，その内側で骨削除を直視下に行うことで温存される。膝神経節は，中頭蓋底からみると意外と浅く，その温存には注意を要する。大錐体神経管裂孔は膝神経節のランドマークとなる。外耳道のほぼ延長上にある内耳道の入口部上壁が開放されるように，大錐体神経管裂孔の後方では，錐体骨縁に向かって，骨削除の外側縁を内側へカーブさせる。

錐体骨縁の削除は後に回し，内耳道の前方で錐体骨後面の硬膜を早い時期に露出してオリエンテーションを付けることが，手早いanterior petrosectomyのコツである。錐体骨先端部が骨髄となっている症例では，多少の出血がみられるが，骨ろうで止血しつつ術野を適宜見極める。錐体骨先端部を前方に向かって削除していくと斜台上部に至るが，その際に下錐体静脈洞などからの出血があり，圧迫止血を行うと一過性ではあるが外転神経麻痺を生じることがある。錐体骨先端部の削除にあたってはやや前方からみるようにして，錐体骨先端部後面の硬膜を早い時期に露出することにより，外転神経が走行する下錐体静脈洞近傍の骨削除を不必要な範囲まで拡げることを防ぐことができる。

まずは，上錐体静脈洞の結紮切断，小脳テント離断に必要なだけの錐体骨削除を行い，小脳テントの離断によって術野が展開したところで，必要な範囲の骨削除を追加するのも，安全かつ有効である。

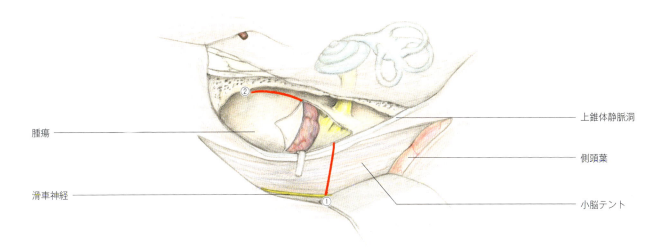

10 硬膜切開

上錐体静脈洞を結紮し小脳テントを切痕部まで切断(①)。髄膜腫の場合、腫瘍付着部縁に沿って後頭蓋窩硬膜を切る(②)。

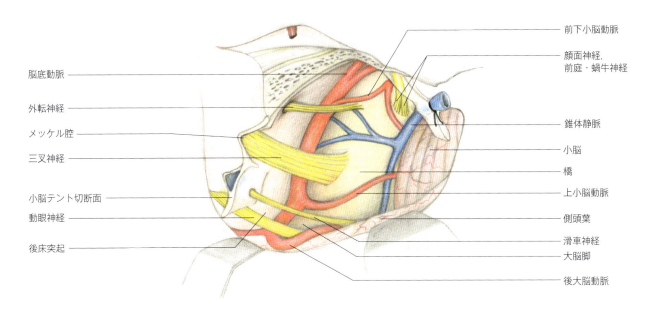

11 小脳テント切開後、メッケル腔を開放した術野の全景

● 硬膜切開、上錐体静脈洞の切断、小脳テント切開（10）

中頭蓋底硬膜を、上錐体静脈洞に向かってT字に切開する。側頭葉下面に脳へらを挿入してテント遊離縁を確認、後頭蓋窩側硬膜にも小孔を開け、硬膜切開を広げ、錐体静脈を確認する。錐体静脈の前方で上錐体静脈洞を糸針で二重結紮、あるいはウェッククリップで挟む。次いで静脈洞を含めテントを切離する。有離縁では滑車神経がテントと並行に走行するので注意を要する。静脈洞を結紮した糸はテント断端の牽引に利用する。前方のテント断端には滑車神経が貫入しているので、索引しすぎないよう注意する。上錐体静脈洞に沿って腫瘍の付着部がある髄膜腫の場合に は、腫瘍の後縁でも上錐体静脈洞を結紮切断することにより、根治性を高めることができる。腫瘍の付着が後頭蓋硬膜にある場合は、付着縁に沿って硬膜を切開する。

● メッケル腔の開放と病変部の展開

脳底動脈本幹部動脈瘤の場合、正常解剖が保たれた術野が展開される。くも膜を切開すると中央に三叉神経ルートと上小脳動脈が現れる。三叉神経は短く可動性が少ないのでメッケル腔を神経上端に沿ってメスで5mm程切開すると可動性が増す。その奥の斜台に密接して脳底動脈がみえ、脳底動脈上半部（分岐部を除く）の動脈瘤は三叉神経を上下に移動させてクリップ挿入スペースを得る（11）。

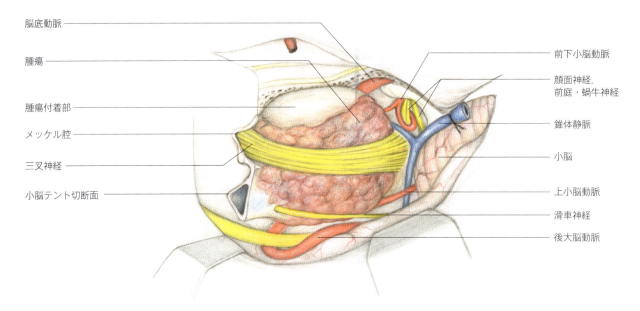

12 錐体斜台部髄膜腫症例

メッケル腔を開放して三叉神経の可動性を得るとともに，進展した腫瘍を摘出．外転神経は腫瘍の背側．滑車神経は腫瘍に埋没していることが多い．

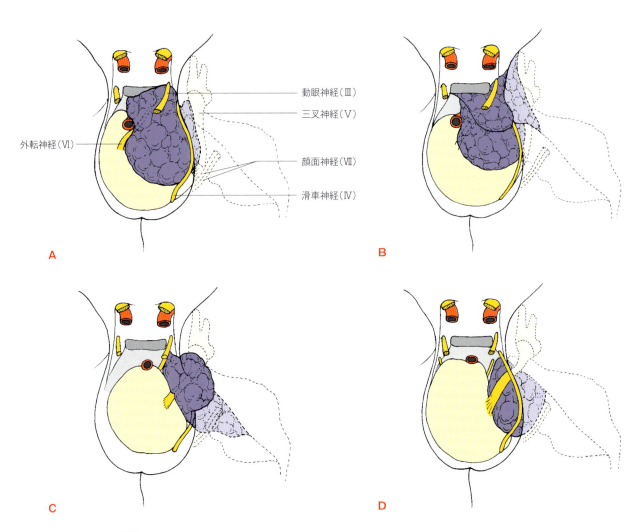

13 腫瘍の発生部位別にみた，腫瘍と三叉神経の関係

斜台上部（**A**），海綿静脈洞（**B**），錐体骨先端部（**D**）から発生した髄膜腫は，神経を外側に圧排する．小脳テント由来の腫瘍（**C**）は神経の外側に位置する．

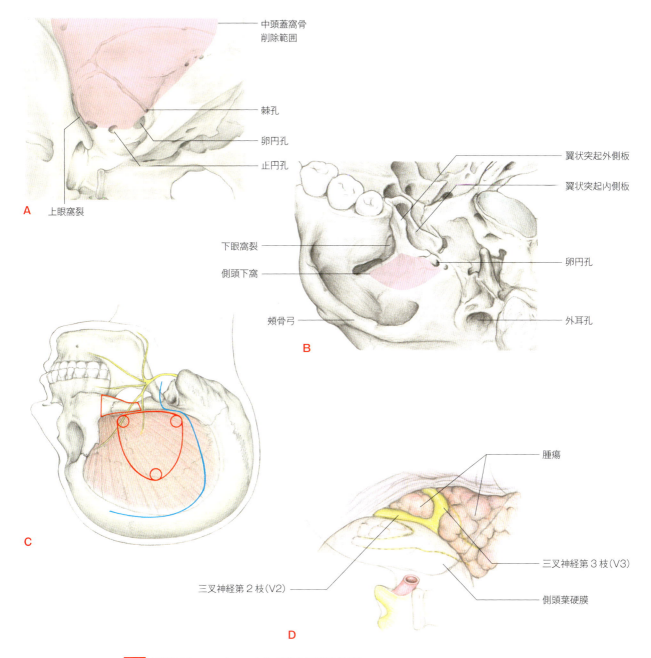

14 側頭下窩へアプローチする際の骨削除範囲

内側（**A**），外側（**B**）から示す．側頭開頭に頬骨弓切除を追加し（**C**），中頭蓋窩および後頭蓋窩の腫瘍を摘出した後，三叉神経第2枝と第3枝の間から側頭下窩へ進展した腫瘍を摘出した．

　錐体斜台部の腫瘍が，メッケル腔に進展している場合や，三叉神経根より内側に主座がある腫瘍にアプローチする際には，三叉神経を可動化する必要があり，メッケル腔の下壁を開放する必要が生ずる（**12**）．動脈瘤と異なり，腫瘍と三叉神経との位置関係は腫瘍発生部位によって変化するため，テント切開時に注意が必要である．斜台上部，海綿静脈洞，錐体骨先端部から発生した髄膜腫は，神経を外側に圧排するが（**13B〜D**），小脳テントから発生した腫瘍は神経の外側に位置することが多い（**13C**）[9]．

　髄膜腫への栄養枝はtentorial arteryであることが多いので，腫瘍の分離は滑車神経，三叉神経間のテント付着部から始める．この過程で，tentorial arteryは凝固離断されるので腫瘍からの出血は減少する．

　脳底動脈，外転神経は腫瘍背面に現れるので，最後の腫瘍の一片の摘出は最も慎重に行う必要がある．摘出後には動眼神経から蝸牛神経までが観察される．

● **Infratemporal fossa approach（14）**[6,10]

　三叉神経鞘腫あるいは髄膜腫などで，中頭蓋窩から側頭下窩へ進展した腫瘍の場合には，前述のquestion markの

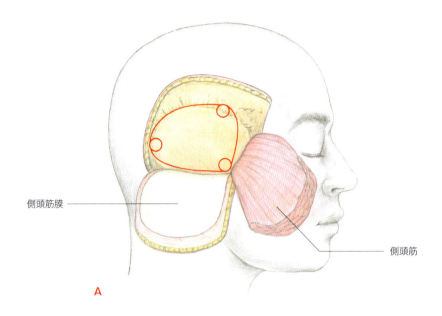

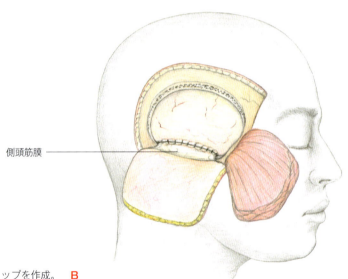

15 閉頭時の髄液漏予防対策
A：開頭時に側頭筋膜で有茎フラップを作成。　B：

皮膚切開後に前頭側頭開頭を行い，さらに頬骨弓をはずして中頭蓋底を削除することにより，側頭下窩の4cm程度下方にまで到達しうるため，容易に一期手術が可能である。この骨削除の際に，pterygoid plexusからの出血が問題となる。これは，中頭蓋底の骨を削除する際に，骨膜外に存在する静脈叢を損傷することによって起こる。鉗子などで不用意に骨を削除するのではなく，骨膜を残すようにドリルで丁寧に中頭蓋底を削除すれば出血は生じないうえに，その後の操作における凝固止血も容易となる。

閉頭の注意点（**15**）

錐体骨が削除されると切開した硬膜はほとんど縫合できないので髄液漏を防ぐ必要がある。錐体削除面や開頭縁の含気巣に下腹部より採取した皮下脂肪を充填し，フィブリン糊で固定した後，開頭時に作成した有茎側頭筋膜を錐体骨上面に敷き込み，筋膜の近位部を中頭蓋底硬膜に縫合する。通常，本法では，テント上の硬膜下に多量の空気が貯留するので，この後，最も高い位置で硬膜に小切開を加え，硬膜下に貯留した空気を人工髄液で置換する。骨弁はチタンプレートなどで固定し，骨欠損部を充填した後，順層に閉創する。

合併症予防のコツ

本法で共通して起こりうる合併症には，髄液漏，静脈灌流障害，骨削除時の脳神経障害が挙げられる。

● 髄液漏

髄液漏の予防には，錐体骨削除部以外にも開頭縁で生じ

うる含気蜂巣開放に留意した閉頭が重要であり，加えて，術前の画像で含気蜂巣が発達している髄液漏のリスクが高い症例では，術後の数日間腰椎ドレナージを行う。

● **静脈灌流障害**

静脈灌流障害は，シルビウス静脈の灌流パターンを術前に3DCTAで十分に把握しておくこと，またテント切断時に錐体静脈の走行に注意することが重要である。特に髄膜腫と異なり，三叉神経鞘腫では，上錐体静脈洞は閉塞しておらず，錐体静脈も順行性に流れていると考えるべきである。

● **骨削除時の脳神経障害**

錐体骨前半部の骨削除による脳神経障害の回避には，解剖学的指標である大錐体神経を温存し，オリエンテーションを付けたうえでの操作を行うことが重要である。

（堀口　崇，吉田一成）

III 頭蓋底病変

Posterior transpetrosal approach

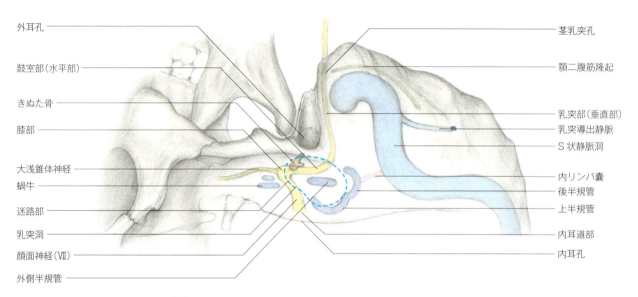

1 Posterior transpetrosal approachに必要な解剖

アプローチの概要

Posterior transpetrosal approachはS状静脈洞を覆う乳様突起骨を削除して，錐体斜台部あるいは脳幹腹側病変に到達する手術法である．病変の位置や大きさに応じて骨削除範囲を変更する必要があるが，基本的には乳様突起削除によるS状静脈洞の露出，錐体骨・乳様突起削除による三半規管の同定，顔面神経管，内耳道の位置の推定は必須事項である．また硬膜内操作ではテント切開を必須とする．テント切開と硬膜内術野展開を工夫することで視交叉下面から第三脳室底部に進展した頭蓋咽頭腫など視交叉後方テント上腫瘍にも適応可能である．術野の到達限界は前方では視神経周囲，尾側では頸静脈孔までとなる．

アプローチに必要な正常解剖

Posterior transpetrosal approachを安全に行うためには，錐体骨，乳様突起内に存在する重要構造の位置を立体的に把握することが必須である．立体構造を平面図で説明することは難しいが，それぞれの構造を安全に同定できるよう，学ぶべき解剖学的特徴を実際の手術手技の項で詳しく説明する．理解すべき解剖構造を列記すると，顔面神経（内耳道部，迷路部，膝部，鼓室部，乳突部），大浅錐体神経，蝸牛，三半規管，きぬた骨，乳突洞，内リンパ嚢，乳突導出静脈，S状静脈洞となる（**1**）．

適応

この到達法では小脳テントを切開することにより，テント上下にわたる広範な術野の展開が可能である．このため錐体斜台部髄膜腫，斜台部脊索腫など脳幹前面に進展する腫瘍はもちろん，視交叉下面から第三脳室底部に進展した頭蓋咽頭腫など視交叉後方テント上腫瘍にも適応可能である．術野の到達限界は前方では視神経周囲，尾側では頸静脈孔までとなる．また一言でposterior transpetrosal approachといっても，半規管削除の有無，蝸牛切除の有無，顔面神経移動の有無などによっていくつもの亜型がある．術前画像による病変進展範囲の詳細な検討によって，それぞれの病変に応じた骨切除範囲を選択する必要がある．

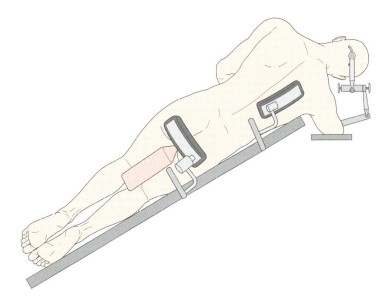

2 手術体位
腰椎ドレナージをすることおよび体幹を30°挙上することで頭蓋内圧を十分に下げた状態で手術を行っている。

体位，頭位

　全身麻酔導入後，術中の脳圧コントロールを容易にするためと術後髄液漏予防を考慮して全例で腰椎ドレナージを留置している。続いて患者は患側を上にしたsemiprone park bench positionをとり，患側側頭部が床と水平になるように頭部を固定している。また頭蓋咽頭腫などテント上病変への到達を目的とする場合には，さらに頭頂を床側にさげる必要がある。手術台の頭側を30°挙上し，頭蓋内圧が上昇しないよう十分配慮する。またこの時点で対側頸静脈の圧迫がないかも確かめておく（**2**）。頭側を十分挙上した手術体位をとることおよび腰椎ドレナージからの髄液排液によって頭蓋内圧を十分低下させた状態で硬膜外操作を行うと，硬膜外での術野展開が容易になり骨切除時間が短縮できる。

皮膚切開および筋膜骨膜弁採取

　耳介前方から耳介を取り囲み後頸部へと至る逆J字の皮膚切開が基本である。皮膚切開を行った後（**3A**），側頭部では帽状腱膜下に皮膚を剥離，上項線より2cm上方から後頭蓋窩は皮下の層で皮膚を剥離し，皮弁を翻転する（**3B**）。次に側頭筋膜後半部に切開を加えて筋膜を剥離，これを後方の骨膜と帽状腱膜，胸鎖乳突筋に連続させ，有茎の筋膜骨膜弁を採取する。側頭筋膜と胸鎖乳突筋のしっかりした連続を保つためには上項線上の骨膜，帽状腱膜を皮弁翻転時に温存させる必要がある。（**3C**）この方法では，後耳介動脈を温存した大きく血流の多い有茎弁を採取できる（**3D**）。この筋膜骨膜弁は硬膜閉鎖時に髄液漏を予防する目的で錐体骨上面を覆うために用いる。側頭筋は前方に牽引，後頭下筋群は各層で剥離し，下方に牽引し，側頭，後頭，後頭下骨を露出する[1]。

開頭

　Posterior transpetrosal approachでは錐体骨の切除範囲は腫瘍の大きさ，部位により症例ごとに異なる。本稿では最も使用頻度が高い迷路骨包を温存したretrolabyrinthine posterior petrosectomyについて説明する。

　まず**4**のように7ヵ所に穿頭を行い，側頭後頭下開頭を行う。次にわれわれは，術後の美容的な意味と髄液漏予防の目的で乳様突起外層のみを剥離し下方に翻転するsplitting mastoidotomyを行っている[2,3]。S状静脈洞の発達した症例では乳様突起骨表面からS状静脈洞までの距離が非常に浅くなるため，この操作により静脈洞損傷が起こらぬよう十分注意が必要である。術前CT画像の評価でこの距離が非常に短い場合には，あえてsplitting mastoidectomyにこだわる必要はない[4]。

アプローチの実際と解剖のポイント

●S状静脈洞の露出

　経錐体到達法においてS状静脈洞の安全な露出は最も基本的な手術手技となる。しかし一般にS状静脈洞壁は非常に薄く，錐体骨と強く癒着しているため，丁寧なドリル操作により骨皮質の薄皮一枚を残すような切除が重要と報

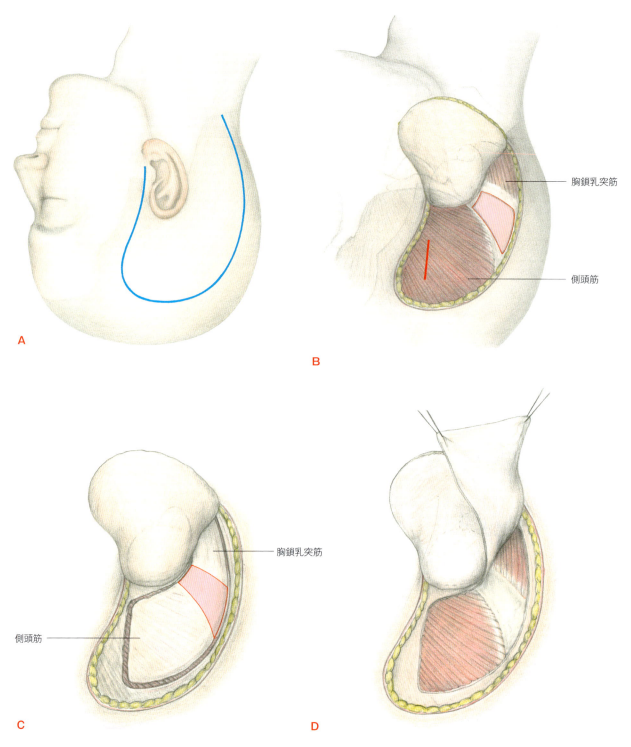

❸ 皮膚切開および筋膜骨膜弁採取法

告されてきた。われわれも以前は同様の方法で骨切除を行っていたが，手術中の観察からS状静脈洞は乳突導出静脈周囲と横静脈洞－S状静脈洞移行部のみ骨との癒着があり，その他の部位には癒着がないことに気づいた。このため，同部周囲のみをダイヤモンドドリルで切除し（5C），それ以外の部位では静脈洞壁を骨から剥離した後（5A）に，その上を覆う乳様突起骨を骨鉗子でかじりとっている（5B）。この手技により顕微鏡を使用する前の段階で，S状静脈洞を損傷することなく，容易かつ安全に下端まで静脈洞が露出可能となった。露出したS状静脈洞を後方に牽引した後，顕微鏡下に錐体骨切除を安全に行うことができる（5D）[4]。

130　Ⅲ．頭蓋底病変

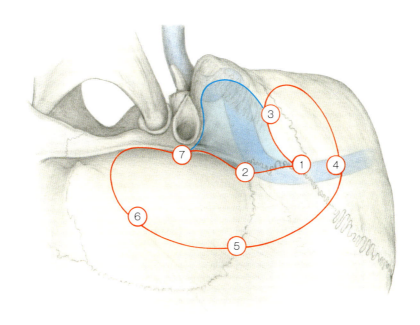

4 側頭後頭下開頭範囲と穿頭部位
　□はsplitting mastoidectomyの範囲を示す。

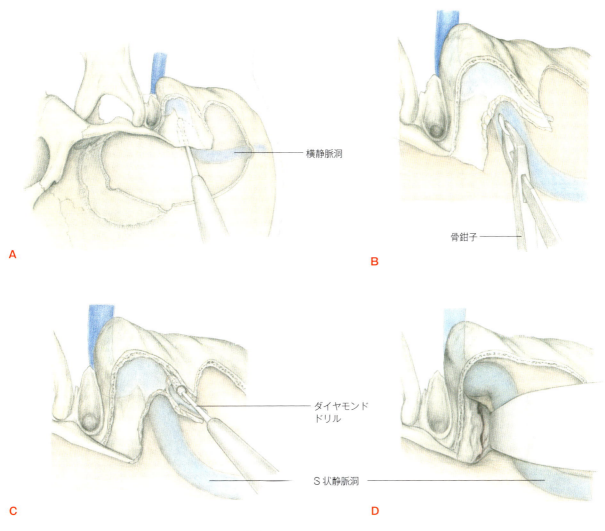

5 安全なS状静脈洞露出法

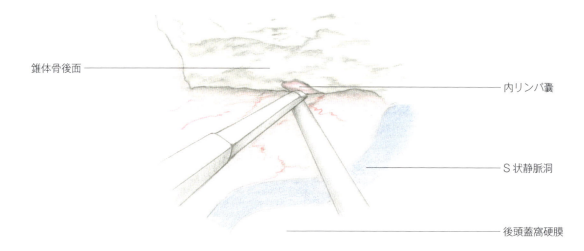

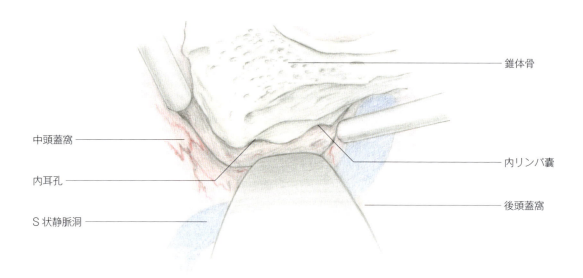

6 錐体骨後面の硬膜剥離
内リンパ嚢を切開し，内耳道後縁まで硬膜を剥離すると錐体骨切除時に半規管，内耳道の位置が容易に推定できる。

● 硬膜剥離と錐体骨露出

続いてS状静脈洞前方の後頭蓋窩硬膜を錐体骨後面から丁寧に剥離すると硬膜が錐体骨面にめくり込まれるような部位に遭遇する。これが内リンパ嚢である（**6A**）。これを凝固切断し，内耳孔後縁まで硬膜を剥離する（**6B**）。続いて中頭蓋窩の硬膜を剥離する。中頭蓋底硬膜は卵円孔，棘孔までは容易に剥離できるが，これより正中側では中頭蓋窩硬膜のperiosteal duraが神経，動脈に沿って頭蓋底の孔内に進展しているため，鈍的剥離は困難となる。そのためこれらの孔縁でperiosteal duraのみをメスあるいははさみで鋭的に切開し，固有硬膜をperiosteal duraから剥離翻転することで硬膜剥離を行う。

特に大浅錐体神経周囲ではこの神経に無理な牽引力が加わらないよう特に鋭的な剥離を心がける。大浅錐体神経は顔面神経管裂孔を出た後，中頭蓋窩のperiosteal duraとmeningeal duraの2葉の硬膜間を走行しているため，この操作により神経の温存が可能である。中頭蓋窩の剥離操作により大浅錐体神経，続いて卵円孔で三叉神経第三枝，

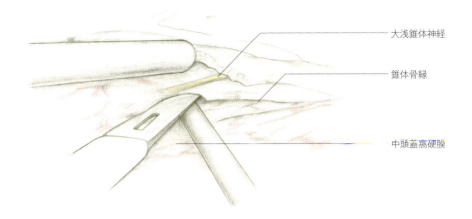

7 錐体骨上面の硬膜剥離
大浅錐体神経を剥離して錐体骨縁まで十分に剥離すると錐体骨切除が容易になる。

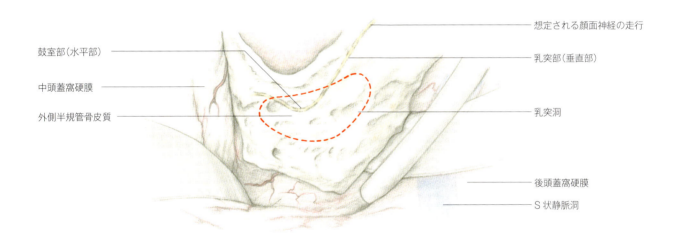

8 乳突洞の開放と外側半規管の同定

続いて三叉神経節外側を同定することが可能になる（**7**）。こうして中頭蓋窩，後頭蓋窩硬膜の十分な剥離が完成した時点で，錐体骨切除にうつる。すでに錐体骨，乳様突起が広く露出されているため広い術野で以下の骨削除を行うことができる。

● **錐体骨削除と半規管の同定**

次に錐体骨内重要構造物を確認しながら錐体骨切除を進める。まず外耳道直上の上耳棘の骨皮質をドリルで削除すると数ミリの深さで大きな乳突蜂巣である乳突洞が開放される。洞内では外側半規管の骨皮質が外側へと突出しているためこれを確認することで正確な外側半規管の位置を知ることができる（**8**）。顔面神経鼓室部（水平部）は外側半規管の真下を後方へと走行した後，尾側に急に向きを変え，乳突部（垂直部）へと移行する。このため外側半規管同定は顔面神経損傷を予防するうえでも重要な工程である。次に錐体骨を後頭蓋窩側から観察し骨を切除すると必ず内リンパ嚢の束状組織の延長上に後半規管が存在する。このため

Posterior transpetrosal approach

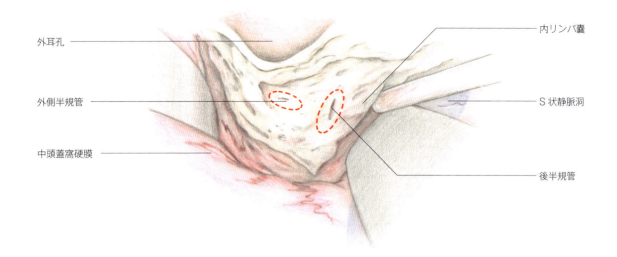

9 内リンパ管の確認と後半規管の同定

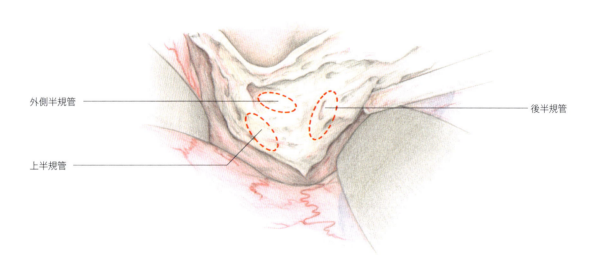

10 上半規管の同定

硬膜剥離時に硬膜の骨内への連続のようにみえる内リンパ嚢の位置を確認し，これをたどるように骨を切除することで後半規管の皮質骨を露出できる（**9**）。外側半規管，後半規管が同定できると両者から上半規管の位置が推定できる。上半規管は中頭蓋窩側から観察すると非常に中頭蓋底表面に近い位置に存在するためわずかな骨切除で上半規管の骨性迷路が確認できる（**10**）。続いて錐体骨稜を上錐体静脈洞に沿って前方に切除を進めながら，内耳道上壁，後壁の開放を行う。従来の経錐体到達法では内耳孔の位置を同定するのにしばしば苦労することがあったが，硬膜剥離の段階で内リンパ嚢を切開し，硬膜剥離を内耳孔部まで進めておく硬膜外に内耳孔を確認できるため同定に苦労することはない。また内耳道上壁開放の際に，内耳道底側を深く削除するとその前方に存在する蝸牛，顔面神経膝神経節を損傷する可能性があるため，内耳道の開放は錐体骨稜側つまり内耳孔側から進めるべきである。さらに錐体骨稜に沿って前方に骨削除を進めるが，錐体骨縁削除時の顕微鏡視野は後外側から前内側を向く形になる（**11**）。内耳道開

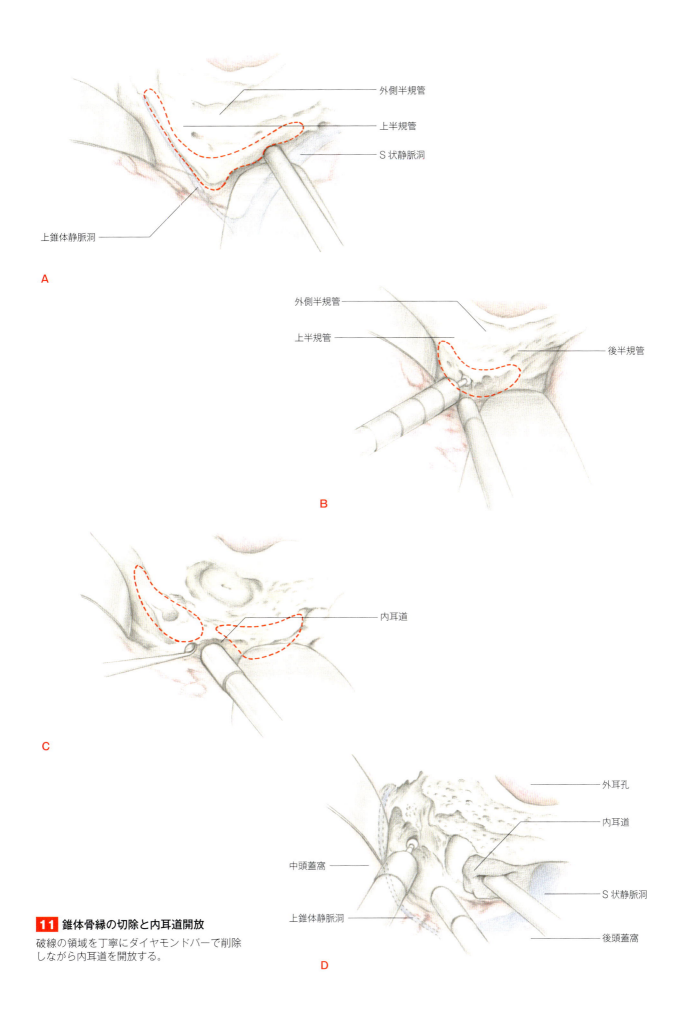

11 錐体骨縁の切除と内耳道開放
破線の領域を丁寧にダイヤモンドバーで削除しながら内耳道を開放する。

Posterior transpetrosal approach

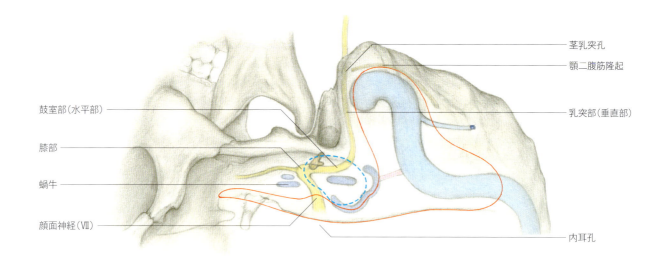

12 錐体骨縁の切除と内耳道開放の際に必要な解剖指標

放と錐体骨先端の切除において，蝸牛削除による聴力消失と膝神経節切除による顔面神経損傷は必ず避けなければならない合併症である。膝神経節は大浅錐体神経の延長線と外耳孔内耳孔を結ぶ線の交点におおむね一致する。また蝸牛は膝神経節の内側に位置している。これらの解剖指標を立体的に想像しつつ骨削除操作を進めると不意な損傷はなくなる（**12**）。

● 顔面神経の同定・露出

　病変によっては乳様突起削除を行い顔面神経の全走行を確認する場合がある。ここで顔面神経露出のコツについて説明する。顔面神経を安全に露出できる部位は乳突洞内顔面神経水平部と乳様突起内茎乳突孔付近である。この部位で顔面神経管を開放するとその間の走行を推定することができる。顔面神経を完全に露出する症例では聴力温存は不可能であるため，乳突洞内きぬた骨を除去し外側半規管を丁寧に削除すると水平部が露出できる。次に乳様突起を先端を削除すると顎二腹筋付着部である乳様突起溝の内側面への骨隆起である顎二腹筋隆起が確認できる。この隆起を前方に削除すると茎乳突孔へとつながる顔面神経管（垂直部下方）が開放できる。硬膜剥離時に確認した顔面神経膝部および内耳道の位置も合わせて考えると顔面神経の全走行を推定できることになる（**13**）。

● 硬膜，テント切開

　錐体骨切除後硬膜，テント切開にうつる。

　まず中頭蓋窩側硬膜を側頭開頭前縁に沿って中頭蓋底側に三叉神経第三枝外側縁を目指して切開する。次に後頭蓋窩硬膜をS状静脈洞の前縁と上錐体静脈洞の下縁に沿って切開する。次にそれぞれの切開線を，上錐体静脈洞を結紮切断することでつなげる（**7**）。

　上錐体静脈洞の切断部位は錐体静脈流入部より前方で行うと錐体静脈の順行性の流れが温存できる。われわれは上錐体静脈洞切断前にいったん後頭蓋窩硬膜を切開し後頭蓋窩側で錐体静脈を観察し，その流入点を確認後，錐体静脈流入点よりも前方で静脈洞結紮を行うようにしている。先に説明したが，この操作を行うためposterior transpetrosal approachであってもある程度の中頭蓋底硬膜剥離と前方の錐体骨縁切除が必要となる（**14**）。

　次に硬膜内操作では，側頭葉にできるだけ太い脳へらを，S状静脈洞側には1本の脳へらを用いて側頭葉，小脳を全体として移動させるように牽引する。局所の圧排は避け，脳全体を移動させる感覚でへらを用いる。上錐体静脈洞切断部から滑車神経硬膜入口部の5mm後方に向けて小脳テントを切開するのが基本である。しかしこの到達法を用いることの多い錐体斜台部髄膜腫ではテントそのものが腫瘍化しているため，テント切開は必ずしも原則通りとはならない。すなわち，腫瘍が主に後頭蓋窩に限局しテントの腫瘍化が少ない症例では，腫瘍の前縁でテント切開を型どお

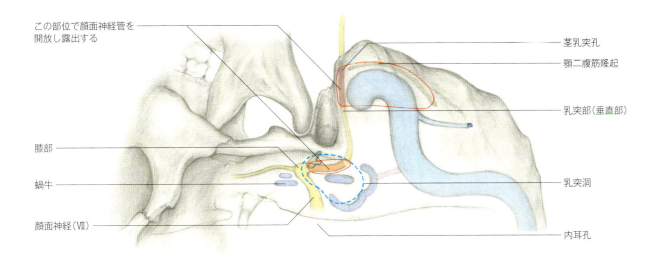

13 顔面神経の同定・露出

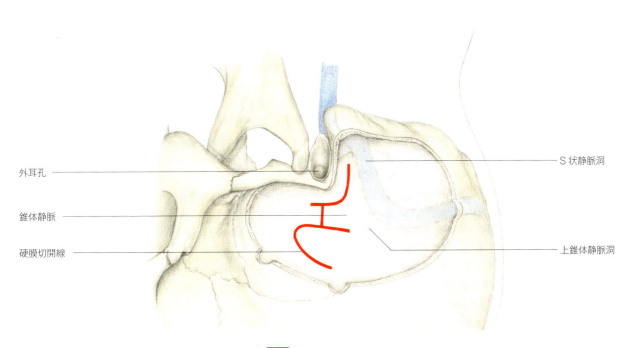

14 硬膜切開予定線

り早期に行うことで栄養血管が早期に処理できる。しかし腫瘍がテント全体を浸潤しているような症例では解剖学的指標を確認できないまま，腫瘍化したテントを前方で型のごとく切開するのは非常に危険である。この場合いったん腫瘍の後縁でテントを切開し，三叉神経，外転神経，動眼神経を脳幹側で同定後，これらを前方にたどりながら同時に腫瘍切除を後方から前方へと進めるとよい。いずれの場合もテント内側縁の切開時には，迂回槽くも膜下腔内をテント縁に沿って平行に走行する滑車神経を確認後，テントを切開するよう心がける。

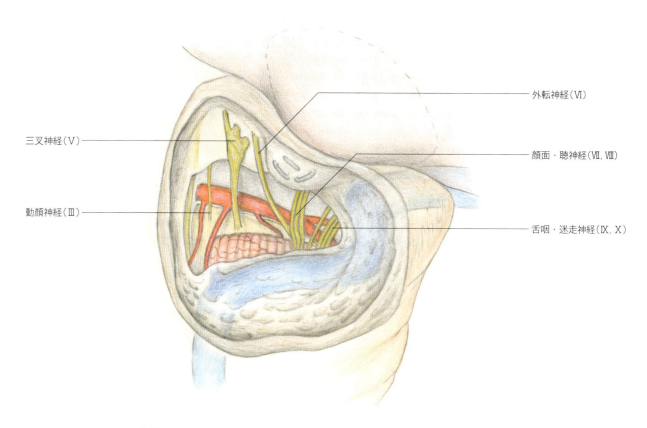

図15 Posterior transpetrosal approachで後頭蓋窩を観察したところ

● 脳内の観察

・後頭蓋窩腔の脳神経，血管系の観察

　後頭蓋窩硬膜を翻転するとまず三叉神経と第Ⅶ・Ⅷ脳神経が観察される。この到達法では尾側は頸静脈孔に入孔する第Ⅸ〜Ⅺ脳神経までが観察可能である。脳幹側では脳底動脈，前下小脳動脈，脳底動脈先端，上小脳動脈，外転神経を観察可能である（図15）。またメッケル（Meckel）腔を開放すると三叉神経の可動性がまし，後頭蓋窩組織の観察が容易になる。われわれはposterior transpetrosal approachを用いる大部分の症例でメッケル腔を開放し術野展開が容易になるよう工夫している。

　メッケル腔は上壁が小脳テントと中頭蓋窩硬膜からなり，その境界に上錐体静脈洞が走行している。また両側壁と底部は腔内に進展した後頭蓋窩硬膜からなっている。メッケル腔の開放は滑車神経を損傷せぬように注意深く小脳テントを前外側に牽引し，中頭蓋窩硬膜を上錐体静脈洞に平行に前方に切開するとメッケル腔が開放される。

・テント上腔の脳神経，血管系の観察

　顕微鏡の方向を外下側から吻側（頭側）に向け側頭葉を牽引すると，脳底動脈先端部，上小脳動脈，後大脳動脈，後交通動脈，動眼神経が順次観察できる。さらに頭側前方では視神経後部，内頚動脈C2部とその穿通枝，動眼神経の硬膜入口部を，またその後方では後床突起，視交叉下面，下垂体茎，乳頭体，第三脳室底までを術野におさめることができる（図16）。この術野からの手術は頭蓋咽頭腫の摘出において非常に有用である。

● 閉創の注意点

　硬膜は可能な限り密に縫合するがこの到達法では完全な硬膜縫合は不可能である。硬膜欠損部はあらかじめ採取した腹壁脂肪，あるいは側頭筋膜骨膜弁を用いて閉鎖することで術後の髄液漏を予防している。また術後は全例に腰椎ドレナージを行っている。

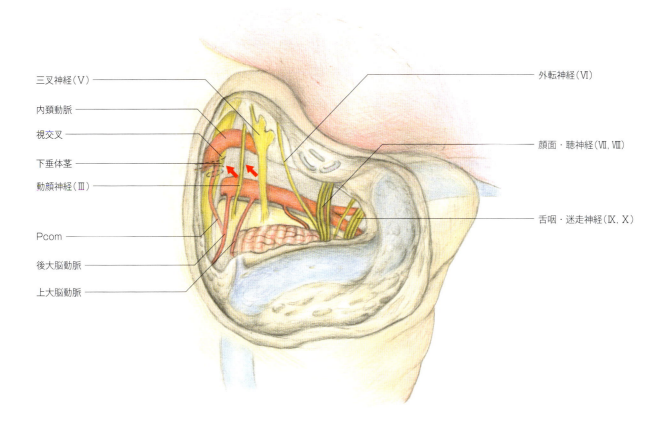

16 Posterior transpetrosal approachでテント上を観察したところ
視交叉下面，下垂体茎などを後交通動脈(Pcom)と動眼神経(Ⅲ)の間(矢印)から術野におさめることができる。

合併症予防のコツ

　到達法そのものに伴う合併症としては，錐体骨切除時の，S状静脈洞損傷，顔面神経損傷，聴器障害，錐体骨先端部切除時の三叉神経・外転神経障害などが挙げられる。しかしいずれも先に述べた注意点を守ることで回避可能な合併症となっている。しかし本書を一読したのみでこの手術到達法を行うには危険が大きい。本稿を参考に十分な微小解剖の理解を深め，また実際の手術見学を行った後に取りかかるべき手術法と思われる。

　また実際にこの到達法で到達する錐体斜台部髄膜腫，頭蓋咽頭腫などはさらに硬膜内操作で多くの危険を伴うがそれについては本稿では省略する。

（後藤剛夫，大畑建治）

III 頭蓋底病変

Far lateral approachとその拡大

アプローチの概要

Far lateral approachは，頭蓋頸椎移行部病変に用いられる頭蓋底到達法である．歴史的には，通常の外側後頭下開頭（lateral suboccipital approach）を外側に拡大する方法として乳様突起後半部の削除，S状静脈洞切断，第1頸椎（C1）での椎骨動脈の転移後の半側椎弓切除など，大孔部をより外側から観察して延髄腹側部病変に到達するlateral approachとして報告された[3]．その後，同部に対する到達法としてさまざまな方法が考案されて，報告者毎に異なる名称が用いられており，その一部を **1** に年代順に示した．詳細をみれば，それぞれが若干異なりはするが，それぞれの解説は本項の範囲を超えるため割愛する．基本的には，視野の方向に関しては2つの流れがあり，より外側を強調するもの（far lateral approach, extreme lateral approach）[7,9]と背外側を強調するもの（dorsolateral approach）[2]に分けられる．深部に関しては，C1半側椎弓切除，椎骨動脈転移，後頭顆（occipital condyle），顆窩（condylar fossa），頸静脈結節（jugular tubercle）の切除の有無が問題となり，それぞれの名称を入れた到達法の名称が用いられている．Wenらは，far lateral approachを基本としてtranscodylar, supracondylar, paracondylarを3つの変法として[9]，またSalasらは6つのvariationを報告している[6]．しかし，延髄腹側の病変を考慮した場合，硬膜内操作は下位脳神経より尾側が最も操作空間が大きく，同部から進入して斜台中部まで術野展開が可能な背側からの到達法の利点が大きく，筆者はdorsolateral transcondylar approachを基本として用いており（**2**），本項では本到達法を中心に述べる．

アプローチに必要な正常解剖

各種far lateral approach, dorsolateral approachを行う際には，局所の解剖の理解が必要となる．後頭下筋群の走行の理解や椎骨動脈の同定法などは，合併症予防と術野の展開にとって重要である．浅層筋群，深層筋群を **3** に示した．深層筋群の中で上頭斜筋，下頭斜筋，大後頭直筋で囲まれる後頭下三角（suboccipital triangle）は，直下にC1

1 Far lateral approachとその変法 – Terminology

Terminology	Author(year)
1) Lateral approach	Heros(1986); Geroge(1988)
2) Dorsolateral approach	Gilsbach(1987); Samii(1992)
3) Paracondylar apprroach	Gilsbach(1987)
4) Far lateral approach	Spetzler(1990)
5) Extreme lateral transcondylar approach	Sen(1990, 1994); Tedeschi(1992)
6) Dorsolatera, suboocipital, transcondylar approach	Bertalanffy(1991)
7) Unilateral Transcondylar suboccipital approach	Yamamoto(1991)
8) Suboccipital transcondylar approach	Lang(1993)
9) Far lateral transcondylar approach	Orgitano(1993); Dowd(1999)
10) Transcondylar approach	Al-Mefty(1996)
11) Far lateral approach with transcondylar, supracondylar, and paracondylar extensions	Wen(1997)
12) Transcondylar fossa approach	Matsushima(1998)
13) Supracondylar approach	Gilsbach(1998)
14) Far lateral transcondylar transtubercular approach	Spector(2000)

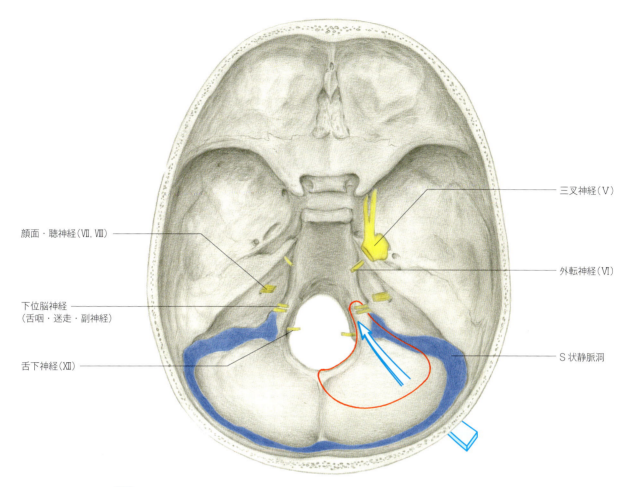

2 Far lateral approach(dorsolateral transcondylar approach)の進入方向

大孔外側を中心とした外側後頭下開頭の後，後頭顆，頚静脈結節を削除して斜台下部に到達する．視野の方向は，外側かつ尾側からである．

椎弓と椎骨動脈が走行するため，同定しておくことが大切である．また，S状静脈洞から出る乳突導出静脈（mastoid emissary vein），頚静脈球（jugular bulb）に入る顆導出静脈（posterior condylar emissary vein）などの導出静脈[5]，および椎骨動脈周囲の豊富な静脈叢など[1]，大量出血を避けるためにも理解が必要である（**4**）．

骨を露出後には，頭蓋底部の骨構造を把握する．底部からみた頭蓋底部の骨構造，後方から筋層剥離後の骨構造を**5**に示した．大孔部外側にはposterior condylar canalがあり，同部を導出静脈（emissary vein）が通る．その深部は骨が陥凹しており顆窩（condylar fossa）とよばれ，後頭顆（occipital condyle）はその奥にある．関節包に包まれているが，それを切除すると白色の軟骨面が露出される．後頭顆の長軸は矢状面に対して約60°の角度を形成し，舌下神経管はそのほぼ中央を直角に通過する．その外側部分は突出した頚静脈突起（jugular process）となり，同部の奥に頚静脈球が存在する．そのさらに外側は顎二腹筋溝（digastric groove）となり，乳様突起につながる．これらの陥凹，突出部がなにに相当するか，底面像と後方像とを対応させて理解することが大切である．

適応

Far lateral approachは，前述のように定義自体もさまざまであり，頭蓋移行部の広い範囲の病変に用いられている．大孔部より外側に存在する頚静脈孔病変は別途扱われることが多く，本項での主目的であるdorsolateral transcondylar approachに限定すれば，大孔部腹側で頚静脈孔より内側病変が適応となる．具体的には，髄膜腫，延髄腹側の神経膠腫（exophytic glioma），海綿状血管奇形，椎骨動脈瘤（脳底動脈下端まで），硬膜外病変では脊索腫，軟骨肉腫等が，対象となる．

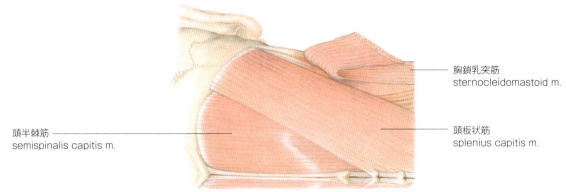

A

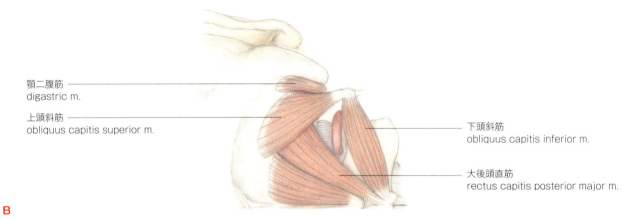

B

3 後頭下筋群

A：浅層筋群は上項線（superior nuchal line）に付着する。胸鎖乳突筋（sternocleidomastoid m.）を翻転すると，直下に内側に走行する頭板状筋，頭最長筋，その深部に尾側に走行する頭半棘筋が観察される。

B：浅層筋群を翻転すると，下項線（inferior nuchal line）に付着する上頭斜筋（obliquus capitis superior m.），大後頭直筋（rectus capitis posterior major m.）が観察され，これらと下頭斜筋（obliquus capitis inferior m.）でつくられるのが後頭下三角（suboccipital triangle）である。内部には，C1椎弓と椎骨動脈が走行する。

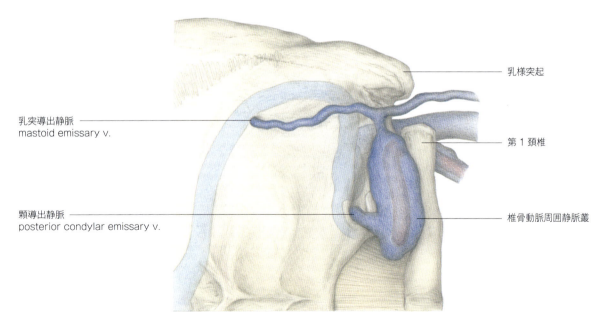

4 導出静脈と椎骨動脈周囲静脈叢

導出静脈は，乳突導出静脈と顆窩にある顆導出静脈が主たるものである。これらは，椎骨動脈周囲の発達した静脈叢とも交通している。

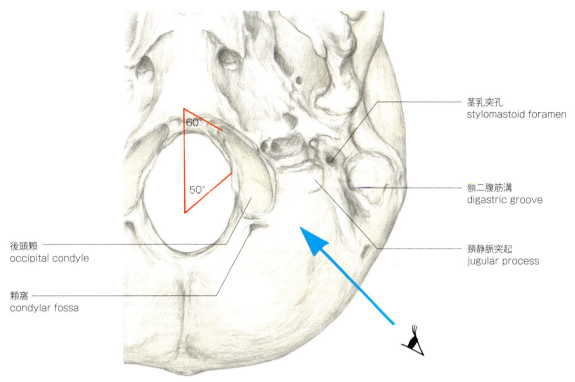

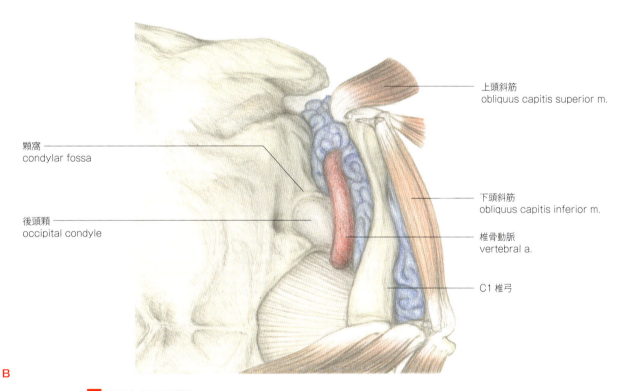

5 頭蓋底部の骨構造

A：頭蓋底部の骨構造。後頭顆（occipital condyle）周囲には，さまざまな骨隆起，陥凹がある。後頭顆の長軸は矢状面に対して約60°の角度，舌下神経管の角度は50°である。視野角度は60°ないしはそれ以上とすると，後頭顆部分削除の利点が大きい。

B：左側臥位で右後頭骨を後方から観察。後頭下三角を開放すると，大孔側から顆窩，頸静脈突起，顎二腹筋溝と，陥凹と突起が並んでいる。後頭顆は顆窩の深部に存在する。

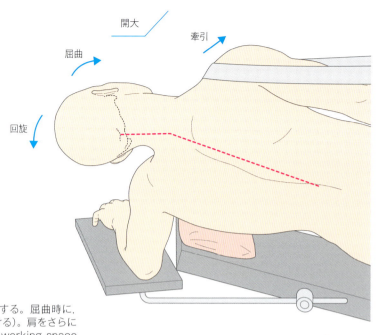

6 体位
上体を軽度挙上して頭部を側屈，屈曲する。屈曲時に，頸部頸静脈の圧迫に注意する（2横指開ける）。肩をさらに前方に牽引することで，側頸部に大きなworking spaceが得られる。

体位，頭位，モニタリング電極の設置

　体位は，側臥位で行う。上半身を挙上して頭部を床側に側屈し（床に平行），肩を前方に牽引すると，肩と頭部の空間が広がり，手前のworking spaceが拡大する（**6**）。このような空間を得ることで，患者側の術者の手を安定して術野周辺に固定することができる。また，頭部を屈曲しておくことで環椎後頭関節（atlanto-occipital joint）を亜脱臼させ，後頭顆の関節面を後方に突出させておくことができる。

皮膚切開，開頭

　皮膚切開は，hockey stick incision，linear incisionを好む術者も多い。しかし，本法での中心的視野角度が背外側であり，かつ後頭顆を中心に顕微鏡視野角度を左右－背尾側と動かす必要がある。このように考えるとhockey stick incisionでは，外側－背側からの視野角度は拡大するが，後頭下筋群が皮弁と一塊となって術者側に突出することとなり，術野が深くなる。また，linear incision（筋層もlinearに切開）の場合，筋層と開創器が両側に土手のように立つため背側からの左右の視野角度が得にくく，かつ術野も深くなる。このような理由から，筆者はS-shaped incisionとして尾側の術野を左右に拡大し，筋層もlayer-by-layerに左右に剥離して，開創器を用いることなくworking spaceと視野角度を得て術野を極力浅くしている（**7**）。大きなC-shaped incisionでも良い。

　皮弁は，胸鎖乳突筋（sternocleidomastoid muscle）を皮弁側につけたまま左右に翻転後し（skin hookにて），前述の如く浅層筋群を剥離する。頭板状筋（splenius capitis muscle）と頭半棘筋（semispinalis capitis muscle）を内側に翻転すると，深層筋群が露出されて後頭下三角が露出される（**3**）。椎骨動脈を損傷しないように上頭斜筋（obliquus capitis superior muscle）を外側に，大および小後頭直筋（rectus capitis posterior major and minor muscles）を内側に剥離して後頭下三角を開くと，脂肪の中に静脈叢に包まれた椎骨動脈が露出される。静脈性出血を防ぐ意味からも動脈を露出する必要はない。C1椎弓の椎骨動脈溝（groove for vertebral artery）から椎骨動脈を骨膜下に剥離して椎骨動脈に可動性をもたせる。顆導出静脈（posterior condylar emissary vein）を凝固切断すると，直下に顆窩（condylar fossa）が露出され，その深部の関節包を切開して後頭顆の関節面を確認しておく。この段階で後頭骨深部の骨構造はほぼ露出される（**5B**）。

　開頭は尾側を中心とした外側後頭下開頭を行う（**7**）。大孔部の開放は一側で通常は十分であるが，大きな腫瘍などでは対側まで開放しておく。後頭顆近傍まで骨削除した段階で，顕微鏡を導入したほうが安全である。C1の椎弓切除も行っておいたほうが，視野の展開が楽になる。

アプローチの実際と解剖のポイント

● 後頭顆の後半1/3の削除

　この段階から，顕微鏡を用いて操作を行う（**8**）。Drillingは，初めは4mmのextra-coarse diamondを用い，深部に向けて細いstandard diamondに変えつつ行うと時間を短縮できる。椎骨動脈もあるのでcutting barを用い

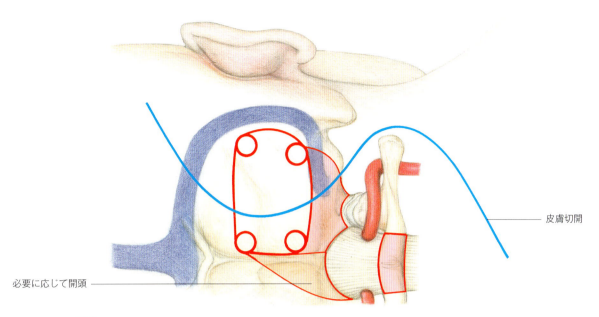

7 皮膚切開と開頭

皮膚切開は，乳様突起後方にS-shaped incisionとする。筋層を剥離後に，後頭顆を同定しておく。開頭は，大孔部からその外側を中心に行い，静脈洞の辺縁が露出されるまで行う。リュエルにて大孔の開放，顆窩の削除，C1椎弓切除を行っておく（▭の領域）。

必要に応じて開頭

皮膚切開

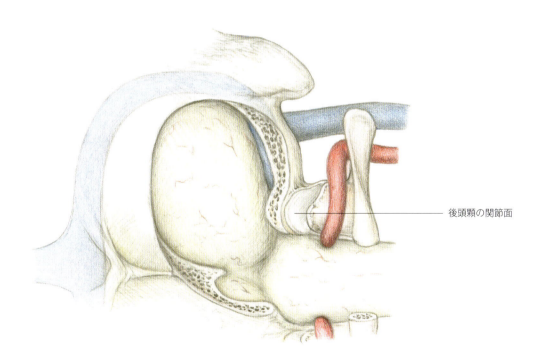

後頭顆の関節面

8 開頭後の後頭顆

後頭蓋窩および大孔外側部を十分に削除後，後頭顆とその深部の骨が術野に突出しているのがわかる。頚部の屈曲で後頭顆も亜脱臼して関節面（関節包摘除後）が後方に露出される。突出している部分を，関節面も含めてdrillingして削除してゆく。椎骨動脈の損傷に注意する。

Far lateral approachとその拡大

IV

脊椎・脊髄病変

IV 脊椎・脊髄病変

頸椎前方手術の解剖学

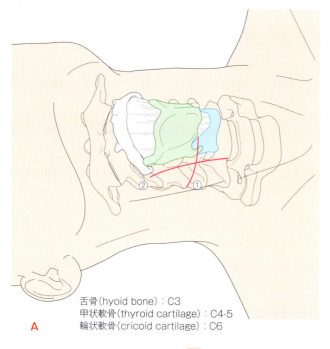
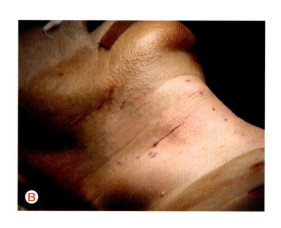

舌骨(hyoid bone)：C3
甲状軟骨(thyroid cartilage)：C4-5
輪状軟骨(cricoid cartilage)：C6

1 皮切
A：頸椎全欧固定術における皮切（①横切開，②斜切開）。
B：術中の皮膚の示唆と皮膚切開。

はじめに

　頸部脊椎症の外科治療においては，前方到達法と後方除圧の2つの選択肢があるが，前者は脊髄・神経根への圧迫を確実に除くことが可能であり，頸椎のアライメント（alignment）を改善でき，侵襲が少なく，治療効果の切れ味という点で優れている。頸部脊椎症に対する前方アプローチによる手術手技は，現在までにCloward法，Smith-Robinson法からはじまってさまざまな手技が行われてきたが[1,6-8,10]，筆者らが現在最もよく施行しているチタンケージを使用したSmith-Robinson法について，その実践的手技からpitfallまで述べる。

術前診断・手術適応と選択

● 術前診断

　頸部脊椎症にて神経根障害および脊髄症を呈している患者への補助診断としては，頸椎単純写真（6方向），CT，MRIをルーチンに行っている。多椎間病変の場合にはT2強調画像にて中間位，後屈位での変化をみるdynamic MRIを施行している。

● 手術適応および手術方法の選択

　頸部脊椎症にて神経根障害および脊髄症を呈している患者の症例で，頸椎カラーの装着による頸部の安静により，ある程度の症状の改善が期待できるが，次のような場合を，手術適応としている。
① 神経症状（神経根障害あるいは脊髄症）が強く，日常生活にかなり支障をきたしている。
② 6～8週間の保存療法（頸部の安静，鎮痛剤の投与）でも症状が改善しない。
③ MRI上著明な脊髄圧迫があり，急速な脊髄症状の進行がみられる。
④ 保存治療で一時症状が改善したものの，頸椎カラーを中断すると神経症状が悪化する。
　以上を複数認め，全身状態が全身麻酔および手術をするうえで支障がない例を手術適応と考えている。なお脊髄圧迫が強いにもかかわらず，神経症状が軽度な症例に対して予防的に手術することは原則的に行わず，経過観察のための定期的外来への受診を勧めている。
　頸椎症に対する手術方法としては，われわれの施設では前方到達法を第一選択と考えている。従って，脊髄に対する局所の圧迫が2椎間まで（まれに3椎間）は前方到達法と

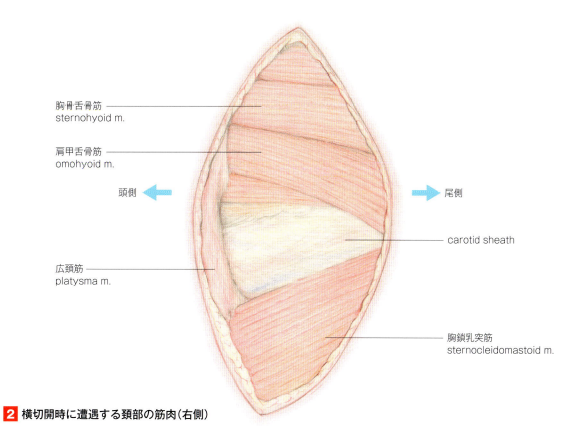

2 横切開時に遭遇する頸部の筋肉（右側）

し，3〜4椎間以上の圧迫，黄色靱帯による後方からの著明な圧迫，そして脊柱管狭窄症がある場合には脊柱管拡大術の適応としている。なお前方到達法では，通常は固定術を行っているが，若年者の一側性病変でinstabilityのない症例ではanterior foraminotomyを行っている。

手術手技と留意点〜前方固定術

● 体位

術者が右利きの場合には患者の右側からアプローチしたほうが操作しやすい。患者は仰臥位で薄い肩枕を入れ，頭部を左へ20°ほど回旋させる。上位頸椎レベルでは下顎が邪魔になるので，やや後屈にしたうえで十分に回旋させる。これとは逆に，下位頸椎レベルでは頭部を回旋しすぎると，胸鎖乳突筋が内側にかぶさってくるので，あまり回旋させないほうがよい。頸が短い患者の場合にはやや後屈にするとアプローチしやすいが，後屈をしすぎると脊髄の圧迫が強くなるので留意を要する。またすでに椎弓切除がなされている症例では後頸部にタオルなどを当てる操作は脊髄を圧迫する可能性があるので行ってはならない。

● 皮切

皮切は2椎間までは原則的に横切開を行っている（**1**）。横切開は患者の皮膚の皺に合わせて切開するが，その際術前に，中間位あるいは後屈位での単純写真にて，甲状軟骨との関係を確認しておくのがよい。皮切の目安としては，舌骨がC3甲状軟骨の上縁がC4，輪状軟骨がC6レベルとなる。なお横切開の際には，局所麻酔薬を皮下注すると皺がわからなくなるので，皮膚を消毒しドレープをかける前に，責任レベルに到達しやすい皺の上を浅くなぞるように切開し，ドレープをかける。斜切開では，一般的にいわれている胸鎖乳突筋（sternocleidomastoid muscle）の前縁ではやや外側すぎるきらいがあり，筆者らは正中線と胸鎖乳突筋の前縁の中間線で行っている。皮切した後は，剥離剪にて鋭的に剥離するが，この際，浅い部位では釣り針にて創を上下左右に展開すると操作がさらにしやすくなる。

● アプローチ

中下位頸椎に前方からのアプローチする際の一番の目安は肩甲舌骨筋であり，進入路は胸鎖乳突筋と肩甲舌骨筋（omohyoid muscle）の作る下向きのtriangleとなる（**2 3**）。この部分はルースな構造であり，創下方の内側には胸骨舌骨筋，甲状腺，さらに深部に気管，食道があり，外側には内頸静脈，総頸動脈が存在し，このtriangleの深部でcarotid sheathの直上より内側に展開すると容易に椎体前面に達する（**4**）。

前方到達法のアプローチの際には常にきれいな術野を保つことが重要であり，出血点はピンポイントにバイポーラにて止血し，大血管は結紮した後に切断し，小血管は凝固した後に切断する。TriangleのなかでC4/5以上の高さに

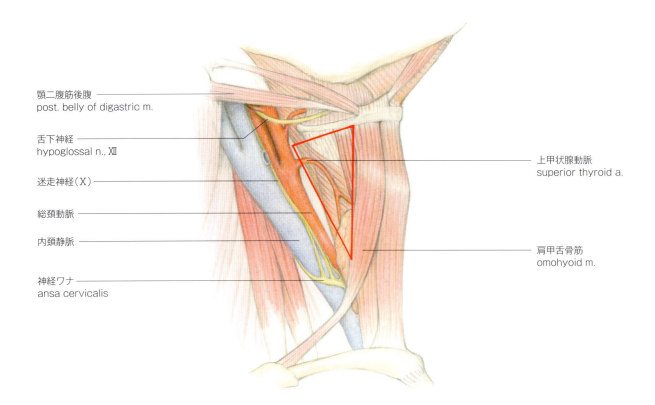

図3 頚椎前方アプローチで侵入するtriangleと周囲の局所解剖

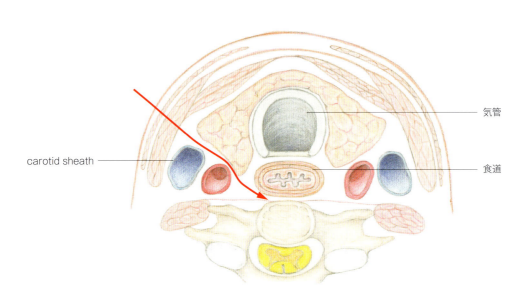

図4 頚椎前方アプローチ
甲状腺と総頚動脈の間よりアプローチする。

アプローチする際には上甲状腺動脈，C6/7にアプローチする際には下甲状腺動脈が視野に出てくる。

椎体までのアプローチで気をつけねばならない合併症の一つとして反回神経麻痺があり，特に下位頚椎へのアプローチでは注意を要する。反回神経の走行は左右で異なっており，反回神経は胸腔内で迷走神経から分枝した後，右側は鎖骨下動脈を，左側は大動脈弓を下から後方に回り，気管と食道との間を上行し，輪状甲状関節のすぐ後方で下咽頭神経となって喉頭に達する[2,3]（図5）。右側の反回神経は左に比べて，斜めに上行するので，解剖学的なvariationはあるにせよ，認識せずに下甲状腺動脈を結紮した場合，あるいは反回神経が走行する近傍で過度の筋鉤

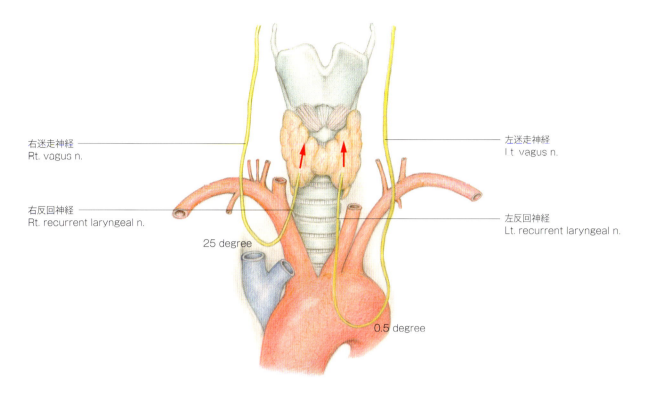

5 反回神経の走行と頚椎前面の解剖

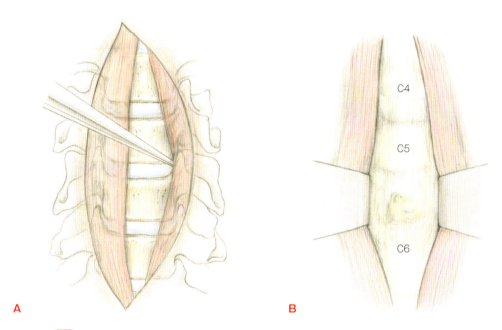

6 椎間板腔でのマクロ操作
頚椎前面のlongus coliをバイポーラにて凝固剥離し、開創器の爪の付いたブレードを挿入する。

等による牽引を行った場合には、反回神経の損傷が起こりうる。C6/7あるいはC7/T1にアプローチする際、肩甲舌骨筋の下方からアプローチすると反回神経損傷をきたしやすいので、アプローチの際には肩甲舌骨筋の外側をよく剥離し、鈍の釣り針をかけ下方に牽引したうえで、目的のレベルにアプローチする。

● 椎間板腔でのマクロ操作

目的の椎間板を露出した後に、開創器を頚長筋にかける。開創器のブレードは爪のついたものを使用するが、この際内側のブレードはやや長く、外側は短いものを選び、頚長筋をバイポーラを用いて剥離し、その内側にしっかりかけることが肝要である（**6**）。これは外側まで十分に骨棘を

頚椎前方手術の解剖学　157

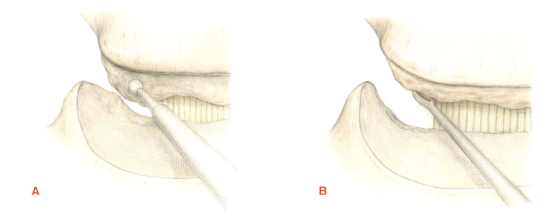

7 椎間板腔でのマクロ操作
A：ダイヤモンドドリルにて骨棘を薄くする．
B：鋭匙にて薄くなった骨棘を除去する．

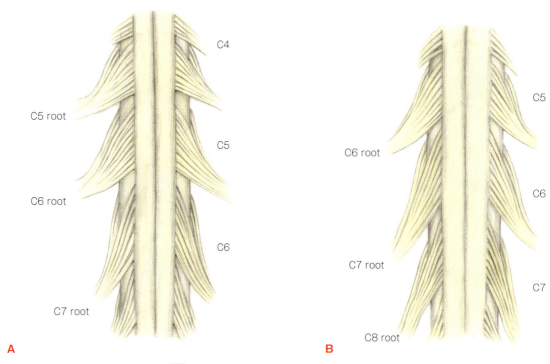

8 頸椎神経根の走行
下位頸椎にいくほど，神経根の走行は斜めに走行する．

削るために良好な視野を確保するのと，開創器の爪がはずれて気管あるいは総頸動脈など周囲の軟部組織を直接圧迫しないよう回避するうえで重要である．なお頸長筋の剥離にはモノポーラは使用せず，腰の強い太めのバイポーラを使用すると安全で効率的である．なお下位頸椎レベルでは，頸長筋をあまり外側まで剥離すると，sympathetic nerveを損傷し，Horner症候群を呈することがあるので注意を要する．また椎体前面の骨棘が発達している場合には開創器も固定しずらく，椎間板の摘出もできないのでドリルにて椎体前面の骨棘を削るが，この際カッティングバーを使用すると，周囲の軟部組織を損傷することがあるので，粗目のダイヤモンドバーを用いたほうがよい．

術中写真にてレベルを確認し終えたら，15番のスピッツメスにて椎間板を切除し，鋭匙および髄核鉗子にてラフに椎間板を摘出する．なお椎間板の郭清の際，最初に鋭匙はまっすぐのものを椎間板の線維を切るように使用し，スプレッダーを椎間板腔に入れた後には，弱彎の鋭匙を使用して椎間板を肉眼的にある程度摘出する．なお多椎間の前

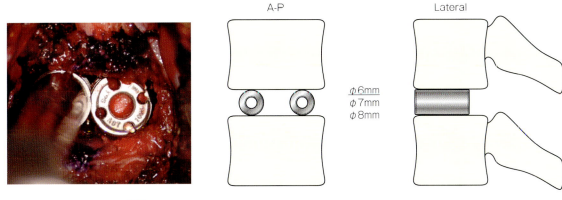

⑨ シリンダー型のチタンケージと挿入した後の模式図(前方固定)

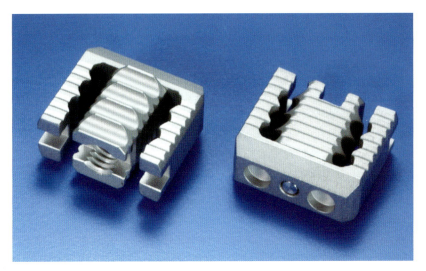

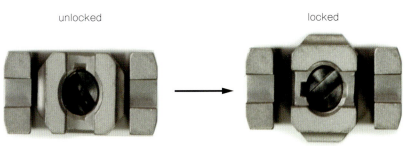

⑩ Box type型のチタンケージ(A-C)

根の基部が盛り上がるのを確認するまで側方の除圧を十分に行う。Migrated discや後縦靱帯の肥厚がある症例では2層の後縦靱帯を切除し，硬膜の除圧を行う。放散痛を示す症例では，神経根近傍の後縦靱帯にdiscがmigrateしていることが多いので，丹念に探し摘出する。また外側の静脈叢は時に著明に発達しているが，止血には微線維性コラーゲン塩酸塩(アビテン®)が非常に効果的であり，パウダー状のものを水でだいこんおろし状にし，出血点にベンシーツ®とともに押さえると，ごく短時間で止血される。なお頚椎の神経根の走行はレベルにより大いに異なり，C5神経根の走行は水平に近く，下位になるにつれ，斜めに走行することを念頭におかねばならない(⑧)。このことは椎体を部分削除して神経根の除圧を図るanterior foraminotomyでは特に重要である。

方固定術では，手術をするレベルごとに開創器をかけ直すのが，術後の頚部軟部組織の腫脹を避けるうえでも有効である。

● 顕微鏡下の除圧

骨棘の除去は顕微鏡下に行う。骨棘の除去にはダイヤモンドバーにて骨棘を薄くした後に，鋭匙にて除去するのが最も安全である(⑦)。上方の椎体にはまっすぐか弱彎のものを用い，下方の椎体には弱彎あるいは強彎の鋭匙を使用する。なお骨棘を鋭匙にて除去する際は，回すようにトルクを加えると容易に除去できる。最終的に神経

● 固定

十分に脊髄および神経根の除圧を行った後に，Smith-Robinson法での腸骨の代用に，現在ではチタンケージを挿入している[7](⑨)。使用するチタンケージは，以前はシリンダー型のものを各椎間板腔に2個使用していたが，現在ではbox typeでロック機構のついたもの(商品名：M cageSR)を使用している。外形は横幅14mm，奥行き12mm，高さが6mmと7mmがあり，ロックすると高さが上下に1mmずつ増加し，8mm，9mmとなるが，1個の使用で十分な固定力を有しており，操作性がよい(⑩)。

頚椎前方手術の解剖学

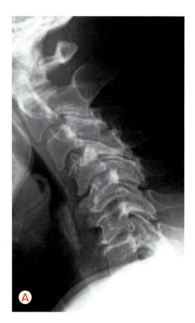
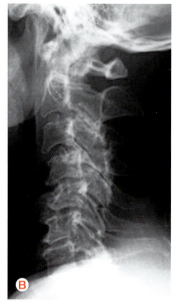
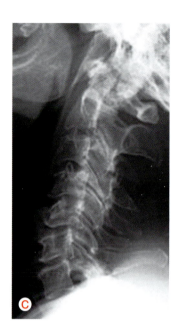

11 術前の頚椎X線写真（側面）

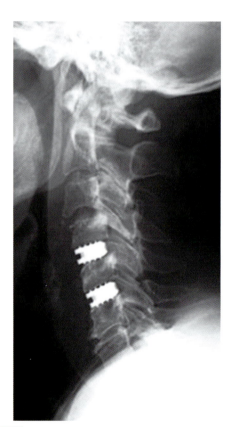

12 チタンケージ挿入後の頚椎X線写真（側面）

● 代表症例

　63歳女性。6年前より頑固な肩凝り，両手のしびれにて発症。入院時四肢の筋力低下，四肢の知覚障害，スパーリングテスト陽性等を認める。X線写真でC3/4～6/7で多椎間の頚椎症変化を認めたが，とりわけC5/6レベルで椎体の著明な亜脱臼を認め（**11**），C4/5, 5/6で脊髄の圧迫も強く，責任病巣と考え，C4/5, 5/6の2レベルの前方固定術を行った。術後，症状は著明に改善し，椎体のアライメントも改善した（**12**）。

● 術後管理

　術後の臥床は手術当日のみとし，術翌日からは起座および歩行可としている。術後の入院期間は10日間として，外固定としてソフトカラーを今のところ3週間程度着用している。

考察

　頚椎症の有病率についてのまとまった報告は少ないが，金らによればなんらかの頚椎症性変化を示すのは60歳以上の人口の11～26％にみられ7,100万人あたり32,000～55,000人にみられ，有病率が10年，手術適応が症状のある患者の20人に1人として，300件/100万人/年が手術対象となる指摘されている[7]。

　頚部脊椎症における治療法としては，大きく前方固定術と後方除圧術の2つに大別されるが，前者が圧迫病変を直接排除でき，脊髄および神経根の確実な除圧が行えること，頚椎のアライメントの改善が図れること，後頭筋群，靱帯，椎弓等の損傷がなく，出血量が少ないことなどが利点とされている。しかしながら，脊柱管狭窄症など広範に脊髄が圧迫されている場合には適応とならない。また後方除圧術と比べて，頚部前方には重要な解剖構造がいくつもあることから，手術を遂行する際には技術的にはより習熟することが必要とされる。

　前方固定における合併症としては頚部軟部組織，神経組

13 頚椎前方固定術で起こりうる合併症

軟部組織の障害	脊髄・神経根の障害
・嗄声,嚥下障害 ・Horner症候群 ・喉頭浮腫 ・食道損傷	・脊髄損傷 ・神経根損傷(C5神経根損傷) ・術後出血 ・偽性髄膜瘤 ・髄液漏・髄膜炎
移植骨・骨癒合での問題	採骨部の障害
・移植骨の脱転 ・偽関節 ・sinking ・脊椎の後彎変形 ・感染症	・採骨部痛 ・腸骨の骨折 ・meralgia paresthetica ・感染症

織,血管等の障害,反回神経損傷,椎骨動脈損傷,上喉頭神経損傷,食道損傷,脊髄・神経根損傷,とりわけC5麻痺が報告されている(**13**)[1-3,8,10]。

とりわけ反回神経損傷は,嚥下障害,嗄声等を引き起こすことで知られているが,下位頚椎へのアプローチの際に注意を要する。Clowardは前方固定術の症例の2%に声帯麻痺による嗄声がみられたと報告しており[1],Heenemanは85例のうち9例(11%)にみられたと報告している[3]。われわれの施設でも,頚椎症性神経疾患(頚椎症+OPLL)300例の前方到達法で一過性ではあるが4例の反回神経障害による嗄声がみられている[5]。

反回神経の走行は本論文のアプローチのなかで詳述したが,Ebraheimは左反回神経が垂直から4.7°+3.7°の角度で走行するのに対し,右反回神経は25.0°+4.7°とかなり斜めに走行し,内側では下甲状腺動脈(inferior thyroid artery)と近接しているので,同血管を結紮する際は,十分外側で処置しなければならないと報告している[2]。

また前方からの顕微鏡手術の際に,脊髄外科医が知っておくべき解剖構造の知識として後縦靱帯と静脈叢の関係がある。後縦靱帯の浅層(dorsal layer)は椎間板のレベルでperiradicular sheathに,椎体レベルでは硬膜と結合しており,前内椎骨静脈叢は硬膜外ではなく,後縦靱帯の2層間(deep and superficial layer)外側部に存在する[10]。後縦靱帯の中央部には静脈叢は存在せず,前方アプローチでは後縦靱帯外側は出血しやすく,浅層が硬膜と付着しており,dural tearのリスクが高い[9]。このことはとりわけ後縦靱帯の肥厚症例あるいは骨化例において重要となる。

固定するインプラントについては 腸骨を使用したものでは採骨部痛,腸骨の骨折,meralgia paresthetica,採骨部の感染など採骨部の問題のほかに,移植骨の脱転,偽関節などが指摘されていた[1,6,8,10]。しかしながら現在米国ではallograftと頚椎前方プレートを併用するのが多いのに対し,わが国では前方固定術の際に初期固定のよさもあり,チタンケージを使用する施設が非常に増えている。まだ高価格という医療費の問題あるいは骨と比べて硬いゆえにsinkingなどの問題があるが,安定した手術成績で低侵襲な手術を可能とすることから,今後もますます使われていくものと思われる。

なお頚椎前方固定術の長期での問題点としては,固定したレベルの上下(隣接椎間)の可動域増大とそれによる椎間板変性の進行が指摘されている。隣接椎間の再手術は5%程度といわれている[4]。隣接椎間の問題については,年齢的な,すなわち自然経過による椎間板の変性もあり,いまだ議論が多いところである。

まとめ

頚部脊椎症の治療において重要なのは,正しい手術適応とその病態に応じた手術選択である。頚椎症に対する前方アプローチは,低侵襲に脊髄・神経根の圧迫を直接除去できる利点がある反面,手術アプローチの解剖を良く習熟することが必須である。不用意な合併症を作らないためにも,経験を積んだ術者について習うのが最良の習得方法と思われる。

(飛驒一利)

IV 脊椎・脊髄病変

頚椎後方手術の解剖学

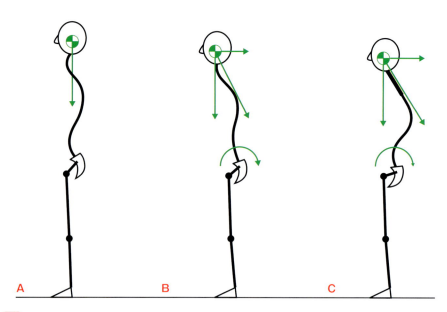

1 頭部の重心

頭部の重心は外耳道の直前に位置している．頚椎前彎が保たれていて，頚椎胸椎移行部もバランスがとれていると，頭部を含めた重心の位置は大腿骨頭，臼蓋の直上に位置する(**A**)．支持のための筋肉の活動をあまり必要としない．経済的で合理的な姿勢といえる．一方，頚部脊髄圧迫病変があると，内径を最大化するために頚椎は直線的（ストレートネック）となり，前彎が失われ，頭部重心は前方に移動する(**B**)．前傾した頚椎カンチレバーの先端に負荷がかかり，立位保持のために後頚筋の収縮が必要となり，疲労，頚部痛の原因となる(**B**)．二足立位歩行のためには上半身，頭部も含めて，全体重心は大腿骨頭の上になくてはならない．頭部，上半身の重心が前に移動すると，全体重心を保つために，腰椎の前彎強化，あるいは骨盤の後方回旋（pelvic tiltの増大）が起こる(**C**)．

アプローチの概要

頚椎後方の手術操作は，頚椎症性脊髄症（cervical spondylotic myelopathy：CSM），後縦靱帯骨化症（ossification of the posterior longitudinal ligament：OPLL），脊柱管狭窄症などの病態において，脊柱管を拡大し，脊髄の圧迫を除くために行われる．ときには椎間孔の近傍における神経根の圧迫を除くために行われることもある．さらに脳神経外科では，髄内腫瘍，髄外腫瘍で脊柱管の中にできた腫瘍を除くための，アプローチと再建に用いられることが多い．

手術の第一の目的は，脊髄ならに神経根に対するよい減圧を実現すること，あるいは硬膜内外の腫瘍をよく露出して安全に摘出することであるのはもちろんである．しかし，総合的に機能を改善するためには，神経学的な症状の改善だけでなく，長期的な健康と活動性を維持すること，そのために筋と骨のはたらき，運動性と柔軟性を維持することが重要である．

筋骨格機能を温存再建し，柔軟な屈伸，回旋の動きを残すことで，手術後の変形を避けるだけでなく，俊敏な運動機能を維持できる．さらに，本来の合理的なアライメントを維持，回復し，姿勢の改善を図ることができる．こうしたことの効果が複合して，日常生活における爽快感の回復につながる．

脊髄圧迫があると，脊柱管を少しでも広く使おうとする反応が無意識に働く．脊柱管の内径を最大限広く保って，脊髄圧迫を軽減しようとするためには，頚椎は前彎アライメントを失くして直線的であるほうが有利である．簡単にいえば首を前方にまっすぐ突き出した姿勢をとろうとする．すると頭部の重心は前方に移動し，後頚筋が脊柱のモーメントの先端についた重量を引き上げる力学的負担が大きくなり，慢性的な頚部の痛みになる（**1 2**）．脊髄圧迫を取り除くために脊柱管を拡大する際，脊柱起立筋群の起始と付着を保ち，これらの筋肉の機能を保って減圧すると，

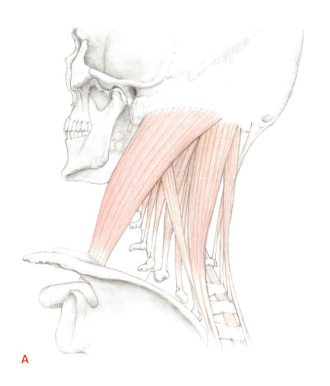
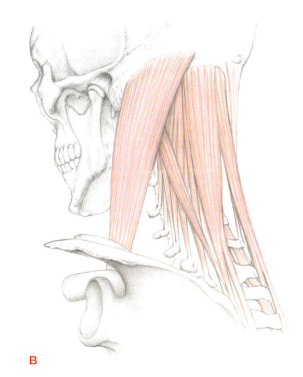

2 姿勢と後頚部痛
A：力学バランスのとれた姿勢。前彎も保たれていると，頭部重心位置は頚椎カンチレバー軸のやや後方に位置し，後頚部の筋群は弛緩状態となる。
B：前彎が失われて，力学バランスを失くした姿勢。頚椎カンチレバー軸は前方に傾き，頭部重心位置はその先端で屈曲方向の負荷となり，後頚部の伸筋群は緊張状態となる。

本来，生体力学的に最も合理的で経済的な姿勢，すなわち頚椎の前彎を回復することができる。

そうすることで，姿勢が改善するだけでなく，運動機能の低下や，疼痛不快[1,2]などを長期的に予防することが可能になる。そのためには，脊柱管を取り巻く筋肉，骨の構造をよく理解し，筋肉骨格の構造機能を保つ手術術式を施行することが重要である[3-6]。

われわれは正中縦割式の椎弓形成術[7]を，筋骨格機能を維持するものとすべく1990年代前半より術式を改良改善させてきた。約15年を経て，結果的に項頚部のすべての筋肉と，その骨への付着，起始を残して，棘突起と椎弓を形成再建する技法に発展集約させた[8]。筋層構築的な棘突起椎弓形成術（myoarchitectonic spinolaminoplasty：MSLP）と命名した。

この基礎となる解剖学と，術式概略について述べる。2,000件の症例に施行してきたが，所期の目的を達成し，効果を長期的に維持できることをすでに15年にわたって確認してきており，われわれの施設で学んだ多くの外科医に引き継がれて施行されていて，ひとつの完成形であると考えている。

筋肉，筋膜の解剖学的考察と筋層構築的手術の概念

頚椎後方の外科解剖においては，骨，筋肉にならんで筋膜も重要である。脊柱起立筋が張力を発生し伝えて脊柱を伸展させる機能を発揮するためには，筋肉線維が付着している筋膜を温存することが大切である（**3**）。筋肉ならびに筋膜を3層のグループに分けると，機能的にもよく整理分類できて便利である（**4 5**）。

表層から，第1層は僧帽筋（trapezius m.）である（**4A 6**）。第2層は頭板状筋（splenius capitis m.）（**5 7**）と頭半棘筋（semispinalis capitis m.）（**5 8**）であり，いずれもよく発達した筋膜で覆われ，筋膜ならびに筋線維は正中で丈夫な縫合構造をもつ。第3層は頚半棘筋（semispinalis cervicisi m.）（**5 9**）と多裂筋（multifidus m.）（**10**）である。

手術操作の際に顕微鏡下で観察し，分離すると，項靱帯といわれるような一体構造の結合組織は実は存在せず，3層の筋群の3つの独立した筋膜組織であることがわかる[8,9]。

第1層の僧帽筋は肩甲骨と上肢帯をつり上げるために重要な筋である。僧帽筋の筋膜の正中縫合が，手術で弱まると，肩甲骨を支える補助筋群である肩甲挙筋や菱形筋に過大な負荷がかかり，肩甲骨の内側の緊張，痛みの原因となる（**4B**）。

頚椎後方手術の解剖学 **163**

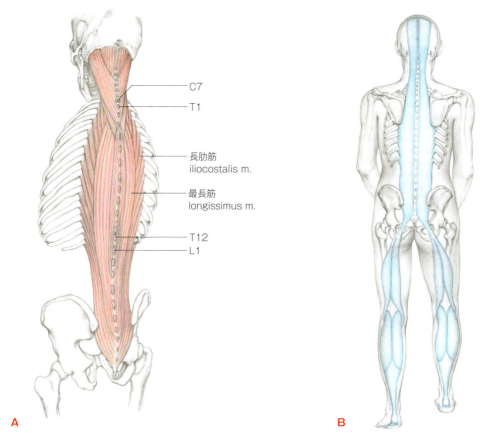

3 傍脊柱筋

傍脊柱筋は，互いに織りなすように長い距離を走り，筋膜に付着する。筋膜は後頭部から肩甲骨，骨盤さらには下肢遠位まで連続した構造である（**A**）。頚椎の高さでの張力は下位の脊椎のみならず，下肢筋膜にも伝達される。筋の張力はこの強靭なベルトを介して脊柱の彎曲を制御し，姿勢を制御する。この筋膜の機能的かつ解剖的な連続性は，myofascial meridianとよばれる（**B**）。

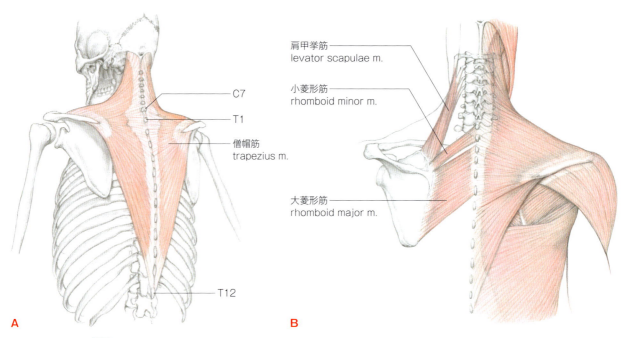

4 第1層の僧帽筋と筋膜

脊柱との接合をもたず「宙に浮いている」肩甲骨を支え，脊柱と固定する筋である。その筋膜は後方からの頚椎手術の際に最初に切開する構造である。筋膜の正中での縫合が離開すると，僧帽筋は筋力を発揮できなくなる。肩甲骨の挙上は，深部の肩甲挙筋，菱形筋などが代償するようになり，これらの筋群の負担，疲労が増し，痛みが出現する。

頚椎の中位より上では僧帽筋は薄いが，閉創の際にはその筋膜を同定して，確実に強固に縫合することが必要であり，術後の頚部痛の予防のためにも重要である。

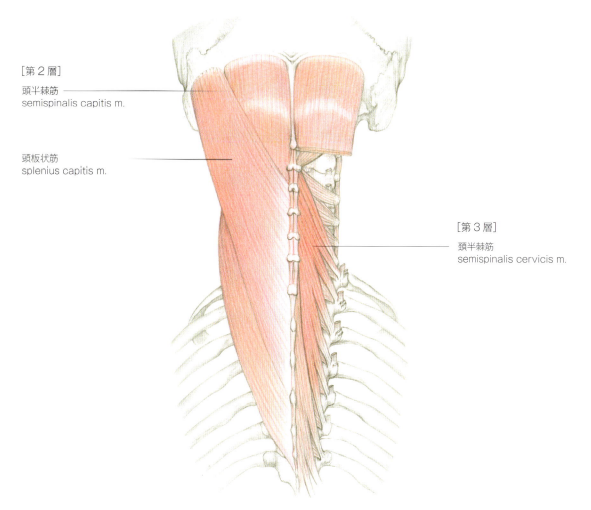

5 第2・3層の筋群

第2層は頭半棘筋(semispinalis capitis m.),頭板状筋(splenius capitis m.)である。どちらも頚椎,頭部の後方伸展のために重要な働きをする大きな筋肉である。また板状筋は中央であわさるV型の構造であり,回旋成分の動きをも担い,正中の縫合がその機能にとって重要である。これらの筋膜は,張力負担の大きさを反映して,しばしば正中で骨化している(Bársony骨化)。
頭板状筋は大きな筋肉だが,頚椎への付着は各椎弓ごとに椎間関節後面に付着している。関節突起を露出すると,ことに複数レベルで剥離した場合には,この大きな伸筋の機能が損なわれる。
第3層では頚半棘筋(semispinalis cervicis m.)が棘突起から各椎弓の外側へ付着している。C2棘突起には融合した付着があり,力学の集中する点として重要であるが,伸筋としての大きさ,作用は頭半棘筋のほうがずっと大きい。

　また第2層の頭板状筋(splenius capitis m.)は大きな筋肉で,頚部の伸展,回旋,傾けのために重要であるが,これもVの形をした左右の筋の筋膜を介して正中で合わさっている(5 7)。頭板状筋の張力が有効に作用するためには筋膜の正中での丈夫な縫合構造が重要である。実際に第2層筋膜の正中縫合は厚くよく発達しており,顕微鏡あるいは手術用双眼鏡(ルーペ)でアプローチすると,横方向の強い靱帯線維が織れ合わさっている様子が視認できる。第2層の筋膜は,骨化することも多い(いわゆるBársony骨化)。術後の後頚部筋の機能維持のためには,筋膜の頑丈な縫合再建が不可欠である。
　頭半棘筋も筋膜構造からすると第2層筋群に含まれる(8)。これは後頭骨に付着する大きな筋で,左右の束が並行して走る。頚椎への付着は,分岐して,外側塊・椎間関節の後面につく。頭蓋頚椎の後屈,前彎維持に重要な作用を果たす。中位頚椎の手術の際に,椎間関節後面の筋付着をはがしてしまうと,大きな頭半棘筋の働きを失うことになり,術後,後彎変形の原因となる。
　第3層の筋群は棘突起から椎間関節後面を結ぶ頚半棘筋,椎間関節とその上の椎弓を締める働きをする短い多裂筋からなり(9 10),疎で薄い筋膜に包まれている。頚半棘筋は頚椎伸展,前彎維持の作用をもち,特にC2棘突起に付着が大きいことはよく知られているが,実際には,第2層の筋群のほうがはるかに大きく強力で重要な作用をなす。多裂筋は椎間関節を締めて安定化する働きをする。

　1992年から両開きの椎弓形成を改変して挙上した両開き椎弓間には単なる「スペーサ」でなく,ハイドロキシアパ

6 第1層の筋：
僧帽筋 trapezius m.

肩甲骨を懸架する最大の筋。後方手術の正中切開においては最初に切る筋膜である。張力発生のためには，筋膜の正中縫合が強固であることが必要である。閉創の際には，正中で強固に再建することが必要であり，中央で分離すると，あとで頚部，肩の筋肉痛の原因となる。C3より上では筋肉，筋膜ともに薄いことも多いが，閉創の際には，よく確認して強固に縫合再建する

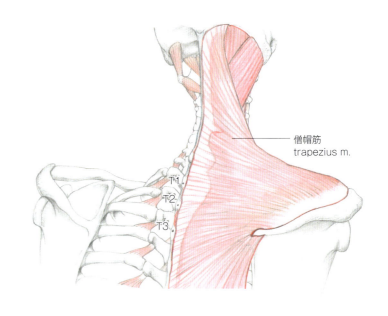

7 第2層の筋：
頭板状筋 splenius capitis m.

後頭骨，乳様突起の付近から起こり，頚椎を回旋ならびに伸展させる強力な筋肉。痙性斜頚に関与することの多い筋肉でもある。第2層の筋膜の線維は正中で強固に合わさり，しばしば骨化している（Bársony骨化）。MSLPの際には正中で正確に切り，筋線維は傷つけることのないようにする。骨化していたら，ドリルで正中を分離し後に縫合する。張力発生のためにも正中の筋膜縫合が重要であり，閉創再建の際には，非吸収糸で強固に縫合することが重要である。

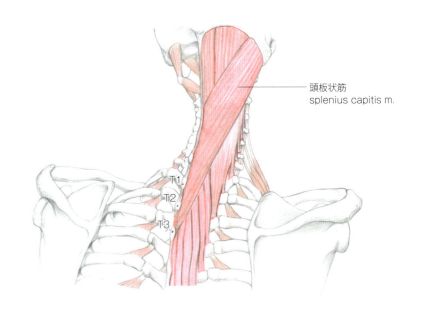

8 第2層の筋：
頭半棘筋 semispinalis capitis m.

後頭骨の下部に付着する大きな筋肉であり，筋腹は分かれて，関節突起の後側面に付着する。MSLPを施行する際には，第2層の筋膜を正確に正中で切開し，筋肉に切り込まないようにする。また，外側溝を切るときには，関節突起の付着の下で操作し，付着をはがさないようにする。

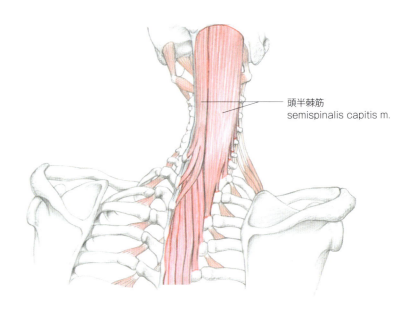

9 第3層の筋：頚半棘筋 semispinalis cervicis m.

棘突起から起こり、関節突起の後面に付着する。C2棘突起への付着が大きい。棘突起と関節突起間の距離を制御して伸展に寄与する、short extensorである。後頭骨と中下位の頚椎関節突起との間を結んでいるlong extensor（頭半棘筋、頭板状筋）が収縮するときに、頚椎全体の後彎を均等に整える。MSLPでは、棘突起に付着した筋ははがさずに、骨を分割するので、すべてこの付着は残すことになる。また外側溝はこの筋肉が、関節突起に付く内側で掘削する。

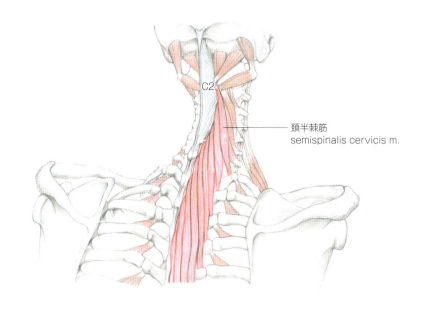

頚半棘筋
semispinalis cervicis m.

10 第3層の筋：多裂筋 multifidus m.

棘突起と椎弓の尾側縁から起こって、各関節突起の後面についている。椎間関節を圧迫して動きにくく締める作用をもつ。すべりの動きを制御することに寄与する。筋層構築的な手術の際にはこれをたもったまま、外側溝を切るようにする。椎弓への付着の外側で、関節突起へ付着する筋腹の下で骨に溝を切る。
C2/3の間で間隙が狭いときにはやむをえず、多裂筋を除くことがあるが、この部分は小さいので影響は少ない。

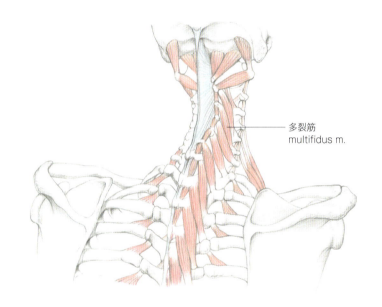

多裂筋
multifidus m.

タイト（hydroxyapatite：HA）で棘突起を作成し、筋肉付着を再縫合して再建させて、伸筋群機能の温存を図った。さらに第1層、第2層の筋膜正中縫合の再建、椎間関節後面の筋肉付着の温存、多裂筋の温存を図っていた。これで従来の通常の両開き椎弓形成に比しての改善効果はあり、術後1年で首の疼痛を訴える頻度は22.3%と低かった。

2002年からはさらに棘突起の第3層筋付着をたもったまま縦割する方法を加えて[4]、人工棘突起に第3層の筋肉を縫合するのでなく、棘突起の骨板として固定する方法に改良して、頚半棘筋の萎縮をさらに防ぐことができるようになった[8]。HAインプラントのデザインは変えていないが、サイズを調整し、拡大効果を強化改善しながら、現在まで頚椎手術の主術式としてわれわれのプラクティスを担っている。

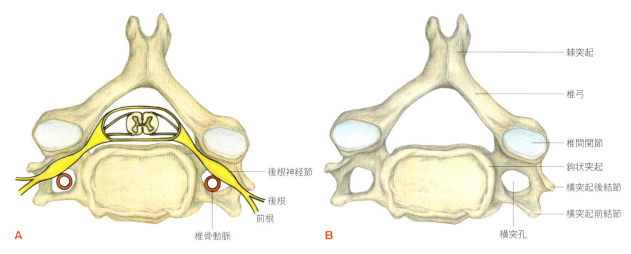

11 第6頸椎（C6）

神経と脊髄機能的分節の解剖学的な位置（高位診断）

C6神経根は，C5/6椎間孔から出る（**11**）。C7神経根はC6/7椎間孔から出る。C8神経根はC7/T1，T1神経根はT1/2椎間孔を通過する（**12**）。

脊柱管の骨としての長さと神経としての脊髄の長さが異なることはすでに頸髄で顕在化している。脊髄がより短いがために，C7前根のもととなる前角細胞の存在するC7の分節があるのは，C6/7椎間の高さではなくて，実際にはより高いC5椎体のあたりにある。実際にC5/6椎間板の高さでの脊髄損傷例の神経所見をとると，いわゆるC7支配の筋群すなわち三頭筋や手首伸筋はよく保たれていて，手指の屈曲が障害されている。C5/6は最も椎間板ヘルニアや靱帯肥厚，骨棘形成などの骨変化が起こりやすい部位であり，ここに人間の知的な活動に必要な手指の巧緻運動に関する機能があることは，まことに皮肉なことである。

脊髄分節性障害と伝導路障害の診断

脊髄疾患の神経所見をとるときには，絶えず分節性の障害と伝導路障害に分けて考えることが有意義である。すなわち頸髄の障害の場合には，上肢の巧緻運動障害，感覚障害は分節性障害によるものであり，痙性歩行，後索症状は伝導路障害であり，あるいは圧迫が一側に強い場合にみられるブラウン・セカール（Brown-Séquard）症候群の温痛覚の障害なども伝導路障害である。

分節性の障害では，分節に含まれる要素である神経根ならびに後角，前角，脊髄内を走行する前根線維などの機能の変化をみている。C5/6椎間部分での脊髄圧迫による巧緻運動障害などは典型的な分節性の障害であり，また後角の変性が進んだときのしびれ感，異常知覚なども分節性の障害である。intramedullary spinal rootという言葉にも表されるとおり，神経根の出発である神経前角細胞と脊髄からの出口であるroot exit zoneの間，神経線維は髄内を走っている[10]。脊髄内の走行であるから脊髄圧迫，脊髄症によって障害されるわけである。神経根が脊髄から出たあとで障害される神経根症との鑑別は非常に困難であるので，脊髄症と神経根症との峻別はあまり意味をもたない状況も多い。

純粋なる神経根症は，脊髄を出た神経根が椎間孔の内部の圧迫で障害される状態である。この痛みは激しく，また比較的神経根の皮膚分節に沿った痛みを呈することが多い。慢性期になると筋力低下などは少ない。神経根症の痛みは非常に激しく，「腕を切り落としてほしい」などと過激な表現で訴えられることが多い。脊髄症の痛みも椎間板ヘルニアなどで脊髄が圧迫されたときには，同様に激しい痛みを起こしうるので両者を鑑別することはなかなか困難である状況も多い。神経根自体の痛みは，圧迫因子が骨棘であって縮小しないものとしても，神経根の経時的な機能低下により次第に治まることも多い。また上肢下肢の運動は神経叢を経由しての筋肉支配であるため，根の1本が障害されても交差吻合する隣接レベルの神経根から機能の代償があるため，筋力低下に関しては比較的症状が出にくいといえる。

筋層構築的な手術アプローチの実際：中位頸椎の場合

皮膚切開は正中線上に行う。通常はC3～6の椎弓を開くことが多いので，C2とC7をよく触れて，それぞれの頂点から頂点まで指で触れながら切るようにする。C3～6棘突起と筋付着を指で挟みながら中央を切るようにすると，正中線を逃しにくい。皮膚切開でしっかりと正中線を捕まえることが重要であるが，注意すべきは皮膚の正中線と骨の正中線あるいは筋肉の正中線とがずれていることもあり

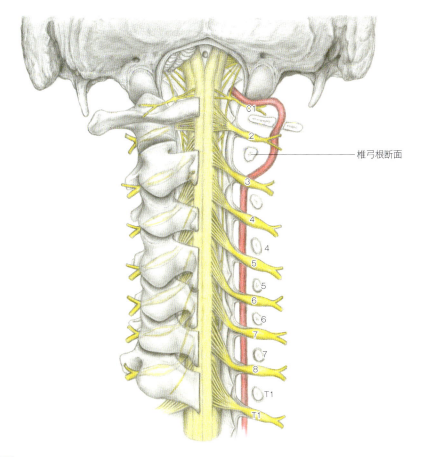

12 脊髄-神経根の分節と脊椎の分節の位置関係

頸椎では後頭骨とC1の間から出る神経根がC1とよばれ，頸髄N番の神経は，同名N番の脊椎の上の椎間孔から出る。脊椎C7とT1の間から出る神経根はC8神経根である。
骨の長さのほうが脊髄に比して長いことはすでに頸髄レベルで始まっているので，C6/7椎間孔から出るC7神経根のもとになる脊髄分節，すなわちC7前角細胞や後角の入力の主体のあるところは，骨でいえば，C5/6椎間板より高くC5の骨の高さである。
胸腰椎以下では，T1とT2の間から出るものがT1神経根とよばれ，胸髄あるいは腰髄N番の神経は，同名N番の脊椎の下の椎間孔から出る。L4とL5椎体の間の椎間孔から出る神経根はL4である。

うるということである。皮下に入ったら，項靱帯を鋭的に正確に機能的正中線で切開する。項靱帯は3層構造からなり各々明確に区別して認識することが重要である。

手術は顕微鏡もしくは高性能の手術用ルーペを用いて拡大視の下に，これらの構造を観察しながら行う。筆者が開発した実像式屈曲光学系双眼鏡は疲労が少なく脊椎手術に適している[11]。

第1層は僧帽筋筋膜である。第2層は頭板状筋ならび頭半棘筋の筋膜・腱膜である。頭板状筋は乳様突起周囲から起こりV字状に走行，C6, 7レベルで棘突起に付着している。頭板状筋の両側塊の間を正確に切開分離して進み，頭板状筋の腱を左右に離断する。下にある頭半棘筋の筋肉自体に切り込まないように注意する。筋線維をみることなく正中で棘突起まで進むことが目標であり，実際に可能である。これらの操作には，先端が細く鋭く筋肉に挫滅をあたえず安定に固定されるリトラクターが便利である[12]。頭板状筋筋膜は，多くの場合しばしば骨化（Bársony）してい

ることがみられる。大きな骨化巣に当たったら迂回せず，骨化巣正中でドリルを用いて左右に切開分割する。閉創の際には，分割したそれぞれの骨化巣にドリルでワイヤー穴を開けて最後に縫合閉鎖している。第2層の筋膜をC3上部まで，機能的な正中線上で正確に切るとC3～6棘突起の上端部が現れる（ 13 ）。C2棘突起における頸半棘筋の三角状付着を触知確認すると，C3が大きいとき，あるいはC2と近接して紛らわしいときにも，レベルを間違うことがない。

サジタル・ソーを用いてC3～6棘突起の縦割を行う（ 14 ）。筋肉と骨との間の付着は一切切り離さない。頸半棘筋の付着を棘突起からよけるようにプローベを用いると，棘突起と椎弓との移行部を観察することができる。棘突起と椎弓との移行部（spinolaminar junction）の高さを認識して，そこまで棘突起を分割する。移行部の高さまで至ったら，骨ノミを用いて先端を基部にさして支点として，梃子で開くようにして倒していく（ 15 ）。両側に開いた棘突

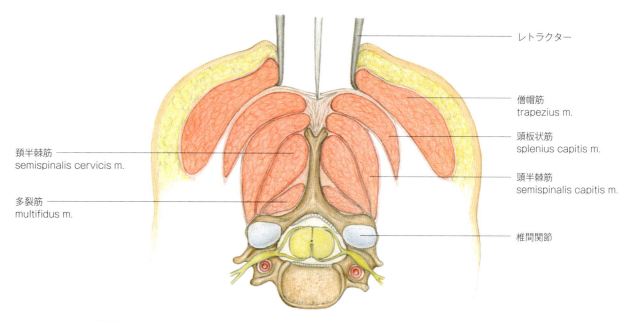

13 筋層構築的棘突起椎弓形成術（MSLP）：第1段階
筋膜を層ごとに正中で切開する。項靱帯（nuchal ligament）といわれるものは顕微鏡で観察すれば，3層の筋膜の集合体である。第1層は僧帽筋の筋膜，第2層は頭板状筋，頭半棘筋の筋膜，正中で骨化していることも多い。第3層は頚半棘筋の筋膜で疎な組織である。それぞれを独立した層として確認しながら鋭的に筋肉に切り込むことなく正中で切開し，棘突起まで達する。

起板と椎弓との間を，サジタル・ソーを用いて離断する。こうして深層筋すなわち頚半棘筋（semispinalis capitis m.）と多裂筋（multifidus m.）を付着させたまま，2枚の棘突起板として左右に展開する。このとき，棘突起と椎弓の移行部よりも側方においては，椎間関節後面までは筋肉は付着していないが，尾側においては多裂筋が椎間関節後面と棘突起あるいは椎弓尾側端との間に張っている。これもそのまま温存する。多裂筋は小さいが，その付着起始からして椎間関節を締める作用があり，関節の安定性維持に寄与している。棘突起と頚半棘筋の左右への展開が済んだら，通常の正中縦割法のように引き続き3mmのダイヤモンド・ドリルをとって，残った椎弓の正中線上を切る（**16**）。このときに椎弓下面の皮質骨を薄く1枚の紙のごとく残し，薄く残った部分はドリルではなくケリソンパンチを用いて安全に切る。

　正中分離をC3からC6まで終えたら，今度は外側溝を切る（**17**）。このとき頭半棘筋の機能を損なわないように，各椎間関節後面への付着の内側で溝をドリリングする。外側塊に付着している筋肉枝の一つひとつは比較的小さくみえるが，これがすべて集まって，後頭部で大きい頭半棘筋になる。多くの箇所で椎間関節，あるいは関節突起後面を露出してしまうことは，大切な伸筋の機能を破壊することになる。

　多裂筋も頚半棘筋，頭半棘筋も残して，その下（腹側）で外側溝をドリリングするのは，少々慣れを要する。しかし多裂筋が椎弓に付着するところの外側をみて，同時に椎間関節内側縁を触知し，頭半棘筋の付着している線よりも内側でドリルすれば，頚半棘筋，頭半棘筋，多裂筋の付着を傷めずに，安全に施行できる。術前CT上で外側溝の計画ライン，椎間関節の内側縁から正中線までの距離を計測しておくと確実である。はじめに小さめ（3mm）のダイヤモンドバーを用いて，この外側溝ラインをしかるべき位置にマークする。少し大きなバー（5mm）に換えて，骨の中でこのラインを上下に広げていく。上端下端ともに骨は折れ曲がり断面になっているので，それを平面にすることが必要となる。上端下端でのこの操作は，下方向に圧力を及ぼさずに軽い力による接触で慎重に行うことが必要である。無理な力を下方（腹側）にかければ，ドリル先端が椎間孔に入り込んで神経根を損傷しうる。海綿骨を削除し，皮質骨を薄くすると，椎弓は若木骨折（green wood fracture）をして折れ曲がる。このとき全骨折ではなく，若木骨折になるように適度な薄さ厚さの皮質骨を外側溝の底に残しておく。こうして外側溝が両側に引かれたら，多裂筋を付着させたまま椎弓フラップを起こす（**17**）。典型的にはC3～6について施行するが，必要であれば黄色靱帯をC2/3間，6/7間では椎弓縁に沿って切る必要がある。皮質骨が折れてしまって本当の骨折になったとしても，下に付着している靱帯が残っていれば椎弓，棘突起，付着筋，筋膜の再建により椎弓を支える構造ができて，数ヵ月後には癒合する。

　椎弓と棘突起に筋肉が付着していて，他の分節と結ばれているので収縮力が伝わり，骨癒合不全に陥るのではないかと心配する向きもあろうが，われわれの3,100件の本技法の経験では確実に癒合するといえる。

　椎弓フラップを挙上した後に，その内面が，硬膜管と接

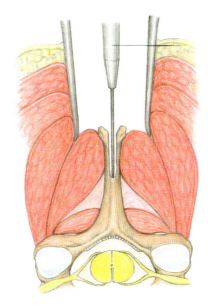

サジタル・ソー

14 MSLP：第2段階
棘突起を正中で分割する。椎弓と棘突起の移行部をプローベで触れながら，その高さまで切る。サジタル・ソーを用いる。

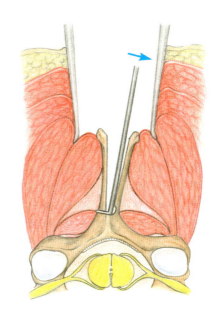

15 MSLP：第2段階
骨ノミを使いながら，正中線で分割した棘突起を若木骨折させて切離する。

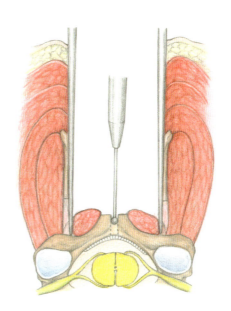

16 MSLP：第2段階
正中線で分割した棘突起を筋肉をつけたまま，左右に展開する。さらに椎弓を正中線で分割する。

頚椎後方手術の解剖学

17 MSLP：第3段階

多裂筋が椎弓についている付着の外側縁に溝を切る。頭半棘筋，頸半棘筋，多裂筋の付着の下となる。これらの筋肉を関節突起後面から剥離しないことが大切である。正中線から外側溝までの目標距離は，CTで計測しておく。外側溝は下に皮質骨1枚を残して削る。椎弓フラップを動かしたときに弾性が感じられるようになったら，ゆっくりと折らないように曲げて挙上する。

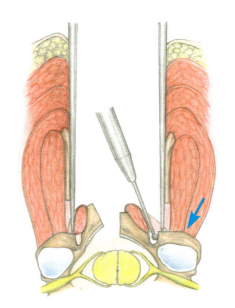

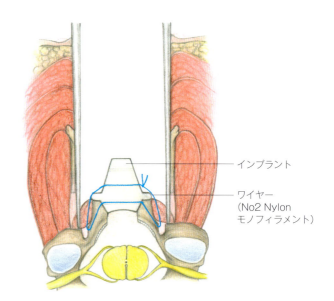

インプラント

ワイヤー
（No2 Nylon
モノフィラメント）

18 MSLP：第4段階

椎弓と棘突起の再建。挙上した椎弓フラップの縁にHAのインプラントを結紮固定する。

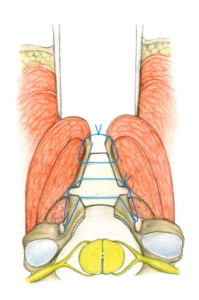

19 MSLP：第4段階

椎弓フラップ間に挿入固定したHA製インプラントに，分割した棘突起を付着している筋肉ごと，結紮固定する。第3層の筋群の機能が再建される。

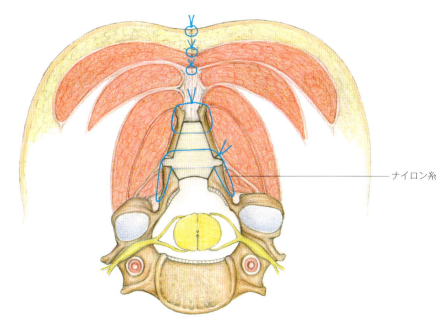

20 MSLP：第4段階

第2層（頭板状筋，頭半棘筋）の筋膜の正中縫合の再建，ならびに第1層（僧帽筋）の筋膜の正中縫合の再建。これらの頸部伸展を担う筋群の機能を担うために重要である。

する部分は，さらに薄く削って接触しないように硬膜との距離を稼ぐ。この際にフラップを持ち上げて距離をとってドリルを用いて行う。ドリルの回転の向きは，反動で跳ねたときに硬膜や神経から離れる方向にして行うことが必要である。ドリルは反転可能なドリルを使うべきである。また硬膜との距離が稼げないときには，超音波骨メスも有用である。しかし超音波骨メスの振動子は，高速で振動しており，一部が硬膜に触れていると摩擦および熱で硬膜を損傷する可能性があるので，これも要注意である。

椎弓は屋根瓦状の配列をしているので椎弓上端部分において脊柱管は最も狭い。この部分を削って薄くしておくと，天井の高さが上がって，あとでMRIをみても硬膜管に触れるようなことがない。

C3〜6での脊柱管の後方の拡大の結果，脊髄が後方に移動するので，C7の上端で脊髄後面あるいは硬膜管後面が引っかかってしまうことがある。それを防ぐためにC7は，棘突起と付着している頸半棘筋，頭半棘筋ならびに椎弓に付着している多裂筋も残したまま，椎弓内面の皮質骨ならびに海綿骨を外側溝の幅で削除し，脊柱管の前後径を拡大する。これをわれわれはundermining laminoplastyとよんでいる。棘突起と椎弓の移行部に正中線上でドリルを用いて，上面の皮質骨を破り，海綿骨を削りながら，底面の皮質骨に至る。底面の皮質骨を薄くしていって，最後にケリソンでこれを除くと安全にC7のアンダーマイニングを行うことができる。ドリリングは，①原則として骨の塊の中で行うこと，②表面で使うときには，ドリルの反動によって刃先が跳ねたときにも，神経から離れる方向の向きの回転で使うこと，③露出した硬膜に正対させないこと，④皮質骨を薄く1枚残した状態までドリルで進み，最後の部分はケリソンなどのロンジュールで除くようにすること，の4つの注意をすれば，ドリリングによる事故は皆無とすることができる。

リスクマネージメントとして特にドリルの使い方は重要である。

挙上したフラップに対して，人工棘突起（HA製）を固定するためのナイロンワイヤーを通す孔をワイヤーパス・ドリルで開ける。ワイヤーの通過する経路は，挙上された椎弓の断面（小端）から外側溝に向けて抜くようにドリルする。フラップ全体の海綿骨に囲まれた中をワイヤーが通過することになり，強固なトンネルとなる。人工棘突起（HAインプラント）はできる限り幅の大きいもの（PENTAX製 Apaceram B253-99CN4ならびにCN[8,9]）を用いる。HAインプラントをフラップに固定する（**18**）には，2号のモノフィラメントナイロン糸を用いている。それ自体の剛性のために，骨の中を通すのに針がいらず，また結紮固定が非常に強固で確実だからである。モノフィラメントの2号の糸を結ぶには若干の慣れを要するが，少々練習すれば難しくはない。十分な張力をかけて確実に締め込むことが必要なので，one hand sliding suture, sliding knotのテクニック[9]が必要である。

HA棘突起と椎弓との間の固定がなされたら，HA棘突起の上方の孔に，頸半棘筋が付着しているままの棘突起の板（左右に分割された）を逢着する。板にワイヤーパス・ドリルで穴を開け，人工棘突起の頂点付近に設けられた孔に2号モノフィラメントナイロンを用いて固定する（**19**）。これによって半棘筋付着とともに棘突起，椎弓，

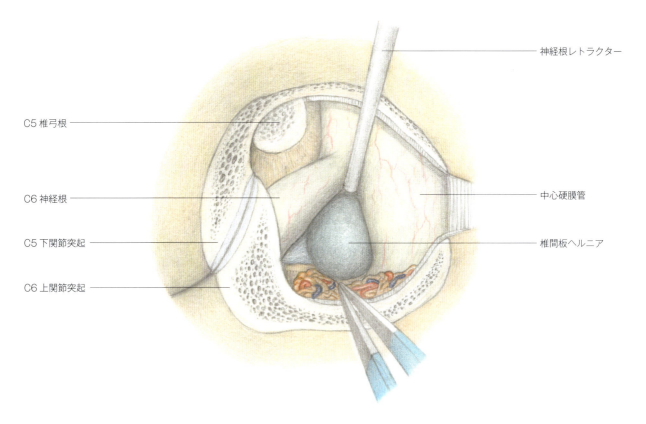

21 後方から部分椎弓切除をして椎間関節の内側部分を削ったときに神経根がみえる様子

椎弓根の間に挟まれており，椎間板は神経根スリーブの腋（axilla）から摘出する．筋層構築的に行うときには，椎弓フラップを挙上して同じ部位にアプローチする．腰椎では神経根スリーブの肩（shoulder）から摘出するのと対照的である．

HA棘突起を一体化，再建することになる．棘突起椎弓形成（spinolaminoplasty）とよぶゆえんである．C3からC6の4つの棘突起の再建形成が終わったならば，筋膜の正中縫合の再建に移る．

筋膜すなわち項靱帯の強固なる縫合は，これら第2層ならびに第1層の筋群の機能発現のために重要である．顕微鏡あるいは手術用双眼鏡[11]によって観察すれば，項靱帯とよばれるものが第1層と第2層の筋膜からなることが見出せる．それぞれの筋膜を非吸収糸で縫合再建する（**20**）．第2層筋である頭板状筋の筋膜，ならびに棘突起に付着する腱膜については骨化があればその中をドリルで孔を開けて再縫合，固定する．密度高く離開することがないように強固に縫うことが重要である．再浅層には，僧帽筋の筋膜がある．僧帽筋は強大な筋であり，上肢帯の挙上のために重要な機能を果たすので，これを強固に再縫合することは大変重要なことである．この正中縫合が不全であれば僧帽筋は筋力を発揮できず，肩甲骨を挙上維持するのに内側に付着する肩甲挙筋や菱形筋の筋力で補うことが必要となり（**4B**），頚肩部の緊張，筋肉痛を訴えることが多くなる．最後に皮下は2-0の吸収糸でそして皮膚自体はステープラーで留めて手術を終える．やわらかい材質のシリコーンドレーンチューブを硬膜に沿わせて硬膜外に留置している．

姿勢維持の重要性と減圧＋筋層構築の意義

脊椎本来のもつアライメントと安定性を長期的に保ち，筋肉の付着と機能を最大限に温存再建することによって，骨格の機能，症状を含めて長期的に良好な成績を上げることができる．現実に多くの例において頚椎の前彎を改善強化することができるし，また全脊椎にたいしても矢状面バランスを改善できる．単に骨だけの再建にとどまっている椎弓形成とは，大きく異なる意義をもちところである．また．軽度の不安定性であれば，本来の筋肉骨格の機能を最大限維持し再建することで，安定化させる効果もしばしば体験する．長期的な頚の痛みは回避され，術前の頚部痛も改善せしめる．軸性疼痛という言葉を術後に心配する必要はなくなった[8,13,14]．

実際に，有効な減圧と筋骨格機能の温存の結果，術後の首の痛みの問題が解決しただけでなく，頚椎アライメントならびに全脊椎の姿勢の改善が得られる[15]ことに伴い，頚部筋群の伸展位における緊張や肩こり，首こりががなくなることも多い（**12**）．

欧米では，日本発の技法といえる椎弓形成術の有効性と意義について疑問が投げかけられてきた[16]．脊柱管の後方要素を骨で再建するだけで，筋肉付着を剥ぎとったままの状態では，生体力学的な意義に乏しいのは明らかであり，

合理的思考を前にしては，説得力もなかった．しかし筋肉の作用がすべて維持された脊柱管拡大再建となれば，意義はまったく別のものとなる．この概念と技法は，中位・下位頸椎，頭蓋頸椎移行部において，また腰椎においても共通に応用できるうえに，腫瘍や硬膜内の諸病態に対しても用いることができる．硬膜内の腫瘍，髄内腫瘍に対するアプローチ[17]，神経根の減圧，頸椎の椎間板ヘルニア摘出（**21**）や，腰椎における脊柱管の拡大，椎間板の摘出などに広く用いることのできる基本技法である[18]．顕微鏡手術の技術を最大限にいかし，筋肉と骨格の連続性，体性を保ち，本来の機能を向上させるので，脊髄減圧と生体力学的な筋骨格系のストレスの解消の結果，術前に合併している高血圧が改善することが頻繁にみられる[19]．

この外科解剖学的概念と技法は脳神経外科による脊椎脊髄手術のメリットを遺憾なく発揮せしめる体系であり，広く習得，利用する意義の高いものと信じている．

（金　彪）

IV 脊椎・脊髄病変

腰椎手術の解剖学

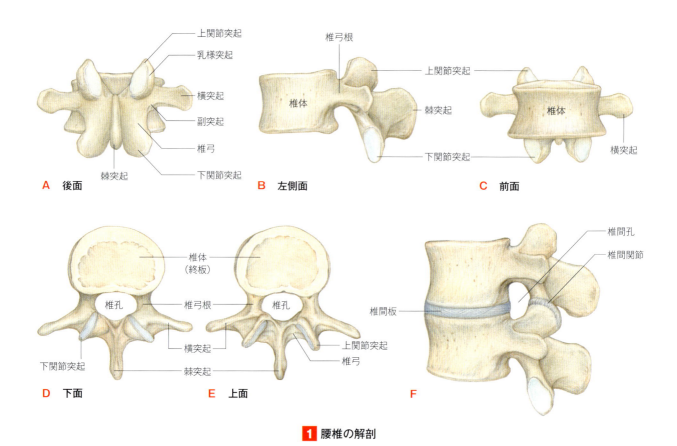

1 腰椎の解剖

はじめに

腰椎の手術では主に，後方の正中または傍正中筋間，および前方腹膜外からのアプローチが行われる。腰椎周囲の筋肉や内蔵の位置関係の理解は効率的なアプローチに必須である。骨の解剖は安全なスクリュー挿入に，脊柱管内の神経・血管の解剖は十分な除圧や止血に有用な知識である。本項では腰椎手術に必要な解剖について解説する。

骨・関節

腰椎を後方からみると正中に棘突起があり，左右に椎弓がある（**1**)[2]。椎弓の外側は上端と下端に上関節突起と下関節突起があり，関節間部の細い部分は峡部とよばれる。上関節突起の外側には乳様突起があり，さらに外側に横突起が伸びている。乳様突起と横突起の移行部に副突起があり，回旋筋や内側横突間筋が付着する。乳様突起・副突起の腹側に椎弓根があり，前方で椎体につながる。左右の椎弓根は矢状面に平行ではなく，前方内向きであり，その角度はL1からL5にかけて約5°ずつ大きくなる（**2**)[11]。椎体は断面が横に広い楕円の円柱形をしており，上下の平坦な面を終板とよぶ。終板の辺縁部は厚い緻密骨で覆われ，中央部は小孔が多数空いている。椎体側面は上・下端に比べ中央部で細く，特に左右の側面でくびれが強い。椎体後面の正中付近には椎体静脈に通じる孔が開いている。椎体後面と椎弓根と椎弓に囲まれた孔が椎孔であり，脊柱管は椎孔が連なって形成される細長い空間である。

仙骨は腰椎が癒合してできた骨であり，尾側が細くなってシャベルのような形をしている（**3**）。後面正中には正中仙骨稜が並び，その両側には関節突起が癒合した中間仙骨稜が並び，さらに外側に仙骨神経後枝が通る4つの後仙骨孔が開いている。後仙骨孔の外側には横突起が癒合した外側仙骨稜が並んでいる。仙骨後面上端には第5腰椎下関節突起と関節を形成する上関節突起があり，その外側に仙骨翼がある。仙骨の側面には腸骨と関節を形成する耳状面がある。仙骨前面は椎間板の痕跡である横線と4つの前仙

2 椎弓根の横径，上下径，矢状面に対する角度

	L1	L2	L3	L4	L5
横径(mm)	8.7	8.9	10.3	12.9	18.0
上下径(mm)	15.4	15.0	14.9	14.8	14.0
角度(°)	10.9	12.0	14.4	17.7	29.8

Zindrickら(1987)の文献による

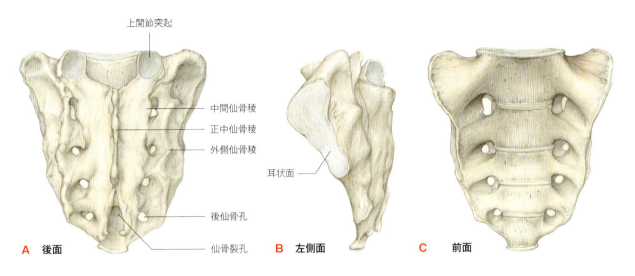

3 仙骨の解剖

骨孔がある。

　隣接する上下の腰椎は左右の椎間関節と椎間板で関節を形成する（**1F**）。椎間関節は，下の腰椎の上関節突起と，上の腰椎の下関節突起で形成され，強固な関節包で覆われている。椎間関節は滑膜関節であり，上関節突起関節面は後内側を向いた凹曲面，下関節突起関節面はそれに対応した前外向きの凸曲面である。椎間板は，上下を薄い終板軟骨に挟まれ，外周部は線維輪で，中央部は髄核で構成された半関節である。

靱帯

　腰椎は上述の椎間関節包や椎間板線維輪以外にも多くの靱帯で連結される（**4**）。棘突起先端の背側には厚い棘上靱帯が付着し，胸腰筋膜後葉と癒合している。隣接する棘突起の間には棘間靱帯が走る。上下の椎弓の間は黄色靱帯で覆われている。黄色靱帯は上位椎弓の腹側面から下縁にかけてと，下位椎弓の上縁付近に付着している。黄色靱帯の頭側の付着部は外側では椎弓根の下縁の高さであるが，正中ではそれより尾側になっており，V字型の輪郭になっている。黄色靱帯の尾側の付着部は椎弓上縁に沿った曲線を描いており，正中に分かれ目はない。黄色靱帯は外側では椎間関節包につながる。

　後縦靱帯は椎体後面にある靱帯で，脊柱管内にある。後縦靱帯と硬膜の間は細長い線維性組織（Hoffman靱帯）で結合している。後縦靱帯は椎間板線維輪に付着して外側に広がり，椎間孔外側で脊髄神経の神経上膜ともつながっている（**5**）[10]。後縦靱帯は椎間板線維輪と癒合しているが椎体との結合は緩い。椎体後部の後縦靱帯は正中部の腹側に肥厚した部分があり（後縦靱帯深層），そこから椎体に線維で付着する。前縦靱帯は椎体前面を広く覆う靱帯で，椎間板線維輪とその付近の椎体に強固に付着し，椎体中間部の窪んだ部分では軽く付着している。椎体側面のくびれた部分と前縦靱帯の間には間隙があり，腰動脈・腰静脈・交感神経交通枝が通る[3]。第5腰椎横突起と腸骨稜の間には腸腰靱帯が走り，胸腰筋膜中葉に合流する。一部の線維は外側下方に走り前仙腸靱帯に合流し腰仙靱帯とよばれる。

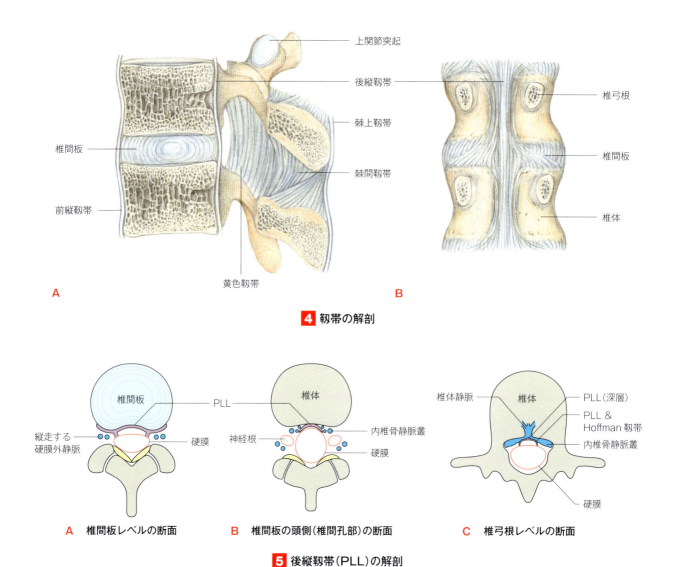

4 靱帯の解剖

A 椎間板レベルの断面　B 椎間板の頭側（椎間孔部）の断面　C 椎弓根レベルの断面

5 後縦靱帯（PLL）の解剖

脊柱管内の解剖

　脊柱管は，前方を椎体および椎間板，後方を椎弓および黄色靱帯に囲まれている．側方の壁は椎弓根であり，上下の椎弓根の間は神経や動静脈が通る椎間孔である．脊柱管は上位腰椎では楕円形だが，下位では三つ葉形になる（**6**）．三つ葉形をした脊柱管の両側方の部分は外側陥凹または神経根管とよばれる．脊柱管内のほぼ全部を髄液で膨らんだ硬膜嚢が占めている．硬膜の内側にはくも膜が接しており，その内側のくも膜下腔に髄液が貯留し，髄液中に脊髄や馬尾が浮遊している．脊髄円錐は通常L1/L2椎間板の高さにあり，その先端から細い線維性結合組織の終糸が硬膜嚢の下端（S2の高さ）まで伸びる．脊髄から運動線維の前根と感覚線維の後根が出て，馬尾を形成する．くも膜下腔で馬尾はS3～S5が正中背側にあり，両側前方に向かってS2, S1, L5, L4…と順序良くV字型に並んでいる（**7B**）．前根は対応する後根の前内側を走る．馬尾は下行するにつれて外側に行き硬膜側面から硬膜外に出る．この部分の硬膜はシャツの袖のような形をし，神経根スリーブとよばれ，その頭側はshoulder，尾側はaxillaとよばれる．神経根スリーブの近位部にはくも膜下腔があるが，遠位では硬膜と神経組織が接するようになり，神経節より遠位では硬膜は神経上膜となる．神経根が硬膜嚢から出る部分の角度はL1～L5では約40°だが，S1は22°で，S2以下はさらに小さい角度となる[1]（**7**）．Axillaから神経節までの距離は6～15mmであり，神経節は90％で椎弓根の直下に位置する．8％は椎弓根の下外側，2％は椎弓根内側に位置する．各腰椎の椎弓根の下を同じ番号の神経根が通る．Conjoined nerve rootは5％程度にみつかる神経根の先天性形態異常であり，1つの神経根スリーブから2本の神経根が発生し別々の椎間孔に入っていくType 1，2つの神経根スリーブから出た2本の神経根が1つの椎間孔を通り隣の椎間孔には神経が通らないType 2，隣接した神経根の間を橋渡しする神経ができるType 3がある（**7C～E**）[7,9]．これらの形態異常があると神経根の可動性が乏しいため，手術で減圧が困難となる．Furcal nerveは椎間孔内のL4神経根から分岐して並走するもので，大腿神経，閉鎖神経，腰仙骨神経幹に

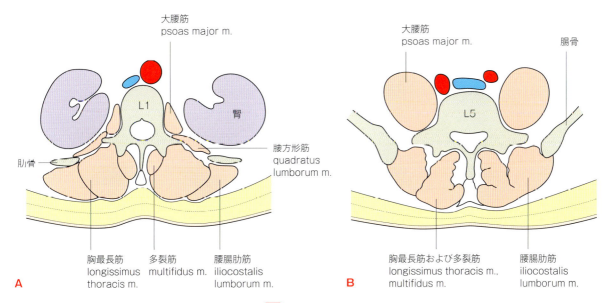

6 脊柱管の解剖

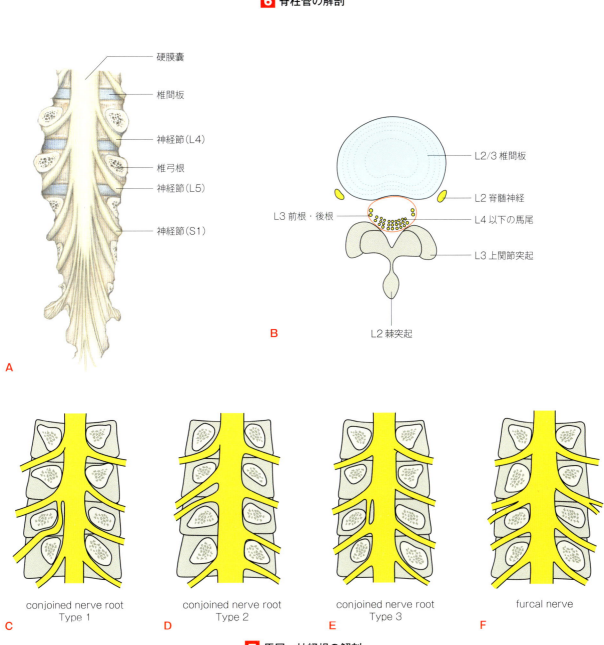

7 馬尾・神経根の解剖

腰椎手術の解剖学

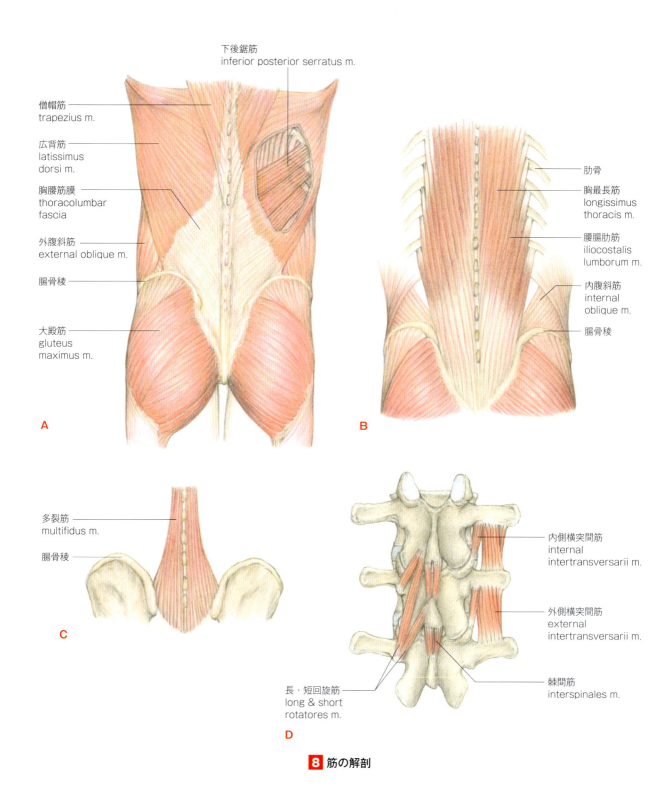

図8 筋の解剖

合流する（**7F**）。10％程度ではL3やL5に認める。腰神経叢と仙骨神経叢に分布するため，圧迫された場合，複数の根症状を呈することがある[6]。

硬膜外には細い血管や脂肪を含んだ疎性結合組織があるため，骨や黄色靱帯に対し硬膜は潤滑に動くことができる。椎弓の頭側半分では椎弓内面と硬膜が接しており硬膜外腔はほとんどないが，椎弓の尾側半分では黄色靱帯と硬膜が接しており，黄色靱帯正中部の折れ曲がりにある隙間では広い硬膜外腔があり，脂肪が埋めている[4]。腹側の硬膜は後縦靱帯と接しており，この二者の間には疎性結合組織はない。硬膜の側面から後縦靱帯の腹側にかけて静脈を含んだ結合織があり，この静脈は椎体の後ろにある内椎骨静脈叢を介して椎体静脈と交通する。各椎体の後ろにある内椎骨静脈叢は椎間板のレベルでは途切れており，後縦靱帯の外側から伸びた2本の静脈が後縦靱帯および椎間板線維輪の後面を硬膜管に沿って走り連絡する（**5**）[8]。この縦走する静脈は椎間孔から出る枝で外椎骨静脈叢とも連絡する。

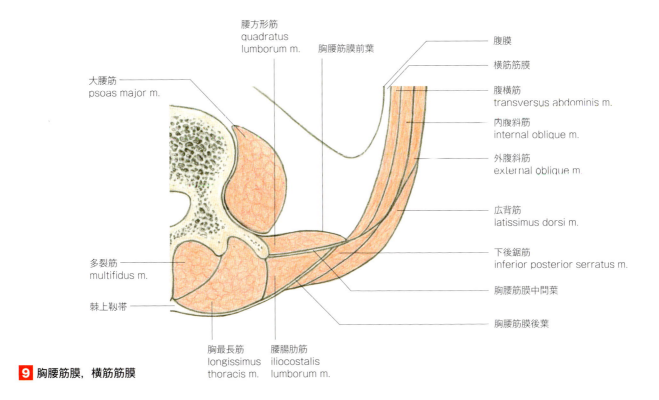

9 胸腰筋膜，横筋筋膜

筋肉

　腰背部で最も表層にある筋は広背筋である（**8**）。広背筋はT6～L5の棘上靱帯や仙骨・腸骨稜などから起始し，上腕骨前面にある結節間溝に停止する。広背筋は外側部のみ筋腹があり，中央の大部分は腱膜となって胸腰筋膜後葉と癒合する。広背筋の深部には下後鋸筋があり，T11～L3の棘上靱帯から外側頭側に走り第9～12肋骨に停止する。この筋も筋腹は肋骨付近のみにあり背部では腱膜となって胸腰筋膜後葉と癒合する。胸腰筋膜後葉の深部にある腰椎の固有背筋は線維の走行によって上下に走る脊柱起立筋と下部外側から上部正中に斜めに走る横突棘筋とに分類される。脊柱起立筋はさらに腰腸肋筋と胸最長筋に分類される（**8**）。最も外側にある腰腸肋筋は腸骨稜や仙骨，腰椎棘突起や胸腰筋膜後葉内面から起始し，第7～12肋骨の下縁や腰椎横突起に停止する。胸最長筋も同様の起始から腰腸肋筋の内側を走り胸椎横突起や腰椎副突起に停止する。Wiltseのアプローチにおいて表面にみえる筋肉の分け目は腰腸肋筋と胸最長筋の間の境界である（**6**）[5]。横突棘筋は脊柱起立筋に覆われており，多裂筋と回旋筋に分類される。多裂筋は仙骨後面，後上腸骨棘，胸腰筋膜後葉，腰椎乳様突起から起始し，2～4椎レベル頭側の複数の棘突起に停止する。多裂筋の太さは下位腰椎では太く，上位腰椎では細い。回旋筋は乳様突起から起始し，1～2椎体頭側の棘突起基部に停止する。隣接する横突起の間には内側および外側横突間筋が走る。内側横突間筋は乳様突起から起始し，頭側の副突起に停止する。外側横突間筋は隣接する横突起の間を走る。2つの横突間筋の間を脊髄神経後枝が通る。脊髄神経後枝内側枝は副突起の内側を通り多裂筋や椎間関節に枝を送る。腰椎の外側には腰方形筋が付着する。腰方形筋は第12肋骨から腸骨稜および腸腰靱帯まで走り，腰椎横突起先端にも付着する。腰椎の前側方の横突起と椎体に挟まれた隅の部分には大腰筋が付着する。大腰筋は腰椎横突起前面から起始する成分と，T12～L5の椎間板および椎体縁から起始する成分があり，一体となって下方に走り仙腸関節を越え腸骨筋と合流し，恥骨と鼠径靱帯の間を通って大腿骨小転子に停止する。腰神経叢は大腰筋の筋腹内にあるが，陰部大腿神経は大腰筋の前面を走る。腰方形筋の前面には肋下神経，腸骨下腹神経，腸骨鼠径神経，外側大腿皮神経が走る。

　胸腰筋膜は脊柱起立筋を鞘状に包む強固な筋膜で，後葉・中間葉・前葉に分かれる（**9**）。後葉は正中で棘上靱帯につながり，傍正中部では下後鋸筋や広背筋の腱膜と癒合し厚い腱膜となる。仙椎レベルではさらに脊柱起立筋の腱膜も癒合し，厚い強固な腱膜となり，下方は仙結節靱帯となって坐骨に付着する。上方は頭板状筋を覆う膜となって後頭骨に付着する。胸腰筋膜後葉は脊柱起立筋の外側で腹横筋や内腹斜筋の腱膜と連続するが，一部は脊柱起立筋の腹側を覆う胸腰筋膜中間葉となり，横突起先端に付着する。中間葉の腹側に腰方形筋があり，その前面を胸腰筋膜前葉が覆う。腰方形筋と大腰筋の前面の筋膜は第12肋骨，L1横突起先端，L1椎体前面をつなぐ部分が肥厚して靱帯を形成し（外側弓状靱帯，内側弓状靱帯），横隔膜の付着となる。横隔膜は腱中心の周りを放射状に筋が囲んでおり，胸骨部，肋骨部，腰椎部に分けられる。横隔膜肋骨部は前方では第7～9肋軟骨に付着し，外側から後方では第10～12肋骨先端および弓状靱帯に付着する。横隔膜腰椎部は腰椎前面に右脚と左脚の2つの靱帯に分かれて付着し，そ

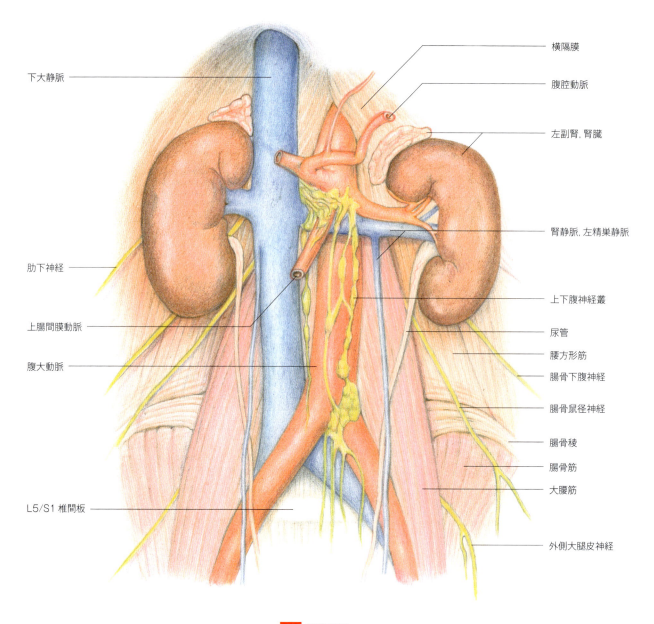

10 後腹膜腔

の間に大動脈裂孔が開いている。

　外腹斜筋は肋骨外面から起始し，前下方に走り，腸骨稜に停止するか腱膜となって恥骨に停止する。外腹斜筋の深部にある内腹斜筋は，胸腰筋膜，腸骨稜，鼠径靱帯から起始し，前上方に走り（外腹斜筋の走行と直交する），第9～12肋骨に停止するか腱膜となって腹横筋腱膜と癒合し，腹直筋鞘を形成する。内腹斜筋の深部にある腹横筋は腸骨稜内面や胸腰筋膜，第7～12肋軟骨内面から起始し，前方へ横走し腱膜となり内腹斜筋の腱膜と癒合して腹直筋鞘後葉となる。肋間神経や並走する動静脈は内腹斜筋と腹横筋の間の層を走る。腹横筋と腹膜の間には脂肪を含んだ疎性結合組織の層があり横筋筋膜とよばれる。この腹膜外の疎性結合組織は背側の腎臓周囲で脂肪を含んで厚くなり，後腹膜腔を形成する。

後腹膜腔の解剖

　腹大動脈は横隔膜の大動脈裂孔から後腹膜腔に入り，腰椎前面を下行し第4腰椎下部の高さで総腸骨動脈に分岐する（**10**）。分岐部より下方では正中仙骨動脈が椎体前面に沿って下行する。腹大動脈からは腹腔動脈，腎動脈，上下腸間膜動脈など内蔵を栄養する枝の他に，腰椎椎体に沿って後方に走り脊髄や腹壁を栄養する腰動脈が出る。下大静脈は第5腰椎の前面で総腸骨静脈が合流して始まり，大動脈の右側を並行する。上方では横隔膜に沿って前方に走り腱中心を貫いて心膜に入る。下大静脈には腎静脈や腰静脈が流入する。腰静脈の間を縦につなぐ側副路は上行腰静脈とよばれる。総腸骨動脈には通常分枝はないが，総腸骨静脈には腸腰静脈が流入するため，結紮切離せずに総腸骨静

脈を移動させると出血の危険がある。

　腹大動脈と下大静脈の周囲には多くのリンパ管とリンパ節がある。上腸間膜動脈付近で消化管からのリンパ管が合流し胸管に流れる部分，通常L1～L2の椎体前面で大動脈の右側に乳び槽がある。交感神経幹は腹大動脈と下大静脈の外側後方，大腰筋が椎体に付着する部位の内側に腰動静脈の腹側を縦走する。副腎と腎臓はT12～L3の高さで大腰筋と腰方形筋の前面にある。後腹膜の疎性結合織は腎臓を囲む部分で線維が筋膜のように発達しており，Gerota筋膜または腎筋膜とよばれている。腎門から出た尿管は腸腰筋の前内側面を下行し，総腸骨動脈と外腸骨動脈の移行部の腹側を横切り骨盤内に入る。

〔黒川　龍，金　　彪〕

IV 脊椎・脊髄病変

脊髄髄内腫瘍手術に必要な機能解剖学

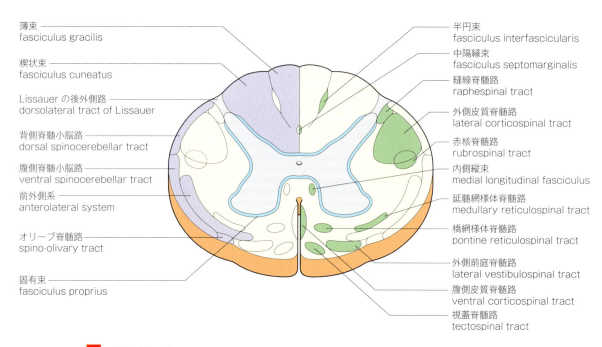

1 脊髄の横断図
右半分は下行路，左半分は上行路を示す．下行路は大別して外背側系と腹内側系に分けることができる．われわれがよく知っている後索系や前側索系の脊髄視床路や，後側索にある外側皮質脊髄路が白質の全体の中で占めている部分はごく限られたものであることがわかる．

はじめに

　本項では，脊髄髄内病変の摘出の際に知っておいたほうが良いと思われる脊髄の機能解剖，なかでも運動系の伝導路に関する最低限の情報をまとめる．脊髄の手術で運動障害が発生すると患者の術後生活には大きな負担が伴うことになる．脳に比べ脊髄の疾患には，比較的ゆっくりした経過をとるものが多いので，患者の苦しみも，より長期間にわたることが多い．このような悲しい事態を回避するために従来から術中運動誘発電位モニタリングをはじめさまざまな術中脊髄機能監視・保護手段が提案されてきたが，残念ながらいまだに十分な脊髄機能の保護手段は確立していないといって良い[1]．この手法を発展させるうえで絶対的に不足しているのは，ヒトの脊髄の伝導路のどこがどの程度障害されるとどういう機能障害が発生するのかという至極あたりまえな情報であるがこれが意外なほどわかっていない．そもそも守るべき対象が明瞭でない限り，それを監視する手段に発展のしようがない．

　脊椎動物の長い進化の歴史を反映してヒトの脊髄には上行・下行取り合わせてたくさんの伝導路が存在している．誰もが解剖の授業で習う後索の外側脊髄視床路，後側索の外側皮質脊髄路，前側索の前脊髄視床路などの代表的な伝導路は，脊髄の横断面図でみると実は脊髄白質全体のほんの一部を占めているにすぎない．脊髄のその他の白質部分にもこれ以外の多くの伝導路が含まれている（ 1 ）．しかし，もはやヒトでは必要がなくなった伝導路が退化せずそのまま仕事もないままで残っているとも思い難いので，これらの伝導路にもそれぞれ役割があり，その障害は程度の差こそあれなんらかの機能障害につながると考えるほうが自然な捉え方である．肝心なのは，それぞれの伝導系の損傷が実生活に与えるインパクトの大きさで，結局のところ，すべての脊髄髄内病変の手術は，これらにまったく障害を与えないでは成立しない．病変除去のメリットと摘出経路にある伝導路障害がもたらすデメリットとの間のトレードオフの観点から，この問題を論じる必要がある．

　話をさらに複雑にするのは，これらの伝導路がそれぞれ独立して存在するわけではなくその機能の間にある程度の相互補完性（冗長性）があることで，もしどこかの伝導路が障害されてひとたび機能障害が発生し，その後時間とともに一見は機能が回復したようにみえても，それが必ずしも

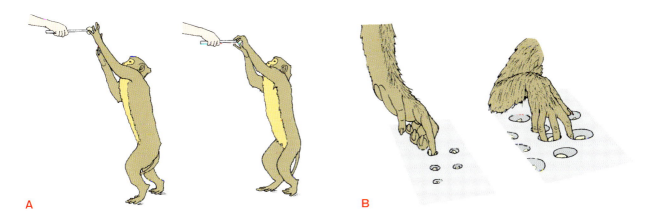

2 マカクザルに対する延髄レベルでの両側錐体路破壊実験[3]
A：両側の錐体路が全遮断されて5ヵ月後のマカクザルの様子．立位保持，下肢の運動は正常であり，指先を進展させてエサに手を伸ばしつかむことも可能であるのがわかる．
B：左は正常のマカクザルが小さな孔から人さし指だけでエサを拾い上げる様子．右は両側の錐体路遮断から2ヵ月後のマカクザルに同様の課題を課したもの．指全体を同時に屈曲させて大きな孔からエサを取り出すことはできるが指1本を個別に使うことができない．

最初に障害された伝導路の再生による場合のみではなく，今まではヒトでは機能を休止していた，進化の上でより古い伝導路が，障害によって失われた機能を代替すべく活動を始めるという場合も考えられる．その様は，あたかもインターネットという通信形式が，もともと軍用の情報伝達を目的に開発され，たとえその一部の経路が攻撃を受けて障害されても別ルートを利用して最終目的地になんとか情報を送り届けるように設計された堅牢な情報伝達手段であるのとよく似ている．事実ヒトではまだその存在が完全には証明されていないが，少なくともネコと一部のサルでは，頸椎C3-4関節付近に皮質脊髄路からの側鎖の入力を受けて脊髄運動ニューロンに出力する脊髄固有ニューロンを介した代替経路の存在が証明されており，これが脊髄障害からの機能回復に一役買っている可能性が指摘されている[2]．神経伝導路は思っているより打たれ強いのである．

皮質脊髄路の進化と機能の変化

ヒトの運動路で解剖学的に一番目立つのは錐体路，そしてその大部分は皮質脊髄路である．皮質脊髄路は大脳の中心溝前後の皮質の第Ⅴ層にある細胞から起始する線維束の集合体で頭蓋内で一度もニューロンを乗り換えずに頭蓋外に出て各レベルの脊髄髄節に投射する．しばしばあるのが，皮質脊髄路の大部分が脊髄前角細胞にある運動ニューロンに直結しているという誤った理解である．実際には，皮質脊髄路のうちでこのような直結する成分（cortico-motoneuronal connection）はきわめて少なく，最も皮質脊髄路が発達しているヒトですら多く見積もっても10%以下であろうといわれている．ネコでは，そもそもこのような直結成分が存在しないことが知られている[3]．大多数の皮質脊髄路線維は，脊髄髄節の介在ニューロンに終止し，そこから間接的に脊髄運動ニューロンに影響を与えている．つまり，皮質脊髄路の大多数が脊髄運動ニューロンには直接終始しないのである．

ヒトの皮質脊髄路が障害された場合にどのような機能障害が起こるかについて最も示唆に富む研究は，LaurenceとKuypersによって行われた，マカクザルに対する延髄レベルでの両側錐体路破壊実験であろう[4,5]．彼らは経口蓋的に延髄錐体の両側性の切断を行った．直後サルは，四肢の完全麻痺の状態であるが，**2**に示すように早いもので数日，遅いものでも数ヵ月以内に目覚ましい回復を示し，最後には，体幹制御・下肢運動・上肢近位筋の運動はほぼ障害前と変わらないまでになった．一方，いつまでたっても上肢遠位，特に指先の1本1本個別での細かい運動は回復せず，小さな孔の中に入れたピーナツを指1本を使って取り出すことはできなくなった（**2**）．彼らは，障害から十分に回復したサルにさらに実験を続け，今度は延髄内側構造に破壊を追加したが，ここが障害されるとサルは体幹の筋緊張を維持して座ることもできなくなった．これを根拠にKuypersらは，内腹側系と外背側系という進化の上で新旧の2つの運動路を提唱した．

脊椎動物の進化の歴史では，個体を取り巻く周辺環境の変化に伴って，少しずつ運動の仕方が変わり，それに伴って新しい運動伝導路が発達してきた．例えば硬性魚類は，浮力によって体が支えられるため重力の影響がほとんどかからない水中で暮らしているので，体軸を抗重力方向に支える必要がほとんどない．従って，脊柱起立筋がない．ヒトでいうところの脊柱起立筋を含む体幹筋群は，硬性魚類ではもっぱら体の推進力の発生を担っている．硬性魚類は，体幹筋の体節毎の交互収縮によって体を左右にくねらせながら，周囲を取り巻く液体の粘性抵抗に対して体を前進させる駆動力を発生している．陸に半分上がった両生類まで

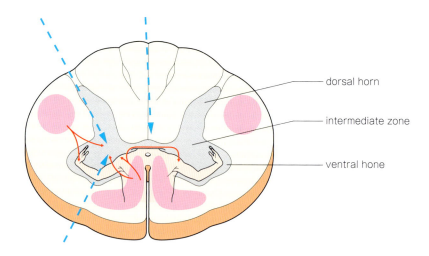

3 上肢筋群を支配する脊髄前角細胞の運動ニューロンのトポグラフィーとこれを考慮した髄内への進入路

脊髄の運動ニューロンは内側に中枢側，外側に末梢側の筋群を支配するものが位置し，より中心部に近いIntermediate zone(Rexed's laminar Ⅶ)には，間接的に運動ニューロンにつながり影響を与える多数の介在ニューロンが位置している。外側に位置する運動ニューロン(Rexed's laminar Ⅸ)には主として外側皮質脊髄路と赤核脊髄路が直接ないし間接に終止し，内側に位置する運動ニューロン(Rexed's laminar Ⅷ)には，主に腹側皮質脊髄路と，被蓋脊髄路，網様体脊髄路，前庭脊髄路などが主として介在ニューロンを介して接続する。矢印は，想定される比較的安全な脊髄内への進入経路を示している。詳細は本文参照。
Neuroanatomy ATLAS & TEXTS 4th ed. J H Martin McGraw-Hill 2012. より引用改変

この体の動きは維持される。一方，爬虫類以降の陸生生物では，体の全体重は四肢で支えられ，駆動力は四肢筋群の収縮によって発生する。一方体幹は，移動に関しては補助的な役割に回り，四肢が発生させた駆動力をロスしないように体全体がひとかたまりの剛体になるように運動中の体幹筋の収縮の仕方が変わる。また，これまで方向舵程度の意味しかもたず，推進力の発生には関与してこなかったヒレは，太く立派な四肢に変化し，これが推進力の源になった。ここまで運動の仕方が変わると新しい運動制御系が必要となる。進化の法則として，旧来からあるシステムがより正中側に，新しく付加されたシステムはその外側に付け加わるが，Kuypersのいう内腹側系が前者，外背側系が後者にあたる(**3**)。**4B**は，ヒトのC5髄節断面のKB染色標本である(**5**：**4B**と同じ標本のBodian染色)。この前角部分を拡大すると脊髄運動ニューロンも内側にある胞体の小さなもの(Rexed's laminar Ⅷ)と，外側にある比較的大きなもの(Rexed's laminar Ⅸ)に分かれているのがわかる。脊髄髄内への進入路としては**3**に示すごとく，主として中心管より後方に位置する病変では，よく知られた後正中裂経由，脊髄後根進入部を経由したアプローチがある。いずれも中心管より背側に位置する病変では比較的損傷される構造が少ない優れたアプローチであるが，いったん腹側にまで達すると前者では前脊髄動脈損傷，後者では対側にわたる温痛覚線維の遮断や脊髄前角の介在ニューロンの大多数が破壊されるなどの問題が懸念される。もちろん，ここまで達する必要のある浸潤性の病変では，懸念されるような症状はすでに出ていると想像されるし，圧排性の病変であれば，解剖構造自体が変化しており，基本通りにはいかないであろうことは当然のことである。

髄節障害と索路障害

脊髄のいくら脊髄白質内の伝導路を保存しても，それが該当する髄節の灰白質への連絡線維も保存しなければ意味がない。脊髄の横断面を拡大すると白質を上下する線維は点で示されるが，髄節を横走して伝導路を髄節内のニューロンを連続する線維が思った以上に多いことがわかる。それぞれの運動ニューロンにどこから線維が連絡しているかを意識するのも白質内を下行する伝導路の保存と同様重要なポイントである。

おわりに

脊髄の主に運動伝導路の解剖について概説した。思っている以上にわかっていることが少ないことがある程度は理解できたのではないかと期待する。ヒトのおのおのの脊髄伝導路の損傷とそれによってもたらされる機能障害がいかなるものかという疑問に回答を与えるには，われわれ脊髄外科にたずさわる臨床医が自らの臨床経験からの知見を集積していくのが一番の早道であろう。Tractographyに代表されるMRIを用いた脊髄伝導路の描出も，運動誘発電位を用いた術中モニタリングも，自分が数多ある脊髄伝導路のうちの何を観察しているのかを注意深く考えて実用の世界に持ち込まないととんでもない失敗の原因になる可能性があることは心にとどめおく必要がある。

(谷口　真)

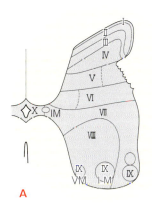

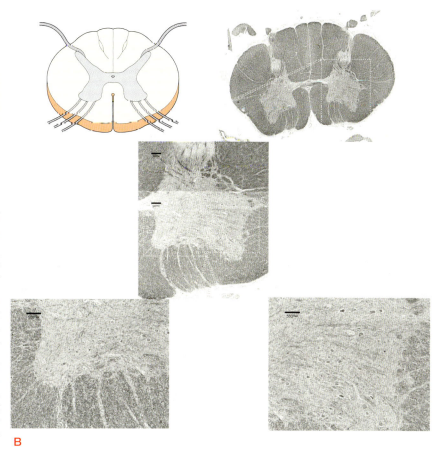

4 ヒトの脊髄C5髄節レベルの断面

A：Rexedが定義した脊髄髄節内の細胞構築に従う分類[6]。ただし，これはネコの標本のC5髄節断面標本から得られたものでヒトのそれとは若干構造が違う。

B：KB染色。脊髄前角にある運動ニューロンは内側と外側に偏在して存在し，それぞれRexed's laminar Ⅷ，Laminar Ⅸとよばれる。内側と外側では，運動ニューロンの大きさや密度が異なり，前者は比較的小さく，後者は比較的大型である。両者の間にはより小さなニューロンが神経線維と混在して存在しているが，これが介在ニューロンであり，Rexed's laminr Ⅶを形成している。

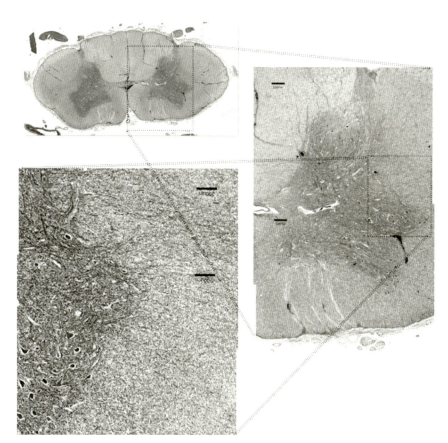

5 ヒトの脊髄C5髄節レベルの断面標本（**4B**と同じ標本のBodian染色）

KB染色が有髄神経の髄鞘を染めるのに対して，Bodian染色では神経の軸索そのものを染める。白質から灰白質内に進入してニューロンと結合する横走線維がみられる。

脊髄髄内腫瘍手術に必要な機能解剖学　187

IV 脊椎・脊髄病変

脊髄血管病変の解剖学

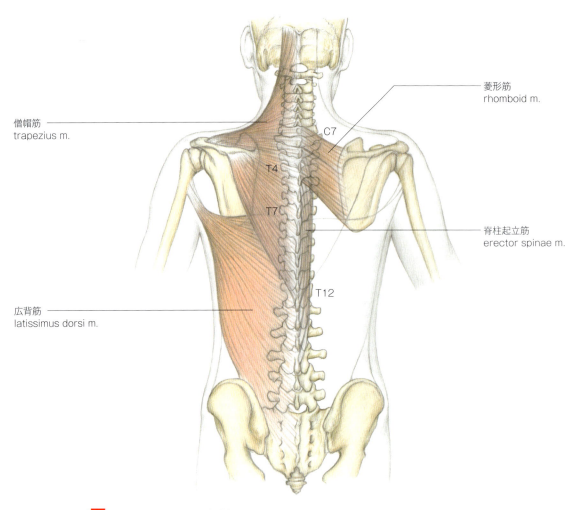

1 背部の筋肉と胸椎の解剖
筋層(僧帽筋・菱形筋・広背筋,脊柱起立筋)と胸椎棘突起との関係を層ごとに理解する必要がある。脊髄硬膜AVFは中下位胸椎部に好発するので,特に僧帽筋筋膜の正中切開と再建が重要である。

アプローチの概要

脊髄血管病変は,椎弓切除,内側椎間関節切除,黄色靱帯切除後に,硬膜,くも膜を切開し,脊髄および神経根部の病変を手術するアプローチを必要とする。閉創では,深部での硬膜縫合と,中浅層での組織の再建が重要である。

合併症として,脊椎レベルの誤認,硬膜外血管からの出血,硬膜内血管の誤認,髄液漏,再建のずれによる創部疼痛などが挙げられる。

アプローチに必要な正常解剖

頚椎と腰椎は別項で説明があるため,ここでは胸椎後方手術について記載する。胸椎後方アプローチでは,筋層,胸椎,硬膜の解剖学的特徴を,層ごと(layer by layer)に理解することが重要である。**1**に筋層と骨の関係を示す。層を他覚的な目印を元に認識して切開し,層ごとに開創器をかけ直し,深部に進むのがポイントである。閉創では,層がずれないように意識して,緻密に再建することが重要

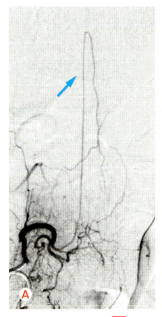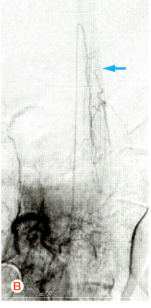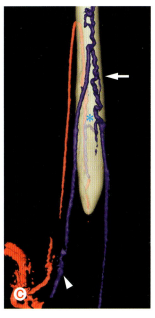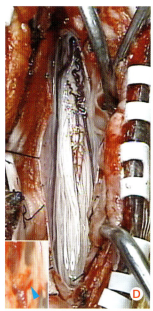

2 正常の脊髄動・静脈の解剖
AB：血管造影（正面像），**C**：3D画像，**D**：術中写真
正常例を示す。Adamkiewicz動脈は，脊髄腹側でU字型のループを形成し，前脊髄動脈となり頭側および尾側へ血流を送る（**A**矢印）。脊髄内部および表面の静脈は，前および後脊髄静脈となり上行し，U字形ループを形成し根髄静脈となる（**BC**矢印）。前および後脊髄静脈には内在性吻合が存在する（**C**＊）。神経根近くで硬膜を貫通してから椎体静脈叢へと導出する（**CD**矢頭）。

である。

脊髄血管病変の手術には，脊髄の動脈および静脈の解剖の理解が必須である[1]。**2**に正常解剖を示す。脊髄血管障害は頻度が低いため，日常診療において，脊髄血管造影を経験することがめったにない。Adamkiewicz動脈の形態はよく知られているが，正常な静脈の解剖はあまり理解されていない。

適応

脊髄血管病変として，血管芽腫，海綿状血管奇形，脊髄動脈瘤，脊髄動静脈瘻（arteriovenous fistula：AVF），脊髄動静脈奇形（arteriovenous malformation：AVM）が挙げられる[2]。血管芽腫は，厳密には脊髄髄内腫瘍であるが，栄養動脈，腫瘍，導出静脈で構成され，血流が豊富で血管性腫瘍といえる。

ここでは，脊髄AVF/AVMのなかで最も頻度が高い，脊髄硬膜AVFの手術を解説する。脊髄硬膜AVFには血管内治療の選択肢もあるが，メタアナリシスでは手術治療のほうが再発率が有意に低い[3]。

体位，頭位

頭部をクッション付きの馬蹄，もしくはメイフィールド3点ピンで固定，体幹を4点支持台で固定し腹臥位にする（**3**）。

体圧が4点に均等に分散するように，前胸部と骨盤部が水平になるようにする。

上肢は，腕神経叢にストレスがかからないように，肘を90°より少し深く曲げ固定する。

皮膚切開，椎弓切除

● 脊椎レベルの確認と皮膚切開

体位がとれたら，的確な脊椎レベルの確認が最重要項目である。どんなに優れた外科医でも，レベルを誤認し，椎弓切除後に術野に病変が存在しなかったら，どうすることもできない。盲目的に頭側か尾側の椎弓を切除し，みつかるまで探すことになる。

レベル誤認を避けるために，いろいろな方法があるが，筆者は次の方法をとっている。体表を触診し，C7（頚胸椎移行部），T7（肩甲骨下縁），L4（ヤコビ線）の棘突起を確認する。頭側から棘突起を数え下げ，目標の棘突起に印をつける。次に，尾側から棘突起を数え上げて，目標の棘突起に印をつける。2つの印は一致することも一致しないこともある。これらの印の上下の棘突起を含めて，3つの棘突起に18G針を打つ。4点支持台の下にレントゲンの板を入れ，PA像を上部1枚，下部1枚撮影する。下位胸椎の場

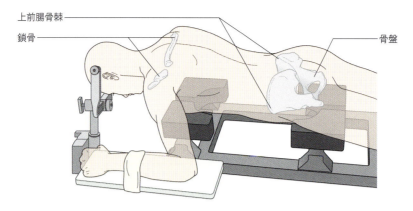

3 体幹4点支持台

体幹4点支持台は，前胸部と骨盤部で体を支えるため，体圧が分散し褥瘡になりにくい。さらに，腹部に空間が開いているので，腹圧がかかりにくい構造となっている。4点は鎖骨より下の前胸部と上前腸骨棘より下の骨盤部で体幹を支える。

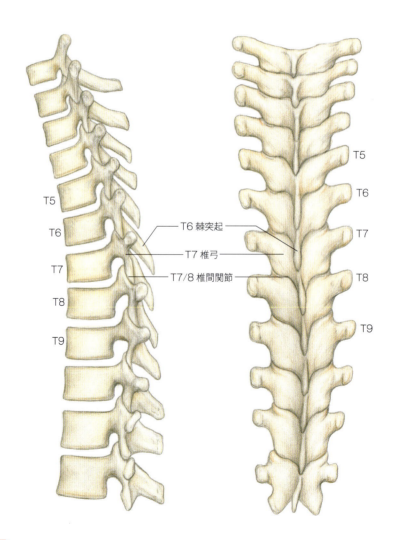

4 胸椎の解剖

脊椎骨のなかでも，特に胸椎はほとんど同じ形をしている。さらに，上中位の棘突起は長く尾側まで伸びているので，椎体と棘突起先端部の位置関係が1椎体程度ずれているので間違えやすい。例えば，T7椎弓切除を行う場合は，T6棘突起の縦割が必要である。なぜなら，T7椎弓を覆うように，T6棘突起の先端部が尾側まで伸びているからである。下位胸椎の形状は腰椎に似る。

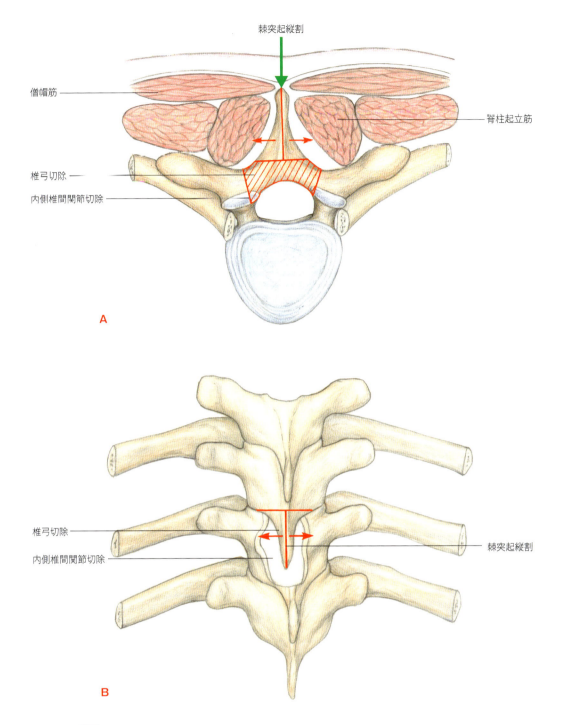

5 棘突起縦割, 椎弓切除, 内側椎間関節切除
棘突起の頂部を露出し, 正中を縦割し棘突起を左右に分けて椎弓に達する. 背部の筋層の棘突起付着部を残したまま術野を展開できる. 棘突起を左右に分けるため, 視野を広く病変を観察できる. ドリルで椎弓切除と内側椎間関節切除を行う.

合は側面像も撮影する. 複数の写真で脊椎レベルに矛盾がないか確認する.

胸椎は, 棘突起が長く尾側まで伸びているので, 椎体と棘突起先端部の位置関係が1椎体程度ずれているので, このことを頭に入れて皮膚切開部位を決める. 4 に胸椎の解剖を示す.

● **椎弓切除(棘突起縦割法)と内側椎間関節切除**

正中皮膚切開後, 棘突起縦割と, ドリルによる椎弓切除, 内側椎間関節切除を行う. 5 に模式図を示す. 他に, 片側椎弓切除の選択肢もあるが, 後述の硬膜血管の診断には開窓範囲が狭いため, 筆者は, 棘突起縦割による椎弓切除を行い視野を広げている.

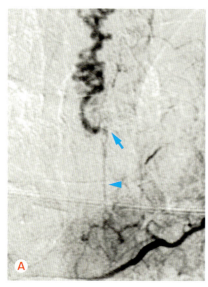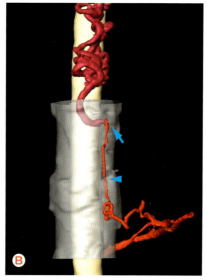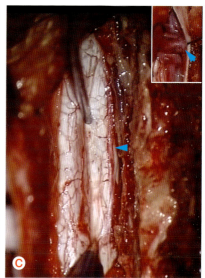

6 硬膜血管の解剖
A：血管造影（正面像），B：3D画像，C：術中写真
硬膜血管（矢頭）の吻合により，肋間動脈の脊椎レベルと硬膜内導出静脈の貫通部位（矢印）が異なっている症例。硬膜動脈は200〜500μm程度なので，従来の血管造影装置では描出できなかった。最近の血管造影装置は高解像度となったため，よくみると大部分描出されている。

　硬膜AVFの椎弓切除時には，硬膜血管を最大限に温存する必要がある。硬膜血管を損傷し，盲目的に焼灼すると，後の硬膜AVFの血流の確認が困難になるからである。スチールドリルで椎弓の表層の皮質骨と骨髄を削る。ダイヤモンドドリルで，深層の皮質骨を椎弓の尾側側から削り，エッグシェル状にして，黄色靭帯を露出し黄色靭帯切除を行う。

　さらに，神経根部の観察のために，内側椎間関節切除を行う。横突起，椎弓根を剥離子で探って確認し，椎間孔の背側部分を削る。

アプローチの実際と解剖のポイント

　脊髄硬膜AVFの手術のポイントは，大きく2つある。栄養動脈から分岐する硬膜動脈の解剖と，遮断するべき，硬膜内の逆行性の導出静脈の解剖である。

● 硬膜動脈

　重要なポイントは，硬膜動脈の吻合である。頭尾側方向の吻合が発達しているため，栄養動脈の脊椎レベルと硬膜内の導出静脈の貫通部位が異なることがある（14%）[4]。このことを念頭において，椎弓切除レベルを決定すべきである。**6**に症例を示す。

● 逆行性導出静脈

　硬膜AVFの治療のゴールは，硬膜内の逆行性の導出静脈を，硬膜貫通部（硬膜に最も近い部位）で遮断することである。この結果，逆行性の動脈血流入が止まり，静脈性高血圧が解除される。硬膜外の血管の凝固処置は必ずしも必要ない[5]。

　硬膜内の導出静脈の解剖は，脊椎レベルによって異なっている。このため，遮断すべき，硬膜に最も近い部位は，胸椎レベル（T2-T10）では背側に有意に多く（**7**），脊髄円錐／腰椎レベル（T12-L3）では腹側に有意に多い（**8**）。この解剖学的相違は，診断と手術治療について，臨床的に重要な意味をもつ[4]。

　まず，術前の血管造影による鑑別診断の注意点は次の通りである。脊髄円錐／腰椎レベルの硬膜AVFは硬膜内の逆行性導出静脈が馬尾や脊髄の腹側を上行する場合が多い（40〜70%）。これらの拡張した静脈は，しばしば脊髄の腹側でループを形成するので，Adamkiewicz動脈と鑑別が困難なケースがある。鑑別のポイントは血管径である。硬膜AVFの逆行性導出静脈では，硬膜外の栄養動脈が硬膜を貫通する部分で，急激に血管径が変化する（**7 8**）。対して，Adamkiewicz動脈は，硬膜外から椎間孔を通り，脊髄に到達するまで血管径がほとんど変化せず一定である（**2AB**）。

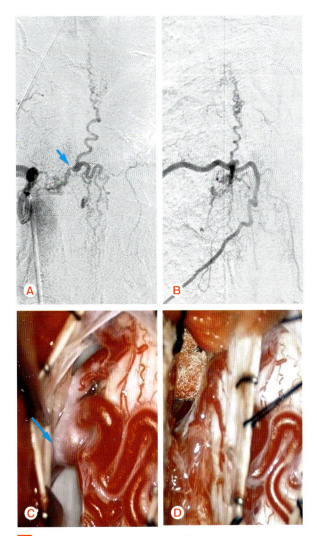
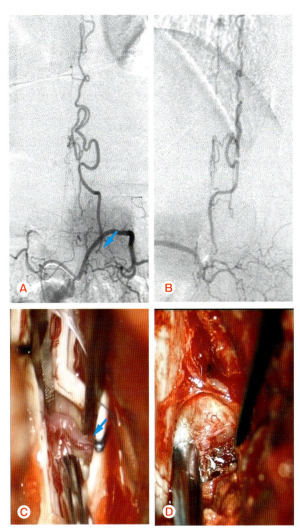

7 胸椎レベル(T10レベル)の症例
A：血管造影(正面像)，**B**：血管造影(側面像)，**C**：術中写真(硬膜内)，**D**：術中写真(硬膜外)
適切な椎弓切除を行えば，硬膜切開後，硬膜内静脈とその硬膜貫通部(硬膜に最も近い部位)は，脊髄の背外側に存在するので，容易に確認できる(**AC**矢印)。

8 円錐/腰椎レベル(L1)の症例
A：血管造影(正面像)，**B**：血管造影(側面像)，**C**：術中写真(硬膜内)，**D**：術中写真(硬膜外)
硬膜内静脈とその硬膜貫通部(硬膜に最も近い部位)は，馬尾の腹外側部に存在することが多い(**AC**矢印)。胸椎例と比較し，ときに同定が難しいことがある。胸椎レベルと比較し，左側にAdamkiewicz動脈が存在する頻度が高い。

　手術治療の注意点は次の通りである。胸椎レベルでは，適切な椎弓切除と硬膜切開を行えば，遮断すべき，硬膜内静脈とその硬膜貫通部(硬膜に最も近い部位)は，脊髄の背外側に存在するので，容易に確認できる(**7**)。しかし，円錐/腰椎レベルでは，多数の馬尾の腹外側部を探して同定するケースが多いので，ときに難しいことがある(**8**)。さらに，円錐/腰椎レベルは，胸椎レベルと比較し，左側にAdamkiewicz動脈が存在する頻度が高い。遮断すべき，硬膜内静脈の硬膜貫通部(硬膜に最も近い部位)がAdamkiewicz動脈と近接していることがあるので注意が必要である(20%)[4]。

閉創の注意点

　閉創のポイントは硬膜縫合で，次の落とし穴がある。
　まず，硬膜外静脈叢からの出血である。硬膜縫合時に硬膜のつり上げを切ると，術中の髄液流出により硬膜管径が縮んでいるため，硬膜外静脈叢から大量出血し血液がくも膜下腔に流入することがある。また，硬膜縫合そのものも困難で時間がかかる。術野が深く狭いため，開頭手術と比べて，縫合と結紮が難しいためである。
　そこで，筆者は次の工夫をしている(**9 10**)。硬膜の両側をつり上げたまま交差させ硬膜の断端を正中に寄せ

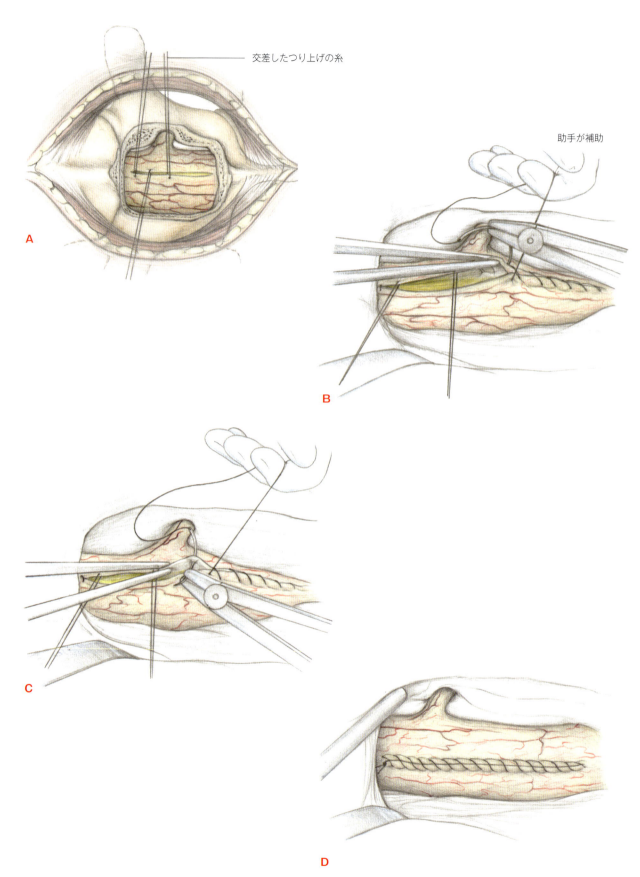

9 硬膜縫合

硬膜外出血と血液流入を防止するため，硬膜の両側に左右対称に糸をかけて交差させ，硬膜の断端を正中に寄せる．硬膜とくも膜をともに針をかけて3～4mm毎に単純連続縫合する．

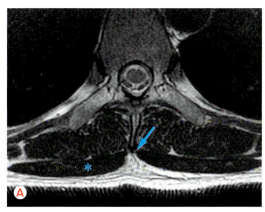 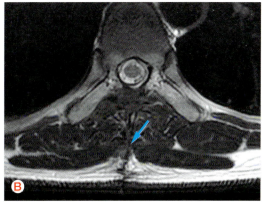

10 棘突起・僧帽筋筋膜の再建：術前（A）と術後（B）の比較
髄液漏なく，縦割した棘突起が正中に縫合され，僧帽筋（＊）の筋膜も正中に縫合されている（矢印）。

る。このことで，硬膜外出血と血液流入が避けられ，さらに密な縫合が可能となる。

　縫合は，6-0プローリンを用いた単純連続縫合を行っている。硬膜切開部の端にstay sutureを置き，硬膜とくも膜をともに針をかけて3～4mm毎に連続縫合する。連続縫合の糸がゆるまないように助手が補助する。反対の端まで到達したら，硬膜管内に生理食塩水を注入し硬膜管をふくらませ，連続縫合糸を少し引き最後の結紮をする。硬膜外にフィブリン糊を塗布した自家脂肪組織を貼り付ける。

　最後に，硬膜外ドレーンを留置，層ごとに閉創する。正中縦割した棘突起を正中縫合し，棘突起上の筋膜を非吸収糸で縫合，皮下を吸収糸で縫合する。

（髙井敬介）

V

血管病变

V 血管病変

頚部頚動脈疾患：CEA

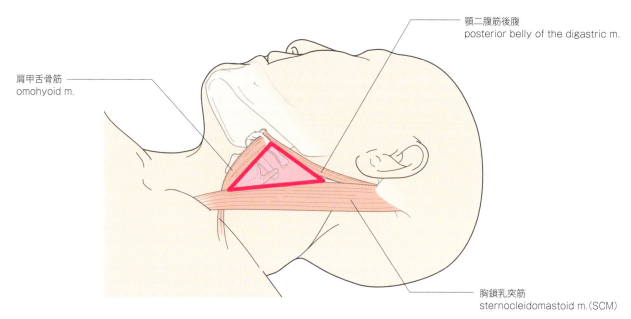

1 体表のランドマーク：頚動脈三角

アプローチの概要

　頚動脈血栓内膜剥離術（carotid endarterectomy：CEA）は，症候性および無症候性頚動脈狭窄症に対する外科治療のgold standardである．近年の生活習慣の欧米化に伴って，内頚動脈狭窄症は著明に増加しつつあり，CEAは脳神経外科領域における主要な外科治療技術の一つである．しかし，単一施設で症例数が多い施設は少ないものの，一度基本手技を身につけ，ピットフォールを知れば，CEAは安全で有効な治療手段であり，ステント留置術（carotid artery stenting：CAS）が普及しつつある現在においても，欧米のガイドラインでは，CEAが一部のハイリスクの患者を除けば，推奨されていることも，このことを支持するものと思われる．

アプローチに必要な正常解剖

● 体表のランドマーク：頚動脈三角（**1**）

　顎二腹筋後腹（posterior belly of the digastric muscle），胸鎖乳突筋（sternocleidomastoid muscle：SCM）の前縁，肩甲舌骨筋（omohyoid muscle）の上腹によって構成される三角である．この中には，頚動脈手術を行う際に重要な解剖学的構造が含まれている．頚動脈分岐部，外頚動脈本幹とその枝（上甲状腺動脈，顔面動脈，舌動脈，上行咽頭動脈，後頭動脈），舌下神経，上喉頭神経，頚神経ワナ，迷走神経，内頚静脈が含まれているが，バリエーションも多い．

　CEAを行う場合，術前画像診断からどの範囲の内膜剥離を行うかを決定しておくことが大切である．一般に通常のCEAの手技で，到達可能な高位としては，内頚動脈と後頭動脈との交差する位置がひとつの目安である（**2**）．また術前の画像診断で，頚椎の可動性（回旋，伸展）に影響を与える病変（頚椎後縦靱帯骨化症など）がないかチェックしておく（**3**）．頚動脈の剥離が困難な例として，猪首の症例，体表から頚動脈の拍動が触知困難な例などがあり，初心者はできれば避けたほうが良い．

適応

　CEAの適応は**4**の通りである．

体位，頭位

　上体を軽度挙上させ，頚部を30°ほど対側へ回旋し，やや過伸展する（**5**）．以前は高位病変では経鼻挿管を行っていたが，経口挿管でもほぼ全例で対応は可能である．体性感覚誘発電位（somatomtory evoked potential：SEP）の装着を行う．CEAで到達可能な病変の高さの目安は，内頚動脈と後頭動脈の交差する点まで剥離が可能であるが，

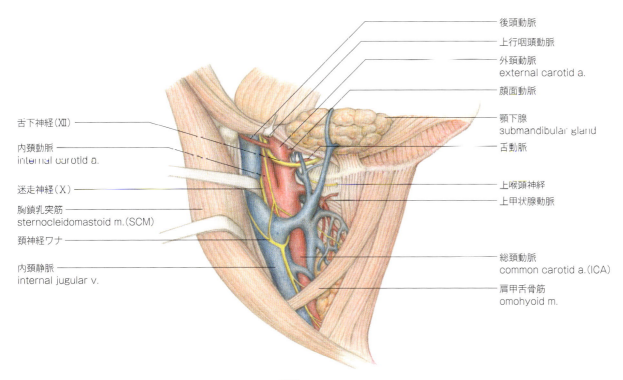

2 血管解剖

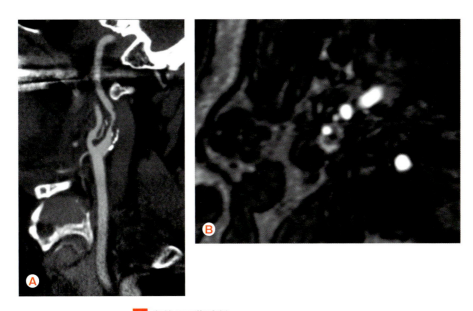

3 術前の画像診断
A：3DCTA(狭窄度)，B：MRI(プラーク性状)

シャントの必要な症例では，プラークの遠位に余裕をもった剥離が必要である．われわれは通常，下顎縁に平行で，拳一つ分，離した形で，離被架をかけて，助手は患者の頭側に立つようにしている．

皮膚切開

皮切は，胸鎖乳突筋の前縁に沿って上行し，下端は頸動脈三角の下角まで，上端は乳様突起の下端へ向かうものが標準である．耳介後部で大耳介神経(greater auricular nerve)を切断しないように注意が必要である．われわれは美容的な観点から，皮膚の皺に沿う横切開（**6**）を用いており，通常の長さのプラークの剥離には問題がない．この場合の皮切の位置は，下顎縁から2横指下方で，下顎縁に沿う4横指の皮膚切開を行う．皮膚切開の中心は，頸動脈の拍動を触知できる部位であり，外側は心持ち上方へswingさせると良い．高位病変には，この皮切でほぼ対応可能であるが，総頸動脈側の近位へプラークが長く伸展している場合には，従来通りの縦切開が良い．抗血小板薬を2剤内服している場合，皮膚の止血は入念に行う．

4 適応(Sundt grade)

Grade	Angio RF	Medical RF	Neuro RF	Risk(CEA)
I	×	×	×	<1%
II	○	×	×	1.8%
III	○ or ×	○	×	4%
IV	○ or ×	○ or ×	○	8.5%

RF：risk factor
Angio RF：bifurcation at C2, long segment stenosis, tandem lesion, contralateral occlusion
Medical RF：age＞70, angina pectoris, MI (＜6 months), ASO, congestive heart failure
Neuro RF：frequent TIA, recent CVD, generalized cerebral ischemic, deficit＜24hrs

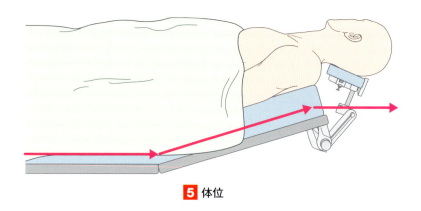

5 体位

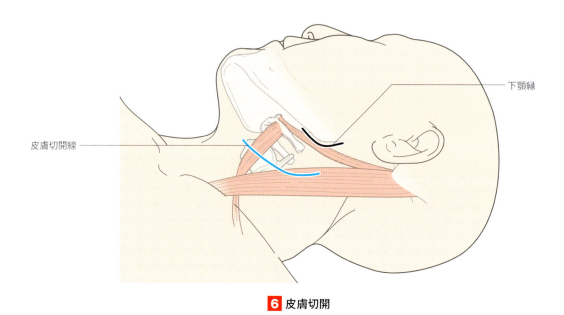

6 皮膚切開

　広頚筋は，鎖骨に始まり下顎骨角より正中側の下顎骨に終わる。広頚筋の剥離は，術者が小児用ケリー鉗子で剥離した部分を，助手がモノポーラーで切離して進める。胸鎖乳突筋の前縁で剥離を行い，頚動脈の拍動を触知しながら，頚動脈鞘の剥離を行う（**7**）。術野を横切る顔面静脈は，結紮した後に切離する。顔面静脈が極端に太い場合には，transfixation sutureを行うこともある。

　まず頚動脈分岐部の近位で総頚動脈を確保する。CEAでは開創器を2つ用いるが，この段階では，開創器は1つのみ用いる。かけるポイントは，喉頭神経の保護を念頭に，内側のツメを浅く，つまり気管食道溝（tracheoesphageal groove）に開創器のツメが深くかからないようにすること，外側のツメは内頚静脈にかけることである。総頚動脈の剥離は，vasa vasorumの直上の層で行い，以後遠位，

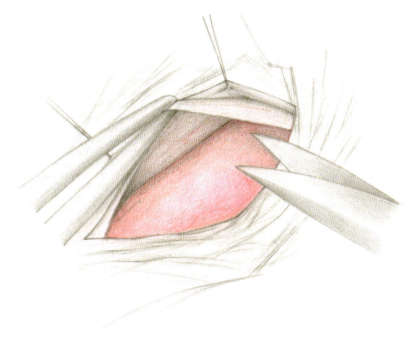

7 頸動脈鞘の剥離

近位方向への剥離をこの層を維持し，動脈壁に沿って鋭的に行えば，無用な剥離を繰り返す必要がなく，脳神経損傷のリスクを低減できる。

内頸動脈の剥離を行う段階では，下顎縁に平行に2つ目の開創器をかける。この2つ目の開創器のかけ方がポイントであり，これによって，深頸筋膜（deep cervical fascia）に適度のテンションをかけて，切離することが重要である。

舌下神経は，通常内頸動脈の外側を下行し，顎二腹筋の下面を，内頸動脈を横切るように内側へ向かい下突の弧状にswingする。舌下神経はまれにかなり近位まで下降している場合があり，特に大きな顔面静脈があるときに，裏に舌下神経がないか注意しておく。まれに分岐部から内頸動脈にかけてプラークがある部位で，周囲組織との癒着が強い例があり，剥離は顕微鏡下で慎重に行う。

アプローチの実際と解剖のポイント

内頸動脈の遠位の剥離の目標は，プラークの遠位端を確認し，その先に安全にシャントが挿入できるレベルまで確保することである。プラークの範囲は，血管の柔らかさと色調，不自然な屈曲の有無などにより総合的に判断する。高位病変の剥離のポイントは，ansa hypoglossiを切断し，舌下神経を内頸動脈の外側で周囲組織から剥離することで可動性（mobilization）をもたせ，自然と上方へ移動するようにすることである。場合によっては，舌下神経の下部に少し結合織をつけたまま，ここに糸をかけて，少し浮かすようにすると，遠位内頸動脈の視認が良くなる。

ときに，内頸動脈が内側に分岐している例がある。この場合には，少しずつ頸動脈分岐部から外頸動脈を内側へ回転させていくことになるが，外頸動脈と内頸動脈の間にある結合組織を外頸動脈につけた状態で剥離し，ここに3-0絹糸をかけて内側に引くことで回転が可能となる（**8**）。一般的には，頸動脈を全周性に剥離を行う必要はなく，血行遮断を行う部位は確実に裏側まで剥離し，確実に遮断できるようにする。まれに分岐部周囲の裏側から，上行咽頭動脈が起始していることがあるので，術前に血管撮影で該当する場合には，裏側まで剥離しておかないと，動脈切開したときにあわてることとなる。

頸動脈の剥離は常に愛護的に行う必要があるが，プラークがきわめて不安定である場合，例えば可動性プラークや経頭蓋ドップラーで微小塞栓子（microembolic signal：MES）が検出される場合などでは，術中にSEPに加えて，経頭蓋ドップラーのモニタリングを行うことが大切である。

● 動脈遮断

動脈遮断（cross clamp）に先立ち，総頸動脈にvessel occluderを2重に巻いておく。全身ヘパリン化を行い，活性化凝固時間（aPTT）が250秒を超えたことを確認し，遮断を行う。われわれはSEPに基づくselective shuntの方針であるが，シャントの必要性を早めに知る意味でstump pressureを測定している。Stump pressureを測定する場合，上甲状腺動脈，外頸動脈を遮断し，27G針を総頸動脈の分岐部より近位に挿入する。基準値を測定した後に，総頸動脈をクランプし，stump pressureを測定する。

シャントを必要とするstump pressureの指標として，50mmHgや25mmHgが報告されているが，われわれは30mmHgを下回るようであれば，シャントを用意するとともに，麻酔科医に，収縮期圧が140mmHg以上となるよ

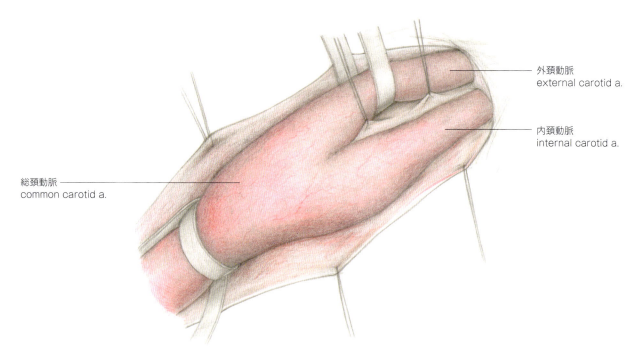

⑧ 術中における剥離範囲の決定・クロスクランプ

うに昇圧を依頼している。SEP変化は，primary cortical responseの振幅が50%以下にあれば陽性と判断し，シャントを挿入する。

プラークの不安定性が強く，経頭蓋ドップラーにて微小塞栓子が頻発する場合などでは，stump pressureを測定せず，まず内頸動脈を遮断する。

● 動脈切開，プラーク摘出（⑨）

まず総頸動脈に，プラークの近位端付近に尖刃刀で切開を加え，内腔を確認する。プラークの剥離面を同定し，切開した両端を，6-0 Pronovaで吊り上げる。通常は，ここから遠位に向かって，ポッツ尖刃を用いて，内頸動脈遠位端でプラークが認められなくなる部位まで切開する。内頸動脈での切開が，中央より内側あるいは外側へ変位すると縫合が困難となるため，注意を要する。また頸動脈切開線に結合組織が付着したままであると，内腔に縫い込んだりする可能性があるため，vasa vasorumの面での剥離をしっかりしておくことが肝要である。

プラークの剥離は，まず総頸動脈で全周性に剥離し，内頸動脈方向へ剥離を進める。外頸動脈へも通常ある程度はプラークが及んでいるため，プラークを外頸動脈起始部のプラークを全周性に剥離し，これをリング鑷子でしっかり把持して手前に引きだし，切離する。このときに助手に吸引管で，外頸動脈起始部にカウンタープレッシャーをかけてもらい，STAマイクロハサミで鋭的に切離する。最後に内頸動脈末端のプラークを，薄くなった部位で外側にSTAマイクロハサミで切開を入れて，内側に向かってfeather outすると良い。内頸動脈遠位のプラーク断端の処理は，きわめて重要であり，血流再開時にフラップが形成されないよう，ヘパリン化生理食塩水で勢い良くフラッシュし，フラップの有無を確認する。

病理組織検査などの目的で，内腔に切開を入れずに，プラークを摘出する際には，総頸動脈で確認したプラークの境界面から，へらを内頸動脈の方向へ挿入して，その上で切開線を延ばせば良い。

● 血管縫合（⑩）

血管縫合は，6-0 Pronovaを用いて行う。血行縫合は，まず内頸動脈遠位端から行う。プラーク摘出時に，内頸動脈遠位端でフラップの形成がない場合には，tacking sutureは通常必要はない。われわれは通常primary closureを施行しているが，内頸動脈径が細い女性や偽閉塞例では，Hemashield™を用いたpatch closureを考慮する。内腔の狭小化を避けるために，内頸動脈遠位部では，連続縫合の場合には，縫合の縫い代（bite）を小さめに，代わりに縫合の間隔（pitch）を短く，逆に総頸動脈では，縫い代を大きくとれる代わりに，逆に間隔を延ばすことができる。一般的には，連続縫合で切開線を内頸動脈から近位に向かって，閉じていくが，助手に糸を指あるいは，ブーツ付きのモスキート鉗子で保持し，テンションをかけてもらうと，縫合が容易となる。われわれのように，助手に糸を持ってもらわずに術者が一人で縫合していくスタイルの場合，あらかじめ6-0 Pronovaを15cmに切っておくと，縫合が容易である。

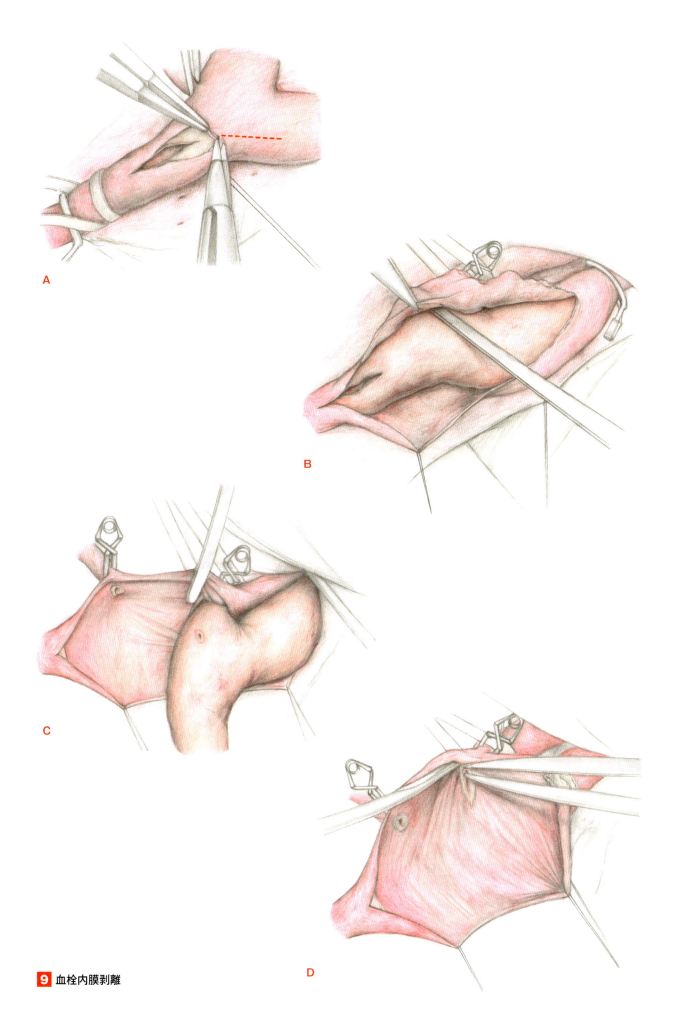

⑨ 血栓内膜剥離

頚部頚動脈疾患：CEA

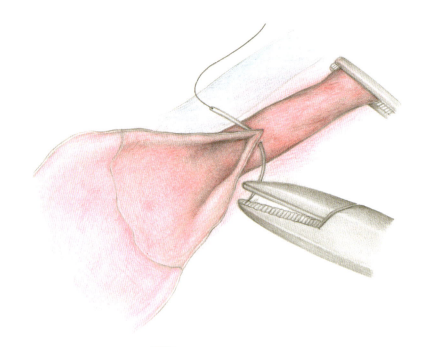

10 動脈縫合

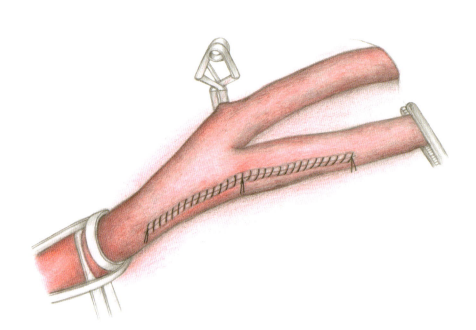

11 遮断解除

● **遮断解除（11）**

　血流をフラッシュアウトさせる部分を残し，内腔をヘパリン化生食で洗浄した後に，上甲状腺動脈，外頚動脈，内頚動脈，総頚動脈の遮断を一時的に解除し，デブリスや血栓をフラッシュアウトさせる。再度ヘパリン化生食で内腔を満たしたうえで，縫合を完了する。遮断解除は，一時的に内頚動脈を解除した後に，上甲状腺動脈，外頚動脈，総頚動脈を解除し，10を数えた後に内頚動脈を最終的に解除する。

　止血が完了した後に，ドップラーにてpatencyを確認し，ヘパリンを硫酸プロタミンを用いて，半分中和する。

閉創の注意点

　血管縫合部にフィブリン糊を噴霧する。ドレーンを入れ，閉創する。われわれは，麻酔を覚醒させずに集中治療室へ入室し，脳血管内科医に依頼して，頚動脈エコー，経頭蓋ドップラーにて，狭窄の解除と良好な開存，過灌流の有無を評価した後に，覚醒させることにしている。

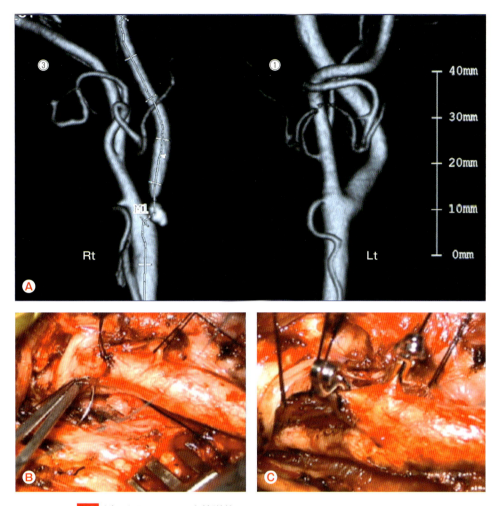

12 ピットフォール：血管逆位
A：分岐部のvariationと頚部の回旋（血管撮影正面像）。
①内頚動脈が外側にswing：回旋軽度。
②内頚動脈と外頚動脈がsuperimpose（最多）：回旋中等度。
③内頚動脈が内側にswing：外頚動脈を広範囲に剥離，内側へ牽引（B→C）。

合併症予防のコツ

● 確実な動脈遮断

初心者があわてるのは，動脈切開をした際に血流のバックフローを認める場合である．この場合，DeBakey鑷子で総頚動脈，外頚動脈，内頚動脈の順に一時的に挟むことで，どこから血流が流れてくるのか判断することができる．クリップの追加などの対処が可能となる．われわれは，内頚動脈の遮断には，Sugita angled temporary clipを用いているが，プラークの存在のために1本で止血できない場合には，2本目を1本目と直交するようにかけたり，あえて1本目とずらしてかけると止血できることもある．

● 脳神経麻痺

脳神経麻痺は，一時的なものを含めると約5％程度に認められるが，大半は一過性であり，永久に残存するものは1％以下である．

● 血管逆位（12）

通常，脳血管撮影正面像では，頚部頚動脈分岐部から内頚動脈が外側に，外頚動脈が内側に分岐するが，稀に内頚動脈が内側に，外頚動脈が外側に分岐することがある．この場合，通常のCEAの術野では，内頚動脈が外頚動脈の奥に重なるように位置することとなるため，12BC に示すように，外頚動脈の結合織に糸をかけて，徐々に回転させて，内頚動脈を手前に引き出す操作が必要になることがある．

● 高位病変（13）

頚部頚動脈分岐部がC2より高位にある場合，CEAの難易度が上がるとされる．脳血管撮影では，内頚動脈と後頭動脈が交差する点が，一般的にCEAで安全に到達できる目安とされている．また短頚，猪首など，頚部の性状も手術の難易度に関係する．高位病変に対しては，舌下神経ワナの切離，舌下神経の上方移動，後頭動脈の切断，顎二腹筋の吊り上げを行うことで，大部分の症例は対応可能である．

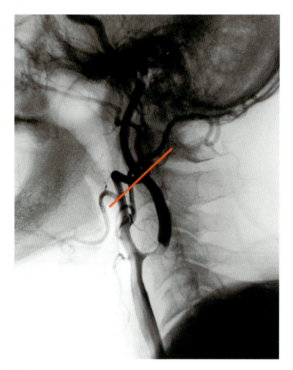

13 ピットフォール：高位病変
・分岐部平均第3頸椎。
・到達可能範囲上限：・(第1頸椎半ば～)第2頸椎上端まで。
　　　　　　　　　　・M-M line(乳様突起と下顎を結ぶ線)。
　　　　　　　　　　・後頭動脈と内頚動脈との交点。

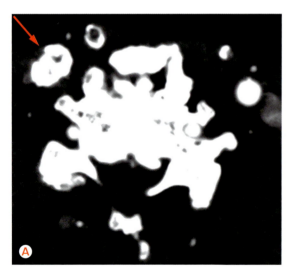
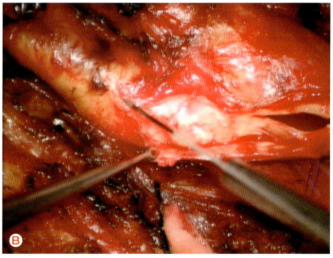

14 ピットフォール：高度石灰化病変
A：術前CTA，B：術中所見。

● **高度石灰化病変（14）**

高度石灰化を伴う内膜剥離の際に，血管壁が菲薄化したり，穿孔をきたす可能性もある。これを避けるポイントは以下の如くである。

①石灰化は頚動脈分岐部に強い場合が多いので，まずは総頚動脈に切開を加えて，通常の剥離面を同定する。石灰化を含むプラーク部分に到達したら，剥離の容易な部位から処置を開始する。

②剥離子は比較的小さなものを使用し，癒着が強く剥離が困難な場合には，尖刃刀，マイクロハサミや26G針などを利用して，鋭的に剥離を進める。板状の石灰化であれば，プラークの前面（術野）の石灰化部分まで尖刃刀で切り，そこから上下左右にへらで剥離する。点状に癒着している部位はまずは迂回して，周囲から剥離する。

③多くの症例でプラークの堅さが異なることから，一塊として摘出することは困難であり，石灰化の強さに応じて部位ごとに分割して摘出する。最終的に外壁に強く癒着した部位は，あえて残すことも大切である。

穿孔する部位によって，例えば内頸動脈の遠位端などは縫合処置が非常に困難となることから，時間はかかっても丁寧に剥離を進めて，まずは穿孔させないようにすることが重要である。万が一穿孔してしまった場合には，結紮糸が血管外に出るようにして縫合する。また縫合に際して血管内腔の狭小化が危惧される場合は，パッチグラフトの併用も検討する。

(飯原弘二)

STA-MCAバイパス手術

　浅側頭動脈-中大脳動脈（superficial temporal artery to middle cerebral artery：STA-MCA）バイパス術の目的は，閉塞性頚動脈疾患における脳梗塞の再発予防にとどまらず，小児および成人もやもや病における脳血管イベントの抑制，複雑な脳動脈瘤に対する血行再建など，数多くの疾患に応用可能である．本項では，閉塞性頚動脈疾患に対する標準的なSTA-MCAバイパス術について解説する．さらに，もやもや病に対する複合的バイパス術についても簡単に概説する．

アプローチの概要

　STA-MCAバイパス術では，手術手技は以下の4つのステップに大別される．安全かつ確実なバイパス術を実施するためには，各ステップにおいて止血を完全に行うことが肝要である．
　1）皮膚切開，STAの剥離
　2）側頭筋切開，開頭，硬膜切開
　3）STA-MCAバイパス
　4）硬膜閉鎖，閉頭，閉創

アプローチに必要な正常解剖

　STAは頭皮下の帽状腱膜（galea aponeurotica）内を走行している．多くの場合，本幹から後方の耳介に向けて1本あるいは複数本の前耳介動脈（anterior auricular artery）を分岐する．その後，頬骨弓よりも頭側で前頭枝（frontal branch）および頭頂枝（parietal branch）に分岐することが多い．ただし，いずれかの分枝のみがよく発達していて他の分枝が低形成の症例もまれではなく，術前のDSA，MRAあるいは3DCTAを十分に読影しておく必要がある（**1**）．

適応

　軽症脳梗塞，一過性脳虚血発作（transient ischemic attack：TIA）の再発予防としてのSTA-MCAバイパス術は，現時点ではJapan EC-IC Bypass Trial（JET）studyの適応基準を満たした場合に実施を検討することが一般的である[2,8]．以下にJET studyにおける適応基準を**2**に呈示する．アセタゾラミド負荷前後の脳血流量は定量的に測定することが必須である[4]．ただし，JET studyの結果は，手技に熟達した脳神経外科医が症例の豊富な施設で実施した結果であること，周術期の合併症が皆無であったため外科治療に僅差の優位性（P=0.046）が証明されたこと，数多くの除外基準が設けられていることに留意しなければならない[2,8]．

　また，酸素抽出率（oxygen extraction fraction：OEF）が上昇した症例を対象とした米国でのランダム化臨床試験（Carotid Occlusion Surgery Study：COSS）では，周術期の合併症がJET studyよりも多かったこと，内科治療例の脳梗塞再発率が以前よりも低値であったことから，バイパス手術の優位性が証明されなかったことにも注意が必要である[9]．すなわち，周術期合併症が多い術者，施設のもとではバイパス術の意義は失われる危険性が高いと考えるべきである．

術前処置

　全身の合併症はできるだけ術前に是正しておくべきである．手術室への入室が朝の場合，脱水を予防するために前日あるいは前夜から補液を開始する．
　抗血小板薬は休薬しない．他の疾患が原因でワーファリンなどの抗凝固薬を服薬している場合は7日前ほどに中止して，APTT値を参考にしながらヘパリンを持続投与する．手術当日，入室3時間ほど前にヘパリンを中止する．

体位，頭位

　仰臥位にて実施する．頭部を反対側に約60°ほど回旋させて，メイフィールド3点固定器で固定する．頚部を伸展させて固定したうえで頭部を挙上して水平にすると，バイパス操作の際，脳脊髄液の流入を抑制できる．

皮膚切開，STAの剥離，開頭

　ドップラー聴診器でSTAの本幹から頭頂枝の走行をトレースして，その直上に皮膚切開のラインをデザインする．側頭線（linea temporalis）よりもやや頭側で皮膚切開を前額部正中に向けてデザインする．その際，皮膚切開のカーブが鈍角になるように注意する．STAの頭頂枝をなるべく長く採取しようと頑張り過ぎると，皮膚切開のカーブが鋭角となって，この部分で術後の創傷治癒遅延や頭皮壊死などの合併症を生ずることを銘記すべきである（**3**）．

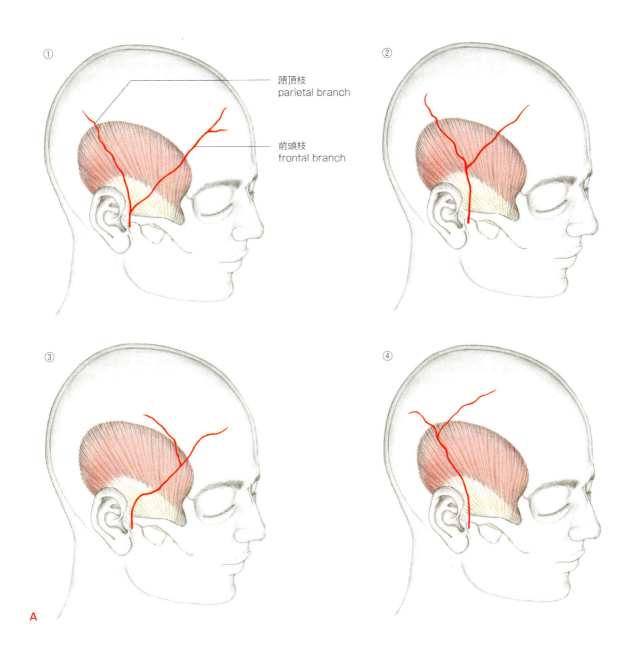

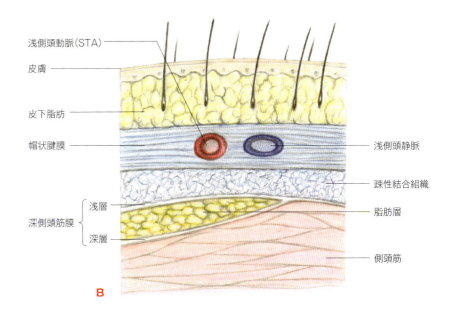

1 STAの走行パターン
A：走行パターン。
B：断面図。

2 JET studyにおける適応基準[16]

研究対象
　内頸動脈系の閉塞性脳血管内病変によるTIA(s)またはminor stroke(s)を3ヵ月以内に認めた症例。
progression strokeないしcrescendo TIA(s)等の急性期症例は含まない。

Inclusion criteria
1. 臨床的criteria
　1)70歳以下(2000年4月5日より73歳以下に改訂)
　2)ADLがほぼ自立している(Rankin dsiability scale 1, 2)
2. 放射線学的criteria
　1)CT, MRI所見：CTないしMRIにて一血管支配領域に渡る広範な脳梗塞巣を認めない症例。また，梗塞巣がCT上enhanceされる時期を過ぎた症例。
　2)血管撮影所見：内頸動脈，中大脳動脈本幹の閉塞あるいは硬度狭窄例(CEAの対象となる内頸動脈狭窄症を除く)
　3)脳循環動態：
　　①CBF測定時期：last attackから3週間経過後。
　　②CBF測定法：
　　　・PET, SPECT(133Xe, IMP), XeCTを用い，安静時およびDiamox負荷後の両者を測定する。
　　　・定量化を必須とする。
　　　・Diamox負荷に際しては17mg/kg(60kgだと1020mg)静注し，IMPを用いる場合Diamox静注7～10分後に測定する。その他の測定ではDiamox静注後15～20分後にトレーサを投与する。
　　　・IMPにおいては安静時とDiamox負荷後の両者の測定を一週間以内に行う。
　　③関心領域の決定：側脳室前角のスライスでは中大脳動脈寒流域の皮質領域にmanualで関心領域を置く。なお，参考として両側小脳と健側中大脳動脈灌流域にも関心領域を置き，カウント値あるいは血流値を測定し，そのフィルムを登録管理者まで送ることとする。
　　④脳循環予備能の定義：[(Diamox負荷後CBF－安静時CBF)／安静時CBF] × 100(%)
　　⑤登録症例の基準：
　　　・安静時脳血流量＜正常値の80%，かつ，脳循環予備能＜10%
　　　・さらに，hemodynamic ischemiaを重症度により2群に分類。

Exclusion criteria
1. 神経症候が重篤(Rankin disability scale 3以上)
2. 非動脈硬化性病変によるもの
3. 悪性腫瘍，腎不全，心不全，肝不全，呼吸不全
4. 6ヵ月以内の心筋梗塞
5. 空腹時血糖値300mg/dL以上あるいは，インスリン治療を要する症例
6. 拡張期血圧110mmHg以上
7. Artery-to-artery embolism
8. Cardioembolism

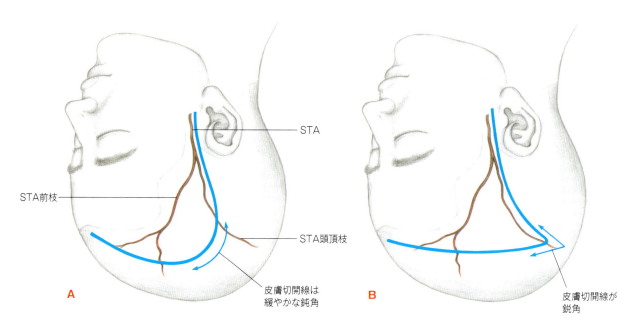

3 皮膚切開ラインのデザイン

A：STA本幹～頭頂枝の直上に皮膚切開線をデザインする。皮膚切開ラインは緩やかな鈍角とする。
B：STA頭頂枝を長く採取しようとすると皮膚切開線が鋭角のカーブとなり，皮弁の壊死などのトラブルを招きやすい。

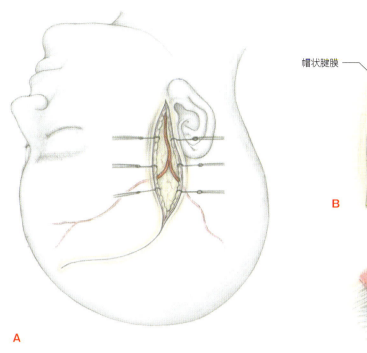

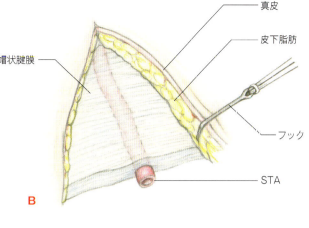

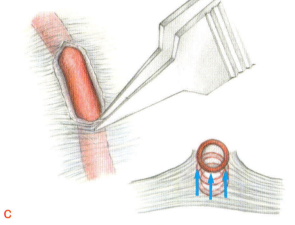

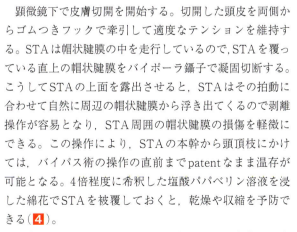

4 皮膚切開とSTAの露出
- **A**：顕微鏡下にSTAの本幹〜頭頂枝を露出する。鮎針フックによる適切な緊張度を組織に与える。
- **B**：STAは帽状腱膜の中を走行している。
- **C**：STAを覆う表層の帽状腱膜を切離すると，STAは自然に分娩されてくる(矢印)。

　顕微鏡下で皮膚切開を開始する。切開した頭皮を両側からゴムつきフックで牽引して適度なテンションを維持する。STAは帽状腱膜の中を走行しているので，STAを覆っている直上の帽状腱膜をバイポーラ鑷子で凝固切断する。こうしてSTAの上面を露出させると，STAはその拍動に合わせて自然に周辺の帽状腱膜から浮き出てくるので剥離操作が容易となり，STA周囲の帽状腱膜の損傷を軽微にできる。この操作により，STAの本幹から頭頂枝にかけては，バイパス術の操作の直前までpatentなまま温存が可能となる。4倍程度に希釈した塩酸パパベリン溶液を浸した綿花でSTAを被覆しておくと，乾燥や収縮を予防できる(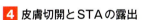4)。

　皮膚切開のラインがSTA頭頂枝と離れた時点で，皮膚切開を前額部正中に向けて延長する。頭皮を翻転する際，前額部のpericraniumは頭蓋骨側に残すように剥離する。頭皮を翻転すると，STAの前頭枝が帽状腱膜を通して透見することができる。STAの頭頂枝を剥離する際と同じように，STA前頭枝の直上の帽状腱膜をバイポーラで凝固切離したのち，周囲の帽状腱膜から全周を剥離する(5)。

　十分な長さのSTA前頭枝を剥離した時点で，STA前頭枝に沿ってできた帽状腱膜の欠損部は吸収糸を用いて帽状腱膜を縫合して修復する。この操作は，頭頂部の創傷治癒遅延や創壊死の予防にきわめて有用である。STA前頭枝の起始部を脳動脈瘤用のテンポラリー・クリップを用いて閉鎖して，遠位部を切断，内腔はヘパリン加生理食塩水を満たしたうえで，遠位端も同様のクリップで閉鎖して，バイパス術までの間，STA前頭枝を健常な状態に維持しておく。STA前頭枝も4倍程度に希釈した塩酸パパベリン溶液を浸した綿花でSTAを被覆して乾燥や収縮を予防する。側頭筋を耳介前方から頭頂部にかけての皮膚切開ラインに沿って切開したのち，側頭線(linea temporalis)からも切離して，側頭筋肉弁を作成して翻転する(6)。

　側頭筋の後方成分を用いてSTAを被覆しておくと，開頭の際に誤ってドリルでSTAを損傷することを予防できる。Burr holeを3〜4つ穿ち，前頭側頭開頭を実施する。シルビウス裂が開頭の中心にくるように開頭する。硬膜を切開して脳表を露出する(7)。

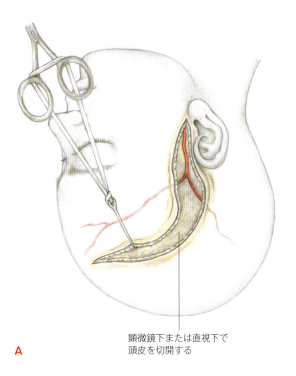
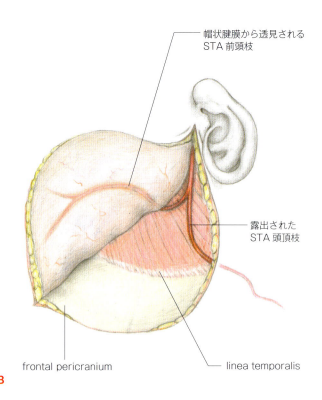

5 頭皮の翻転〜帽状腱膜の剥離

A：皮膚切開ラインがSTA頭頂枝と離れた時点で，皮膚切開を前額部正中に向けて延長する。
B：STA前頭枝の直上の帽状腱膜をバイポーラで凝固切離したのち，周囲の帽状腱膜から全周を剥離する。

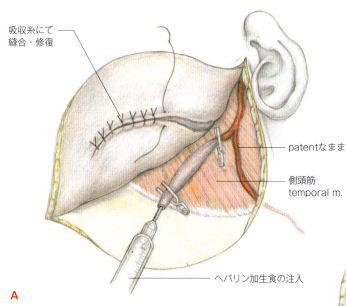
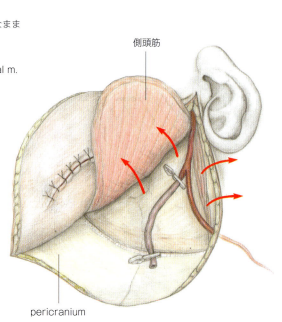

6 STA前頭枝を剥離〜側頭筋肉弁の作成・翻転

A：STAを剥離したために生じた帽状腱膜の損傷は，吸収糸を用いて縫合・修復する。切離したSTA前頭枝の断端からヘパリン加生食を注入し，脳動脈クリップにてクランプしておく。
B：側頭筋（temporal m.）を皮膚切開ライン直下で切離して翻転する。

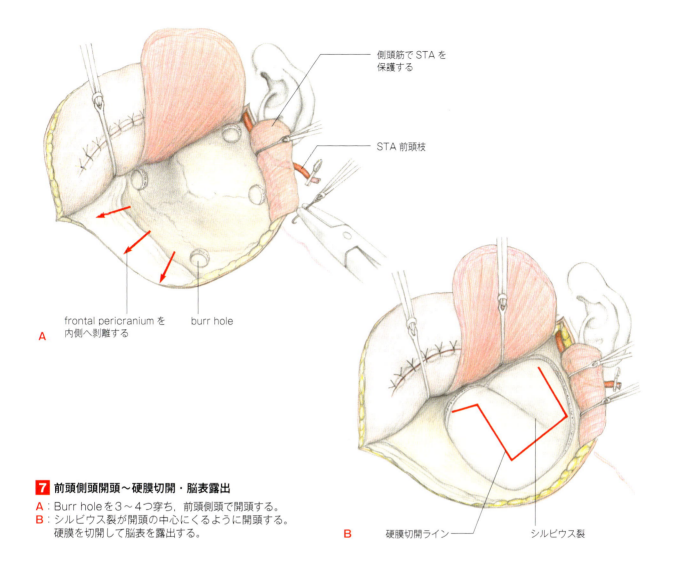

7 前頭側頭開頭〜硬膜切開・脳表露出
A：Burr holeを3〜4つ穿ち，前頭側頭で開頭する。
B：シルビウス裂が開頭の中心にくるように開頭する。硬膜を切開して脳表を露出する。

STA-MCAバイパス術

　STA-MCAバイパス術は，基本的にend-to-side anastomosisのテクニックを用いて実施する。STA-MCAバイパス術に際しては，脳表を走行するM4分枝をrecipientとするか，シルビウス裂内のM2あるいはM3分枝をrecipientとするかは議論が分かれるところであるが，基本的にはdonorであるSTAの遠位端と大きなミスマッチのないMCA分枝をrecipientとすべきである。どちらをrecipinetとして選択しても長期予後に与える効果が異なるというデータは過去に見当たらない。最も重要な点は，いずれであっても確実なバイパス操作を行うことである。

　1本目のバイパスは，すでに切断してあるSTA前頭枝を用いて実施する。STA前頭枝の遠位端の少なくとも7〜10mmはSTA周囲の結合組織を丹念に除去する。この結合組織が付着したままバイパス操作を行うと，操作中に針や糸が絡んでバイパス操作に不必要な時間を要したり，バイパス操作終了後にSTAグラフトがひきつってバイパス血流が不十分になるなどのトラブルが生ずるので注意が必要である。STAの断端処理も重要である。約60°の角度で断端を裁断したのち，形成された断端と同じ長さの切開を加えることで，断端を菱形のフィッシュマウス状に形成する。断端の口径が小さいほどバイパス操作が容易になったり，所要時間が短くなる訳ではない。逆に，ある程度口径を広くしたほうが吻合に要する針数は増えるが，内腔の確実な観察が容易となり，結局は迅速で確実なバイパス術が可能になる[1]。最後にSTAの断端をピオクタニンで着色してバイパス操作中の視認性を高め[3]，STA断端の両端にtacking sutureに用いる10-0ナイロン糸2本を通しておく（**8**）。

　DonorであるSTAの断端を形成し終えたら，recipientであるMCAの準備を行う。最適と思われる直径を有するMCA分枝を決定したら，周囲のくも膜を鋭的に切開してMCAを露出する。十分な長さにわたってMCAを周囲の組織から剥離してから，三角形の緑色シリコンシートをMCAの下に挿入する。赤と緑とは補色関係のためバイパス操作中の視認性を高めるうえで有用である。STAの断端と同じ長さだけMCAを切開するうえで，事前にMCAをピオクタニンで着色しておくと，バイパス操作が容易となる。2本のクリップを用いてMCAを遮断したのち，動脈切開はまっすぐ行い，ギザギザにならないように注意

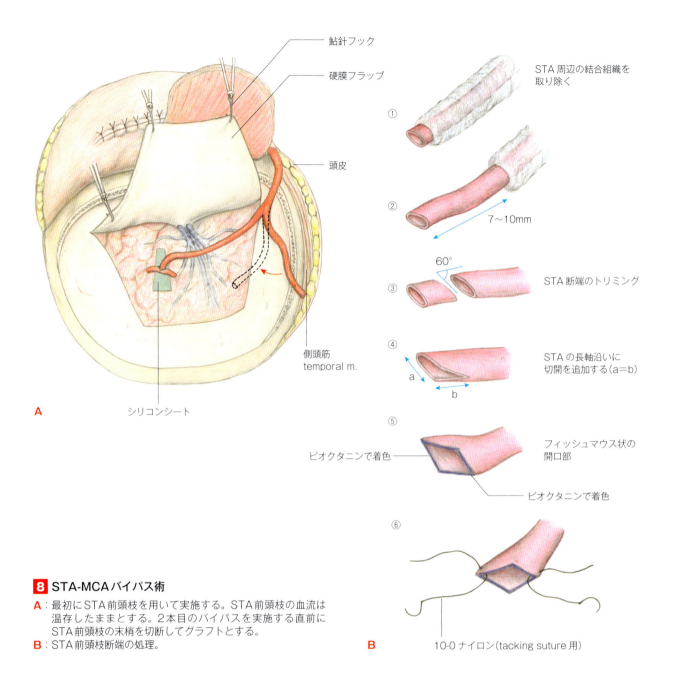

8 STA-MCAバイパス術
A：最初にSTA前頭枝を用いて実施する。STA前頭枝の血流は温存したままとする。2本目のバイパスを実施する直前にSTA前頭枝の末梢を切断してグラフトとする。
B：STA前頭枝断端の処理。

する（**9**）。バイパス操作の詳細は他書に譲る[1,6]。1本目のバイパスが終了したら，STAのparietal branchを切断して内腔をヘパリン加生理食塩水で十分に洗浄したのち，同様の操作を繰り返してSTA-MCAバイパスを実施する。2本のSTA-MCAバイパスによって，MCAのsuperior division（前頭葉側）とinferior division（側頭葉側）の両者をカバーできるようにrecipientを計画的に選択する。それぞれのバイパス操作の終了後に，Doppler flowmeterやICG videoangiographyを用いてバイパスのpatencyを確認する。

　RecipientをM2あるいはM3分枝とする場合は，鋭的にシルビウス裂を大きく開放する必要がある。Superficial Sylvian veins（superficial middle cerebral veins）はすべて温存する。バイパスの際のセットアップを**10**に示す。綿花を固く巻いて前頭葉と側頭葉との間に挿入することで，シルビウス裂を開放した状態を維持しておく。脳へらを使用する場合はバイパス操作の妨げにならないように脳へらを入れる方向や脳へらの形状を工夫する。MCA分枝の下に挿入したシリコンシートの下にゼルフォーム®の細片を挿入して，MCA分枝をなるべく浅い位置に誘導する。脳脊髄液（cerebrospinal fluid：CSF）を排除するため，小児用フィーディングチューブ（4～5Fr）をシルビウス裂内の妨げにならない部分に留置してサクション管に接続する。

閉創の注意点

　硬膜を閉鎖する際，STA本幹が硬膜や側頭筋を貫通する部分では縫合はせず，ゼルフォーム®やフィブリン糊を用いてCSFの漏出を防止する。閉頭，閉創もSTAのバイパス血流が維持されていることを最後まで確認しながら実

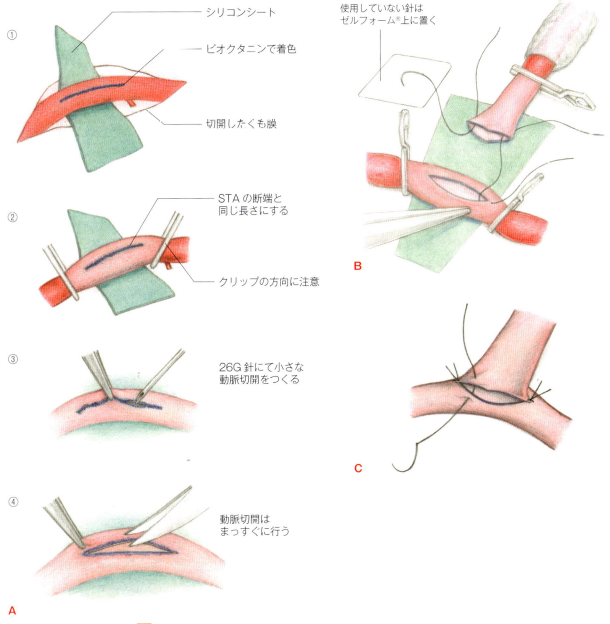

9 MCAの露出〜STAのMCAへの縫合
A：RecipientであるMCAの準備を行う。
B：STAをMCAに縫合する。
C：STAとMCAの内膜どうしをきちんと合わせるように一針ずつ縫合する。

施することが重要である。

附記）もやもや病に対するバイパス術

もやもや病の場合，小児・成人を問わず虚血症状を呈する場合，バイパス術は脳梗塞・一過性脳虚血発作(TIA)の再発予防，長期予後の改善に有効である。出血発症の成人例に対するSTA-MCAバイパス術を含む脳血行再建術の有効性についてもJapan Adult Moyamoya (JAM) Trialによって証明された。

もやもや病に対しては，STA-MCAバイパス術に代表される直接バイパス術のほか，硬膜，側頭筋および骨膜などの有茎組織を脳表に接着させる間接バイパス術が実施されているが，それぞれの術式の特徴をよく理解して手術計画を立てる必要がある（ 11 ）。

本項では，前頭葉の血流改善が最も確実に得られるSTA-MCAバイパス＋脳－硬膜・筋肉・動脈・骨膜接着術（encephalo-duro-myo-arterio-pericranial synangiosis：EDMAPS・エドマップス）について概説する[5]。しっかりとした骨膜弁（pericranial flap）を作成するコツは，皮膚切開の際に頭蓋骨まで一気にメスを入れないこと，頭皮弁を翻転する際に帽状腱膜下のloose areolar tissueを骨膜（periosteum）側に残すことである。側頭筋上ではloose areolar tissueを側頭筋側に残す必要はなく，頭皮弁側に付着させたままとする。骨膜弁は正中近くまで骨膜を切開することで，できるだけ大きなものを作成する（ 12 ）。

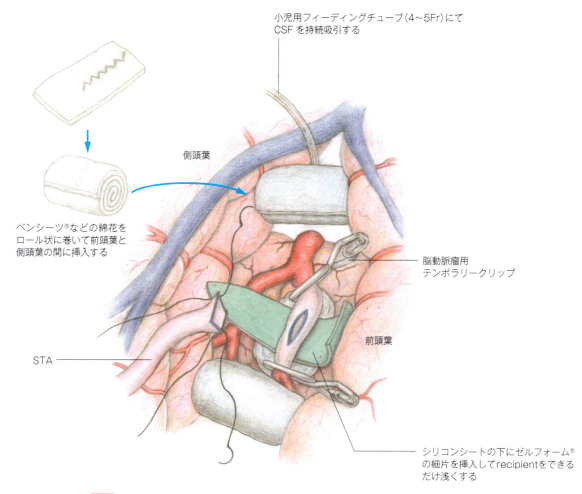

図10 RecipientをM2あるいはM3分枝とする場合のバイパスのセットアップ

図11 もやもや病に対するバイパス術の長所・短所

	長所	短所
間接バイパス術	・容易かつ簡便	・2〜3ヵ月で効果発現 ・虚血合併症のリスクあり ・成人では50％のみ有効
直接バイパス術	・脳循環はすぐに改善 ・虚血合併症が少ない ・TIAは急速に減少・消失する	・それなりのトレーニング必要 ・過灌流のリスクあり

　開頭は，通常の前頭側頭開頭と比較して前頭部に大きく突出したものとする．骨膜弁が脳表を覆う範囲ができるだけ大きくなるようにデザインする．小児の一部，成人の大部分で，中硬膜動脈がpterion周辺で頭蓋骨内を走行するため[7]，これを損傷しないように開頭する（**図12**）．硬膜を切開する際は，中硬膜動脈の主分枝を温存すること，開頭範囲よりも広い範囲に間接バイパスを施すために花弁状の硬膜フラップを作成することに留意する（**図13**）．
　STA-MCAバイパス術に関しては通常のものと大きくは変わらない．ただし，小児のもやもや病ではMCAの径が小さいこと，MCAの壁が薄いことから，より繊細かつ確実な手術手技が要求される．習熟すれば1歳前後の症例でもSTA-MCAバイパス術は可能である．
　STA-MCAバイパス術を終えたら，全周にわたって硬膜フラップを折り返して開頭範囲よりも広く間接バイパスを施すようにする．骨膜弁，側頭筋弁を硬膜に縫合して間接バイパス術を完成させる（**図13**）．詳細は文献を参照されたい[5,7]．

（黒田　敏）

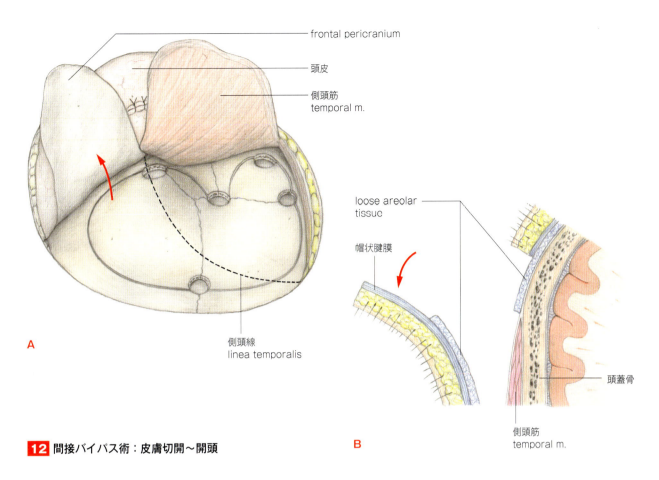

12 間接バイパス術：皮膚切開〜開頭

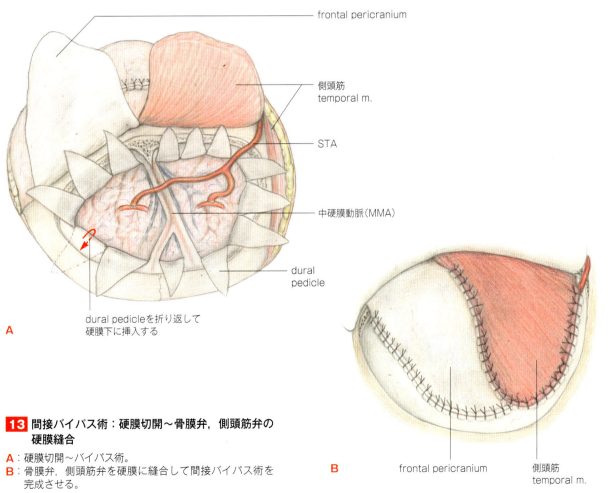

13 間接バイパス術：硬膜切開〜骨膜弁，側頭筋弁の硬膜縫合

A：硬膜切開〜バイパス術。
B：骨膜弁，側頭筋弁を硬膜に縫合して間接バイパス術を完成させる。

文献・索引

文 献

I テント上病変

● Pterional approach と Subtemporal approach (p.2-13)

1) 好本裕平. 脳動脈瘤手術のコツとピットフォール. 脳外速報. 2007; 17 (1): 36-40.
2) 好本裕平. 前交通動脈瘤の手術. 脳外速報. 2007; 17 (6): 688-93.
3) 好本裕平. 中大脳動脈瘤の手術 -M1確保ルートを中心に-. 脳外速報. 2007; 17 (12): 1400-5.
4) Kazumata K, Kamiyama H, Ishikawa T, et al. Operative anatomy and classification of the sylvian veins for the distal transsylvian approach. Neurol Med Chir (Tokyo). 2003; 43 (9): 427-33.
5) Tanriover N, Rhoton AL Jr, Kawashima M et al. Microsurgical anatomy of the insula and the sylvian fissure. J Neurosurg. 2004; 100 (5): 891-922.
6) Suzuki Y, Matsumoto K. Variations of the superficial middle cerebral vein: classification using three-dimensional CT angiography. AJNR Am J Neuroradiol. 2000; 21 (5): 932-8.
7) 戸田正博, 吉田一成, 河瀬 斌. Subtemporal approach -注意すべき静脈還流路と局所解剖を中心に-. 脳外誌. 2010; 19 (10): 742-52.

● Interhemispheric approach (p.14-23)

1) Tsutsumi K. 破裂前交通動脈瘤の手術. 脳外速報. 2006; 16 (7): 627-31.
2) 井川房夫. Interhemispheric Approachによる脳動脈瘤の手術. 脳外速報. 2008; 18 (6): 680-9.
3) Ito Z. Microsurgery of Cerebral Aneurysms. Elsevier Science & Technology, 1985.
4) 谷川緑野. 前交通動脈瘤に対するinterhemispheric approachの利点と手術手技上のポイント. 脳卒中の外科. 2002; 30: 208-212.
5) 波出石 弘. 前交通動脈瘤に対するinterhemispheric approach. 脳外速報. 2001; 11 (5): 357-65.

● 脳室内病変に対する神経内視鏡手術 (p.46-55)

1) Feng H, Huang G, et al. Endoscopic third ventriculostomy in the management of obstructive hydrocephalus: an outcome analysis. J Neurosurg. 2004; 100: 626-33.
2) 師田信人. 第三脳室開窓術. In; 寺本 明, 編集. NS NOW 2 神経内視鏡手術. メジカルビュー社, 東京, 2008, p19-37.
3) 西山健一, 藤井幸彦. 水頭症の内視鏡手術に必要な解剖と知識. 脳外誌. 2013; 22: 349-56.
4) Ming Khoo Hui, 西尾 雅実, et al. Narrow-band imagingを用いたvideoscopeによる第三脳室底開窓術の有用性. 脳外誌. 2010; 19: 696-701.
5) 村井尚之. 頭蓋咽頭腫-経脳室アプローチ. In; 寺本 明, 編集. NS NOW 2 神経内視鏡手術. メジカルビュー社, 東京, 2008, p122-31.
6) Longatti P, Fiorindi A, et al: Endoscopic anatomy of the cerebral aqueduct. Neurosurgery. 2007; 61: 1-5; discussion 5-6.
7) Fritsch MJ, Kienke S, et al. Endoscopic aqueductoplasty and interventriculostomy for the treatment of isolated fourth ventricle in children. Neurosurgery. 2004; 55: 372-7; discussion 377-9.
8) Harris AE, Hadjipanayis CG, et al. Microsurgical removal of intraventricular lesions using endoscopic visualization and stereotactic guidance. Neurosurgery. 2005; 56: 125-32; discussion 125-32.
9) 渡邉 督, 永谷哲也, 他. 脳室内および脳室近傍腫瘍摘出に必要な内視鏡手術解剖. 脳外誌. 2013; 22: 340-8.

II テント下病変

● 松果体と第三脳室後半部病変 (p.58-67)

1) Rhoton AL Jr. Tentorial incisura. Neurosurgery. 2000; 47: s132-53.
2) Yamamoto I, Kageyama N. Microsurgical anatomy of the pineal region. J Neurosurg. 1980; 53: 205-21.
3) 隈部俊宏, 冨永悌二. 松果体部腫瘍 Occipital transtentorial approach. In; 冨永悌二, 編集.ビジュアル脳神経外科4 脳室・松果体. メジカルビュー社, 東京, 2011, p100-11.
4) Page LK. The infratentorial-supracerebellar exposure of tumors in the pineal area. Neurosurgery. 1977; 1: 36-40.
5) Sano K. Pineal region and posterior third ventricular tumors. In; Apuzzo MLJ, ed. Surgery of the Third Ventri-cle. Williams & Wilkins, Baltimore, 1987, p663-83.

● Lateral suboccipital approach (p.68-75)

1) Teranishi Y, Kohno M, et al. Determination of the keyhole position in a lateral suboccipital retrosigmoid approach. Neurol Med Chir (Tokyo). 2014; 54 (4): 261-6.
2) Amano M, Kohno M, et al. Intraoperative continuous monitoring of evoked facial nerve electro-myograms in acoustic neuroma surgery. Acta Neurochir (Wien). 2011; 153: 1059-67.

● 第四脳室・脳幹へのMidline approach (p.76-85)

1) Matsushima T, Fukui M, et al. Microsurgical and magnetic resonance imaging anatomy of the

cerebello-medullary fissure and its application during fourth ventricle surgery. Neurosurgery. 1992; 30: 325-30.
2) Matsushima T, Inoue T, et al. Transcerebellomedullary fissure approach with special reference to methods of dissecting the fissure. J Neurosurg. 2001; 94 :257-64.
3) 河島雅到, 松島俊夫. 手術に必要な脳幹・小脳の構造と解剖. In; 片山容一, 編集. ビジュアル脳神経外科3 脳幹・基底核小脳. メジカルビュー社, 東京, 2011, p2-9.
4) 斉藤延人, 金 太一. 第4脳室と橋・延髄の解剖と外科治療. 脳外誌. 2011; 20: 438-45.
5) 斉藤延人. 脳幹部海綿状血管腫の手術. Trans-4th ventricle approach. In; 大畑健治, 編集. NS NOW 10 後頭蓋窩手術. メジカルビュー社, 東京, 2010, p42-50.
6) 斉藤延人. 第4脳室腫瘍の手術のポイント. 脳外速報. 2011; 21: 134-40.
7) Kin T, Nakatomi H, et al. A new strategic neurosurgical planning tool for brainstem cavernous malformations using interactive computer graphics with multimodal fusion images Clinical article. J Neurosurg. 2012; 117: 78-88.
8) Kyoshima K, Kobayashi S, et al. A study of safe entry zones via the floor of the fourth ventricle for brain-stem lesions. Report of three cases. J Neurosurg. 1993; 78: 987-93.
9) 斉藤延人, 越智 崇. 延髄血管芽腫の手術. No Shinkei Geka. 2011; 39: 245-54.
10) Elhammady MS, Wolfe SQ, et al. Safety and efficacy of vascular tumor embolization using Onyx: is angiographic devascularization sufficient? J Neurosurg. 2010; 112: 1039-45.

Ⅲ 頭蓋底病変

● Transbasal approach (p.88-99)

1) 戸田正博. 外頭蓋底の解剖 内視鏡頭蓋底外科を中心に. In; 冨永悌二, 編集. ビジュアル脳神経外科5 前頭蓋底① 前頭蓋底・眼窩・中頭蓋窩. メジカルビュー社, 東京, 2012, p18-33.
2) 齋藤 清. 前頭蓋底の解剖と手術. In; 佐伯直勝, 編集. 脳神経外科エキスパート 頭蓋底. 中外医学社, 東京, 2009, p38-47.
3) 齋藤 清. 頭蓋底の修復と閉頭. In; 河本圭司, 他, 編集. イラストレイテッド脳腫瘍外科学. 医学書院, 東京, 2011, p232-5.
4) Ito E, Watanabe T, et al. Skull base reconstruction using various types of galeal flaps. Acta Neurochir (Wien). 2012; 154: 179-85.
5) Spetzler RF, Herman JM, et al. Preservation of olfaction in anterior craniofacial approaches. J Neurosurg. 1993; 79: 48-52.
6) Fukuta K, Saito K, et al. Surgical approach to midline skull base tumors with olfactory preservation. Plast Reconstr Surg. 1997; 100: 318-25.

● Orbitozygomatic approach (p.100-107)

1) Aoki N. Incision of facial nerve branch at aneurysm surgery. J Neurosurg. 1987; 66: 482.
2) Balasingam V, Noguchi A, McMenomey SO, et al. Modified osteoplastic orbitozygomatic craniotomy. Technical note. J Neurosurg. 2005; 102: 940-4.
3) Delashaw JB Jr, Tedeschi H, Rhoton AL. Modified supraorbital craniotomy: technical note. Neurosurgery 1992; 30: 954-6.
4) 森 健太郎. Keyhole conceptに基づく脳動脈瘤 clipping術. No Shinkei Geka, 2008; 36: 393-406.
5) 中嶋英雄, 今西宣晶. 頭蓋底外科に必要な側頭部血管解剖. In; 顕微鏡下手術のための神経外科解剖学Ⅻ. サイメッド・パブリケーションズ, 東京, 2000, p139-43.
6) Noguchi A, Balasingam V, McMenomey SO, et al. Supraorbital craniotomy for parasellar lesions. Technical note. J Neurosurg. 2005; 102: 951-5.
7) 野口明男, 塩川芳昭, Delashaw JB Jr. Orbitozygomatic Approachにおける側頭部解剖. In; 顕微鏡下手術のための神経外科解剖学ⅩⅨ. サイメッド・パブリケーションズ, 東京, 2007, p114-7.
8) Salas E, Ziyal IM, Bejjani GK, et al. Anatomy of the frontotemporal branch of the facial nerve and indications for interfascial dissection. Neurosurgery. 1998; 43: 563-8; discussion 568-9.
9) Sano K, Shiokawa Y. The temporo-polar approach to basilar artery aneurysms with or without zygomatic arch translocation. Acta Neurochir (Wien). 1994; 130: 14-9.
10) 塩川芳昭. Orbito-zygomatic Approachのための外科解剖. In; 顕微鏡下手術のための脳神経外科解剖ⅩⅤ. サイメッド・パブリケーションズ, 東京, 2003, p11-6.
11) 塩川芳昭, 野口明男, Delashaw JB Jr. Orbito-zygomatic Approach-その基本と応用. 顕微鏡下手術のための脳神経外科解剖ⅩⅧ. サイメッド・パブリケーションズ, 東京, 2006, p3-8.
12) Yaşargil MG, Reichman MV, Kubik S. Preservation of the frontotemporal branch of the facial nerve using the interfascial temporalis flap for pterional craniotomy. Technical article. J Neurosurg. 1987; 67: 463-6.

● Transsphenoidal approach (p.108-115)

1) Hitotsumatsu T, Matsushima T, Rhoton AL Jr. Surgical anatomy of the midface and the midline skull base. In; Operative Techniques in Neurosurgery Vol 2. Elsevier, 1999, p160-80.
2) 飯沼寿孝. 鼻・鼻腔の解剖. In; 水越 治, 編集. 臨床耳鼻咽喉科・頭頸部外科全書. 金原出版, 東京, 1989, p29-154.
3) 金子勝治, 亀田真澄. 日本人体解剖. 南山堂, 東京, 2000, p157-8.
4) 佐伯直勝, 村井尚之. 内視鏡下下垂体手術の外科解剖. 顕微鏡下手術のための脳神経外科解剖ⅩⅧ. サイメッド・パブリケーションズ, 東京, 2006, p83-91.
5) 佐伯直勝, 村井尚之. 下垂体腺腫. In; 石原正一郎, 他, 編集. 神経内視鏡手術アトラス. 医学書院, 東京, 2006, p168-73.

6) 佐伯直勝, 村井直之, 他. 下垂体腺腫の内視鏡下経鼻的経蝶形骨洞手術-自然口経由法の手術手技を中心に-. No Shinkei Geka. 2007; 35: 971-85.
7) 佐伯直勝, 村井尚之. 内視鏡下経鼻的経蝶形骨洞手術. In; 河瀬斌, 総編集. 脳神経外科専門医をめざすための経験すべき手術44. メジカルビュー社, 東京, 2007, p197-205.

● Anterior transpetrosal approach (p.116-127)

1) 河瀬斌. 中頭蓋窩経由Transpetrosal Approachのために. In; 松島俊夫, 編集. 顕微鏡下手術のための脳神経外科解剖Ⅵ. サイメッド・パブリケーションズ, 1994, p85-90.
2) 河瀬斌. 中頭蓋窩手術のための微小解剖. In; 藤井清隆, 編集. 顕微鏡下手術のための脳神経外科解剖Ⅱ. サイメッド・パブリケーションズ, 1990, p98-102.
3) 吉田一成, 堀口崇. 傍鞍部の膜構造. In; 塩川芳昭, 編集. NS NOW 15 傍鞍部病変の手術. メジカルビュー社, 東京, 2011, p24-34.
4) Ito Z. Internal carotid artery aneurysms. Microsurgery of cerebral aneurysms. Elsevier/Nishimura, 1985, p93-157.
5) 戸田正博, 吉田一成, 他. Subtemporal approach-注意すべき静脈灌流路と局所解剖を中心に-. 脳外誌. 2010; 19: 742-52.
6) Horiguchi T, Yoshida K. The surgical management of skullbase tumors extending to the infratemporal fossa. In; Hathiram BT, Khattar VS eds. Atlas of operative otorhinolaryngology and head & neck surgery: Rhinology and anterior skullbase surgery. Jaypee Brothers Medical Pub, 2013, p664-70.
7) 吉田一成. Anterior petrosal approach-三叉神経シュワン細胞腫-. In; 斉藤延人, 編集. ビジュアル脳神経外科7 頭蓋底② 後頭蓋窩・錐体斜台部. メジカルビュー, 東京, 2012, p96-105.
8) 吉田一成, 河瀬斌. 斜台錐体部腫瘍に対するAnterior Petrosal Approach-基本手術手技と応用-. In; 本郷一博, 編集. 顕微鏡下手術のための脳神経外科解剖ⅩⅧ. サイメッド・パブリケーションズ, 東京, 2006, p9-15.
9) Ichimura S, Yoshida K, et al. Greater petrosal nerve schwannomas-analysis of four cases and review of the literature. Neurosurg Rev. 2010; 33: 477-82.
10) 吉田一成. 頭蓋底手術. In; 大畑建治, 編集. NS NOW 18 脳神経外科手術のトラブルシューティング. メジカルビュー社, 東京, 2012, p127-36.

● Posterior transpetrosal approach (p.128-139)

1) 後藤剛夫, 大畑建治. 合併経錐体到達法の適応と手術の実際について. 脳外誌. 2010; 19 (11): 802-9.
2) 後藤剛夫, 大畑建治. combined petrosal approach. In; 斉藤延人, 編集. NS NOW 7 低侵襲時代の頭蓋底手術. メジカルビュー社, 東京, 2009, p123-31.
3) 後藤剛夫, 大畑建治. posterior petrosal approach. In; 斉藤延人, 編集. ビジュアル脳神経外科7 頭蓋底② 後頭蓋窩・錐体斜台部. メジカルビュー社, 東京, 2012, p106-17.

4) Goto T, Ishibashi K, et al. Simple and safe exposure of the sigmoid sinus with presigmoid approaches. Neurosurg Rev. 2013; 36: 477-82.

● Far lateral approachとその拡大 (p.140-151)

1) Arnautovic KI, al-Mefty O, et al. The suboccipital cavernous sinus. J Neurosurg. 1997; 86: 252-62.
2) Bertalanffy H, Seeger W. The dorsolateral, suboccipital, transcondylar approach to the lower clivus and anterior portion of the craniocervical junction. Neurosurgery. 1991; 29: 815-21.
3) George B, Dematons C, et al. Lateral approach to the anterior portion of the foramen magnum. Application to surgical removal of 14 benign tumors: technical note. Surg Neurol. 1988; 29: 484-90.
4) Mintelis A, Sameshima T, et al. Jugular tubercle: Morphometric analysis and surgical significance. J Neurosurg. 2006; 105: 753-7.
5) Reis CV, Deshmukh V, et al. Anatomy of the mastoid emissary vein and venous system of the posterior neck region: neurosurgical implications. Neurosurgery. 2007; 61: 193-200; discussion 200-1.
6) Salas E, Sekhar LN, et al. Variations of the extreme-lateral craniocervical approach: anatomical study and clinical analysis of 69 patients. J Neurosurg. 1999; 90: 206-19.
7) Sen CN, Sekhar LN. An extreme lateral approach to intradural lesions of the cervical spine and foramen magnum. Neurosurgery. 1990; 27: 197-204.
8) Spektor S, Anderson GJ, et al. Quantitative description of the far-lateral transcondylar transtubercular approach to the foramen magnum and clivus. J Neurosurg. 2000; 92: 824-31.
9) Wen HT, Rhoton AL, et al. Microsurgical anatomy of the transcondylar, supracondylar, and paracondylar extensions of the far-lateral approach. J Neurosurg. 1997; 87: 555-85.

Ⅳ 脊椎・脊髄病変

● 頚椎前方手術の解剖学 (p.154-161)

1) Cloward RB. The anterior approach for removal of ruptured cervical discs. J Neurosurg. 1958; 15: 602-17.
2) Ebraheim NA, Lu J, et al. Vulnerability of the recurrent laryngeal nerve in the anterior approach to the lower cervical spine. Spine. 1997; 22: 2664-7.
3) Heeneman H. Vocal cord paralysis following approaches to the anterior cervical spine. Laryngoscope. 1973; 83: 17-21.
4) Goffin J, Geusens E, et al. Long term follow-up ater interbody fusion of the cervical spine. J Spinal Disord Tech. 2004; 17 (2): 79-85.
5) 飛騨一利, 岩崎喜信, 他. 頚椎症性神経疾患の手術に伴う合併症. 脊椎脊髄. 2001; 14 (12): 1033-6.
6) Husag L, Probst C. Microsurgical anterior approach to cervical discs; Review of 60 consecutive cases of

discectomy without fusion. Acta Neurochir (Wien). 1984; 73: 229-42.
7) 金 彪, 川本俊樹, 朝来野佳三. 頸椎前方固定術における人口材料使用の予後「多孔性ハイドロキシアパタイトを用いた頸椎前方手術と長期成績」. 脊椎脊髄. 2000; 13 (1): 20-6.
8) Murphy MG, Gado M. Anterior cervical discectomy without interbody bone graft. J Neurosurg. 1972; 37: 71-4.
9) Pait TG, Killefer JA, Arnautovic KI, et al. Surgical anatomy of the anterior cervical spine. The disc space, vertebral artery, and associated bony structures. Neurosurgery. 1996; 39: 769-76.
10) Smith GW, Robinson RA. The treatment of certain cervical spine disorders by anterior removal of the intervertebral disc and interbody fusion. J Bone Joint Surg (Am). 1958; 40: 607-24.

● 頸椎後方手術の解剖学(p.162-175)

1) Hosono N, et al. Neck and shoulder pain after laminoplasty. A noticeable complication. Spine. 1996; 21: 1969-73.
2) Fujimura Y, et al. Atrophy of the nuchal muscle and change in cervical curvature after expansive open-door laminoplasty. Arch Orthop Trauma Surg. 1996; 115: 203-5.
3) Yoshida M et al. Expansive laminoplasty with reattachment of spinous process and extensor musculature for cervical myelopathy. Spine. 1992; 17: 491-7.
4) Shiraishi T. A new technique for exposure of the cervical spine lamina. Technical note. J Neurosurg. 2002; 96: 122-6.
5) Takayasu M, et al. Bilateral open-door cervical expansive laminoplasty with hydroxyapatite spacers and titanium screws. J Neurosurg. 2002; 96: 22-8.
6) Tani S, et al. Laminoplasty with preservation of posterior cervical elements: surgical technique. Neurosurgery. 2002l; 50: 97-101; discussion 101-2.
7) Kurokawa T, et al. Double door laminoplasty through longitudinal splitting of spinous processes for cervical myelopathy. Rinsho Seikei Geka. 1984; 19: 483-90.
8) Kim P et al. Myoarchitectonic Spino-laminoplasty. Efficacy in reconstituting the cervical musculature and preserving biomechanical function. J Neurosurg Spine. 2007; 7: 293-304.
9) 金 彪. 初診から顕微鏡手術まで. 頸椎・頸髄のガイドブック. メジカルビュー社, 東京, 2007.
10) Descending motor pathways and the motor function of the spinal cord. In; Martin JH. Neuroanatomy Text and Atlas McGrawHill, 2012, Ch10, p246-9.
11) Kim P, et al. Newly Designed Ergonomic Surgical Binocular Telescope with Angulated Optic Axis. Neurosurgery. 2008; 63: 190-3.
12) 金 彪. 脊髄脊椎手術パンテール・リトラクタシステムの開発と使用経験. 脳外速報. 2004; 14: 77-82.
13) 金 彪, 川本俊樹, 朝来野佳三, 他. 後方手術の合併症としての抵抗性頸部痛症例とその発生機構の検討. 脊椎脊髄. 2004; 17: 792-8.
14) 金 彪, 他. 脊椎脊髄疾患の合併症(金 彪 責任編集). 頸椎後方手術における合併症-獨協医科大学脳神経外科シリーズ1480件における発生率, 詳細内容と考察-. 脊椎脊髄. 2009; 22: 1275-81.
15) 金 彪, 川本俊樹, 黒川 龍, 他. 脊椎手術における姿勢と運動機能維持-筋層構築的技法の有効性- Posture and paraspinal Muscle Function in the Spinal Surgery. 脊髄外科. 2015; 28: 10-7.
16) Ratliff JK, et al. Cervical laminoplasty: a critical review. J Neurosurg. 2003; 98: 230-8.
17) 金 彪, 川本俊樹, 黒川 龍, 他. 脊髄髄内腫瘍 概念の変遷と治療方針の変化(第7章 腫瘍). 脊椎脊髄ジャーナル. 2014; 27 (4): 366-75.
18) 黒川 龍, 川本俊樹, 糸岐一茂, 他. 脊椎脊髄疾患の合併症(金 彪 責任編集): 椎間板ヘルニアの手術と腰部脊柱管狭窄症の手術-頻度と内容, 予防法-. 脊椎脊髄. 2009; 22: 1289-93.
19) Itoki K, Kurokawa R, Shingo T, Kim P. Effect of Myoarchitectonic Spinolaminoplasty on Concurrent Hypertension in Patients with Cervical Spondylotic Myelopathy. Neurospine. 2018; 15 (1): 77-85.

● 腰椎手術の解剖学(p.176-183)

1) Cohen MS, Wall EJ, et al. Cauda equina anatomy. II: Extrathecal nerve roots and dorsal root ganglia. Spine (Phila Pa 1976). 1990; 15: 1248-51.
2) Drake R, Vogl A, et al. グレイ解剖学 原著第2版. 東京, エルゼビアジャパン, 2011.
3) Herkowitz H, Garfin SR, Balderston R. Rothman-Simeone The Spine 4th Ed. Philadelphia, WB Saunders 1999.
4) Hogan QH. Lumbar epidural anatomy. A new look by cryomicrotome section. Anesthesiology. 1991; 75: 767-75.
5) Hoh DJ, Wang MY, Ritland SL. Anatomic features of the paramedian muscle-splitting approaches to the lumbar spine. Neurosurgery. 2010; 66: 13-24.
6) Kikuchi S, Hasue M, Nishiyama K, et al. Anatomic features of the furcal nerve and its clinical significance. Spine (Phila Pa 1976). 1986; 11: 1002-7.
7) Neidre A, MacNab I. Anomalies of the lumbosacral nerve roots. Review of 16 cases and classification. Spine (Phila Pa 1976). 1983; 8: 294-9.
8) Plaisant O, Sarrazin JL, Cosnard G, et al. The lumbar anterior epidural cavity: the posterior longitudinal ligament, the anterior ligaments of the dura mater and the anterior internal vertebral venous plexus. Acta Anat (Basel). 1996; 155: 274-81.
9) Scuderi GJ, Vaccaro AR, Brusovanik GV, et al.: Conjoined lumbar nerve roots: a frequently underappreciated congenital abnormality. J Spinal Disord Tech. 2004; 17: 86-93.
10) Spencer DL, Irwin GS, Miller JA: Anatomy and significance of fixation of the lumbosacral nerve roots in sciatica. Spine (Phila Pa 1976). 1983; 8: 672-9.

脊髄髄内腫瘍手術に必要な機能解剖学 (p.184-187)

1) Kurokawa R, Kim P, Itoki K, et al. False-Positive and False-Negative Results of Motor Evoked Potential Monitoring During Surgery for Intramedullary Spinal Cord Tumors. Oper Neurosurg (Hagerstown). 2018; 14: 279-87.
2) Isa T, Ohki Y, Alstermark B, et al. Direct and indirect cortico-motoneuronal pathways and control of hand/arm movements. Physiology. 2007; 22: 145-52.
3) Illert M, Lundberg A, Tanaka R. Integration in descending motor pathways controlling the forelimb in the cat. 1. Pyramidal effects on motoneurones. Exp Brain Res. 1976; 26: 509-19.
4) Lawrence DG, Kuypers HGJM. The functional organization of the motor system in the monkey. I. The effects of bilateral pyramidal lesions. Brain. 1968; 91: 1-14.
5) Lawrence DG, Kuypers HGJM. The functional organization of the motor system in the monkey. II. The effects of lesions of the descending brain-stem pathway. Brain. 1968; 91: 15-36.
6) Rexed B. The cytoarchitectonic organization of the spinal cord in the cat. J Comp Neurol. 1952; 96: 415-95.

脊髄血管病変の解剖学 (p.188-195)

1) 高井敬介, 斉藤延人. 脊髄動・静脈の解剖. Clinical Neuroscience. 2011; 29: 1190-1.
2) Spetzler RF, Detwiler PW, et al. Modified classification of spinal cord vascular lesions. J Neurosurg. 2002; 96 (2 Suppl): 145-56.
3) Bakker NA, Uyttenboogaart M, et al. Recurrence Rates After Surgical or Endovascular Treatment of Spinal Dural Arteriovenous Fistulas: A Meta-analysis. Neurosurgery. 2015; 77: 137-44.
4) Takai K, Kin T, et al. Three-dimensional angioarchitecture of spinal dural arteriovenous fistulas, with special reference to the intradural retrograde venous drainage system. J Neurosurg. 2013; 18: 398-408.
5) Afshar JK, Doppman JL, et al. Surgical interruption of intradural draining vein as curative treatment of spinal dural arteriovenous fistulas. J Neurosurg. 1995; 82: 196-200.

V 血管病変

頚部頚動脈疾患：CEA (p.198-207)

1) 飯原弘二：不安定プラークを有する内頸動脈狭窄症に対する急性期CEA. 脳外速報. 2006; 16 (4): 313-20.
2) Iihara, K., et al. Outcome of carotid endarterectomy and stent insertion based on grading of carotid endarterectomy risk: a 7-year prospective study. J Neurosurg. 2006; 105 (4): 546-54.

STA-MCAバイパス手術 (p.208-217)

1) 宝金清博. 脳血行再建術. 中外医学社, 東京, 2000.
2) JET Study Group: Japanese EC-IC Bypass Trial (JET Study) -中間解析結果（第二報）-. 脳卒中の外科. 30: 434-437, 2002.
3) Kamiyama H, Takahashi A, Houkin K, et al. Visualization of the ostium of an arteriotomy in bypass surgery. Neurosurgery. 1993; 33: 1109-10.
4) Kuroda S, Houkin K, Kamiyama H, et al. Long-term prognosis of medically treated patients with internal carotid or middle cerebral artery occlusion: can acetazolamide test predict it? Stroke. 2001; 32: 2110-6.
5) Kuroda S, Houkin K, Ishikawa T, et al. Novel bypass surgery for moyamoya disease using pericranial flap – Its impacts on cerebral hemodynamics and long-term outcome. Neurosurgery. 2010; 66: 1093-101.
6) 黒田 敏. 動脈硬化性閉塞病変に対するバイパス術 (STA-MCA bypass). 脳外速報. 2010; 20: 392-402.
7) Kuroda S, Houkin K. Bypass surgery for moyamoya disease -Concept and essence of surgical technique-. Neurol Med Chir (Tokyo). 2012; 52: 287-94.
8) 小笠原邦昭, 小川 彰. JET Study (Japanese EC-IC Bypass Trial). 日本臨床. 2006; 64 (Suppl 7): 524-7.
9) Powers WJ, Clarke WR, Grubb RL Jr, et al; COSS Investigators. Extracranial-intracranial bypass surgery for stroke prevention in hemodynamic cerebral ischemia: the Carotid Occlusion Surgery Study randomized trial. JAMA. 2011; 306: 1983-92.
10) Yoshioka N, Rhoton AL Jr. Vascular anatomy of the anteriorly based pericranial flap. Neurosurgery. 2005; 57 (1 Suppl): 11-16.

---

11) Zindrick MR, Wiltse LL, Doornik A, et al.: Analysis of the morphometric characteristics of the thoracic and lumbar pedicles. Spine (Phila Pa 1976). 1987; 12: 160-6.

索引

あ

アセタゾラミド負荷	208
アトロピン	79, 85
アビテン®	159
アライメント	162, 174
鞍粘節	114, 115

い

猪首	198
異常知覚	168
一次運動野	24
一次視覚野	25, 41
一次聴覚野	25
一過性脳虚血発作	208, 215

う

運動神経核	79
運動前野	27
運動遅延	24
運動伝導路	185, 186
運動誘発電位	84, 184

え

嚥下障害	79, 85, 161
塩酸パパベリン	211
延髄	77, 78
——障害	150
——網様体脊髄路	184

お

横隔膜	182
横筋筋膜	181
横静脈洞	2, 12, 61, 62, 66, 68, 71
黄色靱帯	177, 178
横突起	176
横突棘筋	181
オリーブ脊髄路	184
温痛覚障害	79, 168

か

外頸動脈	198, 199, 201, 202
外後頭隆起	80
外耳孔	116, 125, 128
回旋筋	180
外側横突間筋	180
外側下窩	125
外側陥凹	77, 78, 79
外側脊髄視床路	79
外側仙骨稜	177
外側大腿皮神経	182
外側半規管	119, 128, 133
外側翼状突起	112
外腸骨動脈	183
外転神経	4, 89, 114, 123, 124, 138, 139, 141
——障害	139
海馬	34
灰白隆起	48
外腹斜筋	180, 181
海綿状血管奇形	141, 189
海綿状血管腫	79, 84, 120
海綿静脈洞	12, 89, 114, 119
——髄膜腫	100
解離性知覚障害	79
顆窩	143, 144
下角	31
下顎神経	119
下眼窩裂	125
下関節突起	176
過灌流	204
下丘	48
蝸牛	119, 122, 128
蝸牛神経	72, 124
蝸牛神経核	79
架橋静脈	3, 14, 18, 22, 62
——損傷	3
顎下腺	199
核間性眼球運動麻痺	84
覚醒下手術	42
顎二腹筋	142, 156
——溝	141, 143
——後腹	198
——隆起	128
下後鋸筋	180, 181

下甲状腺動脈	156
下項線	74, 76, 142
下矢状静脈洞	15
下垂体	48, 114, 115
下垂体茎	113, 139
下髄帆	77, 78, 82
下前頭回	27
下前頭溝	24
下側頭溝	38, 39
片足立ち試験	45
下大静脈	183
下大動脈	182
肩こり	174
滑車神経	4, 13, 59, 78, 123, 124
滑車神経路	52
活性化凝固時間	201
下頭斜筋	142, 143, 144
顆導出静脈	68, 141, 142, 144, 146
下鼻甲介	109, 110, 11, 112
下鼻道	110
下脈絡点	34
ガレン大静脈	58, 63
眼窩	88, 89, 90
——外側縁	100
感覚障害	168
眼窩上神経	18, 92, 105
含気蜂巣	126
眼球運動	79
——障害	64
冠状切開	90
冠状縫合	2, 24
眼神経	114
間接バイパス術	215, 216, 217
感染症対策	21
環椎後頭関節	144
眼動脈	114, 115
閂	77, 78, 79
観念運動失行	25
観念失行	25
顔面痙攣	75
顔面神経	5, 6, 27, 72, 73, 78, 100, 102, 103, 116, 124, 126, 128, 137, 138, 139, 141, 150, 199
——管	136
——丘	78, 79, 84
——膝神経節	119, 134

――損傷 ････････ 6, 101, 136, 139
顔面動脈 ･･････････････････ 198

き

疑核 ････････････････････････ 79
気管食道溝 ･･････････････ 200
きぬた骨 ････････････ 119, 128
逆行性導出静脈 ･･････････ 192
嗅覚 ･･････････････ 92, 94, 99
――脱失 ･･････････････ 16
嗅窩部髄膜腫 ････････････ 93
嗅球 ･･･････････････････ 112
嗅索 ･･･････････････････ 112
嗅糸 ･･･････････････ 16, 112
弓状隆起 ･･･････ 117, 118, 122
嗅神経 ････････････ 16, 95, 112
――芽腫 ･･･････････････ 88
急性水頭症 ･･･････････････ 60
嗅裂 ･･･････････････ 109, 111
嗅覚 ･･･････････････････ 96
頬骨 ････････････････････ 89
頬骨弓 ･･････････ 6, 100, 102, 104
――基部 ････････････････ 10
――根 ･･･････････････････ 2
胸骨舌骨筋 ･･････････････ 155
胸最長筋 ･････････ 179, 180, 181
胸鎖乳突筋
････ 70, 129, 142, 144, 155, 198, 199
胸椎 ･･･････････････････ 190
胸椎後方アプローチ ･･･････ 188
橋毛様体脊髄路 ･･････････ 184
胸腰筋膜 ････････････ 180, 181
胸腰肋筋 ･･･････････････ 180
棘間筋 ･･･････････････････ 180
棘間靭帯 ･･･････････ 177, 178
棘孔 ･･････ 116, 117, 118, 121, 125
棘上靭帯 ･･･････････ 177, 178, 181
棘突起 ･･･････ 165, 176, 189, 195
――縦割 ･･･････････････ 191
――椎弓形成術 ･････ 163, 174
筋層構築的棘突起椎弓形成術
･･････････････････････ 163, 170
筋膜 ･･････････････ 163, 164
筋膜骨膜弁 ･･････････････ 130

く

空気塞栓 ･･････････ 60, 74, 100
首こり ････････････････････ 174
くも膜 ･･････････････ 20, 178
くも膜下腔 ･･････････････ 178

くも膜下出血 ･･････････ 19, 21, 23
グリオーマ ･･･ 26, 28, 36, 37, 60, 79
クロスクランプ ･････････ 201, 202

け

鶏冠 ･･･････ 18, 88, 89, 109, 112
経後頭葉アプローチ ･･･ 35, 36, 39, 41
経小脳延髄裂アプローチ ･･････ 82
頸静脈球 ････････････ 141, 147
頸静脈結節 ･････････ 146, 147, 148
頸静脈孔神経鞘腫 ･･･････････ 68
頸静脈突起 ･････････････ 143
経シルビウス法 ･･････････････ 29
頸神経ワナ ･･････････････ 198
経錐体到達法 ････････ 129, 134
経頭蓋ドップラー ････ 201, 204
痙性歩行 ･････････････････ 168
経側頭葉アプローチ ･･･ 35, 36, 38
頸長筋 ･･･････････････････ 157
頸椎アライメント ･･･････････ 174
頸椎カラー ･･････････････ 154
頸椎カンチレバー軸 ･･･････ 163
頸椎後方手術 ･･･････････ 162
頸椎症 ･････････････････ 160
――性脊髄症 ･･････････ 162
頸椎神経根 ･･････････････ 158
頸椎前方手術 ･･･････････ 154
経頭頂葉アプローチ ･････ 35, 36
頸動脈 ･････････････････ 198
――エコー ･･････････････ 204
――狭窄症 ･････････････ 198
――三角 ･･･････････････ 198
――鞘 ･････････････････ 201
――ステント留置術 ･･････ 198
――内膜剥離術 ･･････････ 198
茎乳突孔 ･･････････････ 128, 143
頸半棘筋 ･････ 163, 165, 167, 170
経皮質アプローチ ･･･ 24, 29, 42
経鼻的内視鏡手術 ････････ 108
頸部脊椎症 ･･･････ 154, 160, 161
痙攣 ･･･････････････ 60, 64
血圧低下 ････････････････ 79
血管芽腫 ････････ 79, 85, 189
血管逆位 ･･･････････････ 205
血管付き遊離皮弁 ･･･････････ 99
血小板輸血 ･･･････････････ 85
ゲルピー開創器 ････････････ 81
肩甲挙筋 ････････ 163, 164, 174
肩甲骨 ･･････････････ 163, 164
肩甲舌骨筋 ･････ 155, 156, 198, 199
言語機能 ････････････････ 27

――マッピング ････ 27, 28, 42
ゲンタシン® ･･････････････ 51

こ

鉤 ･････････････････････ 25
高位診断 ･･･････････････ 168
高位病変 ････････････ 205, 206
口蓋骨 ･･･････････････ 109, 112
――鼻梁 ････････････････ 108
後核 ･････････････････････ 168
交感神経幹 ･････････････ 183
抗凝固薬 ･･････････････ 208
広頸筋 ･････････････ 155, 200
後頸筋 ･････････････････ 162
後頸部痛 ････････････････ 163
抗痙攣薬 ･････････････････ 64
抗血小板薬 ･････････ 199, 208
後交通動脈 ･･･････････････ 9
後交連 ･････････････ 47, 58
後索症状 ･････････････････ 168
後耳介動脈 ･････････････ 129
後篩骨洞 ･････････････････ 90
後篩骨動脈 ･････ 88, 110, 112
後縦靭帯 ･････････ 161, 177, 178
――骨化症 ･････････････ 162
甲状腺 ･････････････････ 156
後床突起 ････････････ 116, 123
甲状軟骨 ･･･････････････ 154
項靭帯 ･･･････････ 163, 169, 174
後頭蓋窩脳動脈瘤 ･･･････････ 68
後仙骨孔 ････････････････ 177
後大脳動脈 ････ 12, 34, 123, 124, 139
後大脳動脈瘤 ･･･････････････ 2
巧緻運動 ･････････････････ 168
――障害 ･･･････････････ 168
後頭顆 ･･･････････ 79, 143, 145
後頭下三角 ･････ 140, 142, 143
喉頭神経 ･･･････････････ 200
後頭動脈 ･････････ 68, 198, 199
後頭乳突縫合 ･･･････････ 2, 71
高度石灰化 ･･････････････ 206
広背筋 ･････････ 180, 181, 188
後半規管 ･････････････ 128, 134
後腹膜 ･････････････････ 183
――腔 ･････････････････ 182
後方言語野 ･････････ 26, 38, 39
後方除圧術 ･････････････ 160
後傍脳梁槽 ･･･････････････ 62
硬膜 ･･････････････ 116, 178
――外静脈 ･･･････････････ 178
――外静脈叢 ･･････････････ 193

227

――外膿瘍	15
――下水腫	10
――血管	192
――切開	18
――動脈	192
――縫合	193, 194
呼吸障害	85
鼓室部	128
孤束核	79
骨棘	159, 168
骨腫	94, 95, 96
骨性迷路	134
骨膜	102, 215
――硬膜	117, 118
――弁	90, 97, 215
鼓膜張筋	119
固有硬膜	116, 117, 118, 132
固有束	184
コラーゲンスポンジ	16, 19, 20

さ

最長筋	76, 164
索路障害	186
嗄声	161
三角部	34
三角部腫瘍	34
三叉神経	4, 73, 78, 116, 118, 123, 124, 125, 132, 138, 139, 141
――圧痕	117, 118, 122
――障害	139
――鞘腫	68, 121, 125, 127
――節	122
――痛	75
――隆起	114
酸素抽出率	208

し

シース	46, 54
視蓋脊髄路	184
視覚誘発電位	36
耳下腺	5
耳管	119
四丘体槽	66
死腔	99, 149
軸性疼痛	174
視交叉	139
篩骨	109, 110
――鉛直板	108, 109, 112
――洞	88, 109, 110, 111
――動脈	92

視床	14, 37
――下部動脈	19
――間橋	48
――梗塞	59
――神経膠腫	38
――線条体静脈	47
――枕	34
矢状縫合	25
耳状面	177
視神経	9, 34, 48, 89, 90, 110, 113, 114, 115
――管	89, 90, 113, 114
――交叉	47
――膠腫	107
――内頚動脈陥凹	114
姿勢	162, 163, 174
――維持	174
自然孔	15, 110, 111, 112
失語	24
膝神経節	117, 122
磁場式ナビゲーションシステム	53
篩板	16, 88, 89, 109, 112
しびれ感	168
視放線	26, 38
脂肪層	6, 101
ジャーミノーマ	60
斜台	89, 115
――部脊索腫	128
ジャネッタ手術	68, 75
シャント	201
集中治療室	85
終板	14, 17, 47, 48, 176, 177
出血	50
術後硬膜外出血	21
術前シミュレーション	106, 107
術前塞栓術	85
術中出血	51
術中モニタリング	84
上顎骨	109
――鼻稜	108
上顎神経	114
上顎洞	110
松果体	48, 58
――陥凹	47, 48
――実質性腫瘍	60
――静脈	59, 63
上下腹神経叢	182
上眼窩裂	4, 114, 117, 125
上丘	48
上行咽頭動脈	198, 199, 201
上甲状腺動脈	156, 198, 199, 201
上項線	70, 76, 80, 142

小後頭神経	68
上喉頭神経	198, 199
――損傷	161
小後頭直筋	144
上鼓膜動脈	119
上矢状静脈洞	14, 61, 62
上肢帯	163, 174
上小脳脚	78
上小脳静脈	66
上小脳動脈	12, 123, 124
上錐体静脈洞	116, 123
小錐体神経	119
上前頭回	24, 27
上前頭溝	24
上側頭回	31, 33, 38, 39
――内側平面	33
上側頭溝	30
上側頭線	2
上大脳動脈	139
上腸間膜動脈	182
上頭斜筋	142, 143, 144
小脳	59
――延髄裂	76, 78
――延髄裂アプローチ	83
――脚	78
――橋角部腫瘍	68, 72
――梗塞	60
――腫脹	75, 79
――虫部	77, 82
――テント	62, 116, 118, 128
――扁桃	77, 82
――扁桃ヘルニア	82
――片葉	77
上半規管	128, 134
上鼻甲介	109, 110, 111, 112
上鼻道	110
静脈灌流障害	127
静脈洞交会	61, 66
上脈絡叢静脈	47
小菱形筋	164
褥瘡	190
食道損傷	161
鋤骨	108, 109
徐脈	84, 150
シルビウス静脈	7, 8, 12, 120, 127
シルビウス裂	5, 7, 8, 24, 43
腎筋膜	183
深頚筋膜	201
神経膠腫	25, 26, 28, 141
神経根	158, 178, 179
――症	168
――障害	154

｜｜｜スリーブ・・・・・・・・・・・・・ 178
神経症状・・・・・・・・・・・・・・・・・・ 154
神経ソナ・・・・・・・・・・・・・・・・・・ 156
人工棘突起・・・・・・・・・・・・・・・・ 173
人工髄液・・・・・・・・・・・・・・・・・・ 126
人字縫合・・・・・・・・・・・・・・・・ 2, 25
腎静脈・・・・・・・・・・・・・・・・・・・・ 182
新鮮凍結血漿・・・・・・・・・・・・・・ 85
腎臓・・・・・・・・・・・・・・・・・・・・・・ 183
心臓ペーシング・・・・・・・・・・・・ 79
深側頭筋膜・・・・・・ 100, 101, 102, 103
深側頭動脈・・・・・・・・・・・・・・・・・ 6
靱帯肥厚・・・・・・・・・・・・・・・・・・ 168
心停止・・・・・・・・・・・・・・ 79, 84, 150
心拍数減少・・・・・・・・・・・・・・・・ 79

す

髄液・・・・・・・・・・・・・・・・・・ 16, 178
｜｜｜貯留・・・・・・・・・・・・・・・・ 50
｜｜｜漏・・・ 15, 21, 50, 72, 73, 74, 126,
127, 129, 195
髄外腫瘍・・・・・・・・・・・・・・・・・・ 162
髄核・・・・・・・・・・・・・・・・・・・・・・ 177
髄芽腫・・・・・・・・・・・・・・・・・ 79, 83
髄条・・・・・・・・・・・・・・・・・ 78, 79, 84
髄節障害・・・・・・・・・・・・・・・・・・ 186
錐体骨・・・・・・・ 116, 117, 126, 128, 129
錐体斜台部髄膜腫・・・・・ 124, 128, 136
錐体静脈・・・・・・ 73, 75, 123, 124, 127
｜｜｜洞・・・・・・・・・・・・・・・・・ 127
錐体路・・・・・・・・・・・・・・・・・・・・ 79
｜｜｜破壊実験・・・・・・・・・・・・ 185
水頭症・・・・・・・・・ 46, 53, 60, 62, 82
髄内腫瘍・・・・・・・・・・・・・・・・・・ 162
髄膜・・・・・・・・・・・・・・・・・・・・・・ 116
｜｜｜炎・・・・・・・・・・・・・・・ 51, 84
｜｜｜硬膜・・・・・・・・・・・・・・・ 116
｜｜｜腫・・・・ 26, 68, 92, 93, 100, 116,
121, 123, 124, 125, 128, 136, 141,
146, 148, 149, 150
頭蓋咽頭腫・・・・・・・・・・・・・ 128, 138
頭蓋底頚椎移行部・・・・・・・・・・ 140
頭蓋内圧・・・・・・・・・・・・・・・・・・ 129
ステロイド・・・・・・・・・・・・・・・・ 64
スポンゼル®・・・・・・・・・・・・・・・ 51

せ

正円孔・・・・・・・・・・・・ 117, 118, 125
生検・・・・・・・・・・・・・・・・・・・ 53, 60
星細胞腫・・・・・・・・・・・・・・・ 79, 83
精巣静脈・・・・・・・・・・・・・・・・・・ 182
正中溝・・・・・・・・・・・・・・・・・・・・ 78
正中縦割式椎弓形成術・・・・・・・・ 163
正中仙骨稜・・・・・・・・・・・・・・・・ 177
脊索腫・・・・・・・・・・ 88, 121, 128, 141
脊髄・神経根損傷・・・・・・・・・・・・ 161
脊髄圧迫・・・・・・・・・・・・・・ 162, 168
脊髄円錐・・・・・・・・・・・・・・・・・・ 178
脊髄血管病変・・・・・・・・・・・・・・ 188
脊髄硬膜動静脈瘻・・・・・・・・・・ 189
脊髄症・・・・・・・・・・・・・・・・ 154, 168
脊髄小脳路・・・・・・・・・・・・・・・・ 184
脊髄髄内腫瘍・・・・・・・・・・・・・・ 184
脊髄前角細胞・・・・・・・・・・・・・・ 186
脊髄動静脈奇形・・・・・・・・・・・・ 189
脊髄動静脈瘻・・・・・・・・・・・・・・ 189
脊髄動脈瘤・・・・・・・・・・・・・・・・ 189
脊髄内腫瘍・・・・・・・・・・・・・・・・ 189
脊髄分節性障害・・・・・・・・・・・・ 168
脊柱管・・・・・・・・・・・・・・ 162, 178, 179
｜｜｜狭窄・・・・・・・・・・・・・ 65, 162
脊柱起立筋・・・・・・・・ 162, 181, 188, 191
舌咽神経
・・・・ 78, 119, 138, 139, 141, 148, 149
舌下神経
・・・・・・・ 141, 150, 156, 198, 199, 201
｜｜｜核・・・・・・・・・・・・・・・・・ 79
｜｜｜管・・・・・・・・・・・・・ 89, 147, 148
｜｜｜三角・・・・・・・・・・・・・・・・ 79
｜｜｜鞘腫・・・・・・・・・・・・・・・・ 68
舌骨・・・・・・・・・・・・・・・・・・・・・・ 154
舌状回・・・・・・・・・・・・・・・・・・・・ 35
楔状束・・・・・・・・・・・・・・・・・・・・ 184
｜｜｜核・・・・・・・・・・・・・・・・・ 79
舌動脈・・・・・・・・・・・・・・・・ 198, 199
ゼルフォーム®・・・・ 10, 19, 62, 73, 75
線維脂肪組織・・・・・・・・・・・ 100, 103
線維輪・・・・・・・・・・・・・・・・・・・・ 177
前核・・・・・・・・・・・・・・・・・・・・・・ 168
前角細胞・・・・・・・・・・・・・・・・・・ 168
前下小脳動脈・・・・・・・・・・・ 123, 124
前交通動脈・・・・・・・・・・・ 3, 9, 17, 19
｜｜｜瘤・・・・・・・・・・・・・・ 2, 5, 10
前交連・・・・・・・・・・・・・・・・・・・・ 48
仙骨・・・・・・・・・・・・・・・・・・ 176, 177
｜｜｜翼・・・・・・・・・・・・・・・・・ 177
｜｜｜裂孔・・・・・・・・・・・・・・・ 177
前根線維・・・・・・・・・・・・・・・・・・ 168
前耳介動脈・・・・・・・・・・・・・・・・ 208
前篩骨洞・・・・・・・・・・・・・・・・・・ 90
前篩骨動脈・・・・・・・・・・・・ 92, 110, 112
前縦靱帯・・・・・・・・・・・・・・ 177, 178
前床突起・・・・・・・・・・・・・・ 4, 9, 89
全身ヘパリン化・・・・・・・・・・・・ 201
前頭蓋底・・・・・・・・・・・・・・・・ 4, 17
｜｜｜修復・・・・・・・・・・・・・・・・ 97
浅側頭筋膜・・・・・・・・・・・・・・・・ 100
浅側頭動脈・・・・ 5, 6, 18, 27, 101, 208
前側頭動脈・・・・・・・・・・・・・・・・・ 9
前大脳動脈遠位部動脈瘤・・・・・・ 14
前大脳動脈瘤・・・・・・・・・・・・・・ 21
選択的扁桃体海馬切除術・・・・・・ 29
前中隔静脈・・・・・・・・・・・・・・・・ 47
穿通枝障害・・・・・・・・・・・・・・・・ 10
前庭神経・・・・・・・・・・・・・・ 119, 124
｜｜｜核・・・・・・・・・・・・・・・・・ 79
｜｜｜鞘腫・・・・・・・・・・・・・・・・ 68
前庭脊髄路・・・・・・・・・・・・・・・・ 184
前頭頬骨縫合・・・・・・・・・・・・・・・ 2
前頭筋・・・・・・・・・・・・・・・・・・・・ 90
｜｜｜骨膜弁・・・・・・・・・・・・・・ 90
前頭骨・・・・・・・・・・・・・・・・ 2, 109
前頭側頭開頭・・・・・・・・・・・・・・・ 2
前頭蝶形骨洞・・・・・・・・・・・・・・ 89
前頭洞・・・・・・・ 15, 88, 89, 90, 98, 112
｜｜｜粘膜・・・・・・・・・・・・・・・ 21
前頭突起・・・・・・・・・・・・・・・・・・ 112
前頭葉・・・・・・・・・・・・・・・・・・・・ 24
｜｜｜腫瘍・・・・・・・・・・・・・・・ 26
｜｜｜縫合・・・・・・・・・・・・・・・・ 2
前内側側頭葉切除・・・・・・・・・・ 29
前半規管・・・・・・・・・・・・ 117, 119, 122
前鼻棘・・・・・・・・・・・・・・ 108, 109, 112
前方固定術・・・・・・・・・・・・・ 160, 161
前方到達法・・・・・・・・・・・・・・・・ 154
前脈絡叢動脈・・・・・・・・・・・・・ 9, 34

そ

総頚動脈・・・・・・ 156, 199, 200, 201, 202
創傷治癒遅延・・・・・・・・・・・・・・ 208
総腸骨動脈・・・・・・・・・・・・・・・・ 183
総鼻道・・・・・・・・・・・・・・ 109, 110, 111
僧帽筋・・・ 76, 163, 166, 169, 170, 174,
180, 188, 191, 195
側頭頭頂帽状腱膜・・・・・・・・・・・ 91
側頭回・・・・・・・・・・・・・・・・・・・・ 25
側頭下法・・・・・・・・・・・・・・・・・・ 29
側頭筋
・・・6, 27, 100, 101, 102, 103, 104, 212
｜｜｜部萎縮・・・・・・・・・・・・・ 101
｜｜｜膜・・・・・・・・・・・ 6, 104, 126
側頭骨・・・・・・・・・・・・・・・・・ 2, 119
側頭線・・・・・・・・・・ 24, 103, 104, 208, 211

新 脳神経外科手術のための解剖学

2019年 2月10日	第1版第1刷発行
2019年12月 1日	第2刷発行
2021年 6月10日	第3刷発行
2023年12月 1日	第4刷発行

- ■編集幹事　松谷雅生，堀　智勝，浅野孝雄
- ■編　集　　塩川芳昭，斉藤延人，川原信隆，金　彪
- ■発行者　　吉田富生
- ■発行所　　株式会社メジカルビュー社
  〒162-0845 東京都新宿区市谷本村町2-30
  電話　03(5228)2050(代表)
  ホームページ https://www.medicalview.co.jp/

  営業部　FAX 03(5228)2059
  　　　　E-mail　eigyo@medicalview.co.jp

  編集部　FAX 03(5228)2062
  　　　　E-mail　ed@medicalview.co.jp

- ■印刷所　　シナノ印刷株式会社

ISBN978-4-7583-1577-7 C3047

©MEDICAL VIEW, 2019. Printed in Japan

・本書に掲載された著作物の複写・複製・転載・翻訳・データベースへの取り込みおよび送信（送信可能化権を含む）・上映・譲渡に関する許諾権は，(株)メジカルビュー社が保有しています．
　JCOPY〈出版者著作権管理機構 委託出版物〉
　本書の無断複製は著作権法上での例外を除き禁じられています．複製される場合は，そのつど事前に，出版者著作権管理機構（電話 03-5244-5088，FAX 03-5244-5089，e-mail：info@jcopy.or.jp）の許諾を得てください．

・本書をコピー，スキャン，デジタルデータ化するなどの複製を無許諾で行う行為は，著作権法上での限られた例外（「私的使用のための複製」など）を除き禁じられています．大学，病院，企業などにおいて，研究活動，診察を含み業務上使用する目的で上記の行為を行うことは私的使用には該当せず違法です．また私的使用のためであっても，代行業者等の第三者に依頼して上記の行為を行うことは違法となります．